김용태 · 류지곤 · 이상협

진료실에서 못다 한
췌장암 이야기

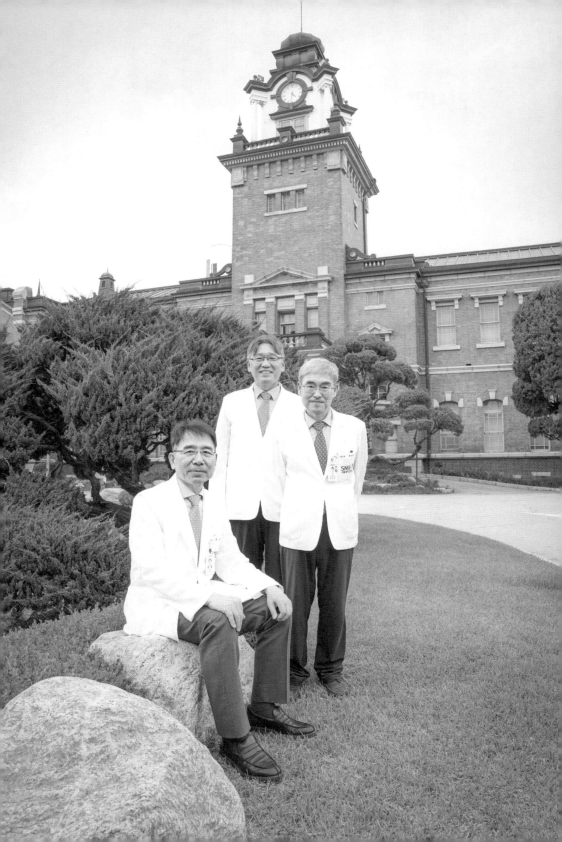

인사말

　　살다 보면 화려했던 시간보다 평범했던 일상이 훨씬 소중하게 느껴질 때가 있습니다. 사랑하는 가족들과 함께 기분 좋게 밥을 먹고, 귀여운 강아지와 산책하고, 짬을 내어 집어 든 책 속에서 가슴을 치는 한 줄의 글귀를 만나기라도 할 때면 문득 '행복이 뭐 별건가' 하는 생각이 들면서 일상이란 얼마나 귀하고 소중한 것인가 새삼 깨닫곤 합니다. 그러면서 이 모든 행복을 느낄 수 있는 것은 '건강하기' 때문이라는 생각에 새삼 감사하는 마음을 갖게 됩니다.

　　평소에 규칙적인 운동을 하고, 건강 관리에 각별히 마음을 쏟는다 해도 건강을 완전히 장담하긴 어렵습니다. 병원에 오는 적잖은 환자 중엔 건강 관리에 성실했던 이들도 많으니까요. 대개 그런 분들은 진단에서 이상증세가 발견되면 "건강에 엄청 신경을 썼다"라며 안타깝게도, 병을 인정하지 않으려 합니다. 특히 췌장암은 자각하기 어려운 경우가 많아서 병이 발견되었을 때 환자나 가족들 모두 무척 당황하고, 지나치게 낙담하기도 합니다. 하지만 무작정 두려움에 빠지기보다는 전문가의 도움을 받아 계획적으로 치료해 나가면서 병을 이겨내려는 마음가짐을 갖는 게 중요합니다.

저희들이 진료실에서 마주하는 췌장암은 우리 누군가에게 가장 소중한 가족의 생명을 앗아갈 수도 있는 무서운 병입니다. 다른 암보다 치료가 어렵기 때문에 환자는 물론이고 그 가족들 역시 감당하기 어려운 두려움과 혼란에 빠지기 쉽습니다. 하지만 췌장암 자체보다 그들을 더욱 고통스럽고 어지럽게 만드는 건 따로 있습니다. 확인되지도 않은 '말'들인 데도 제대로 된 정보인 양 둔갑해서 여러 경로를 통해 왜곡되고 확산된 이른바 '카더라' 하는 엉터리 정보들입니다. 저희들도 이런 상황을 알지만, 올바른 정보를 충분히 설명해 드릴 수 없는 현재의 의료 현실이 너무나 죄송했습니다.

이런 죄송한 마음을 조금이나마 덜고자 엉터리 정보에 현혹되어 두려움에 빠져 혼란스러워하는 환자와 그 가족들을 돕기 위해 대한민국에서 손꼽는 췌장암 전문가들의 도움을 받아 이 책을 펴내게 되었습니다. 『진료실에서 못다 한 췌장암 이야기』는 췌장암에 대한 최신연구 결과와 자료들이 환자와 보호자가 이해하기 쉽도록 담겨 있습니다. 모쪼록 『진료실에서 못다 한 췌장암 이야기』를 통해 췌장암의 올바른 정보에 대한 도움은 물론이고 췌장암을 이겨나갈 힘을 얻을 수 있기를 기대합니다.

김용태, 류지곤, 이상협

추천사

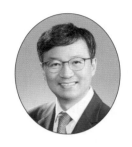

　　우리나라 의학 발전을 선도해 온 명실공히 대한민국을 대표하는 국가중앙병원인 서울대학교병원의 의사들이 힘을 합쳐 환자의 궁금증과 불안함을 안정시키기 위해 『진료실에서 못다 한 췌장암 이야기』를 출간했습니다.

　　췌장암을 선고하는 일은 쉽지 않습니다. 선고 뒤에는 정적과 두려움이 진료실을 뒤덮습니다. 그렇다고 무작정 괜찮을 거라는 말도 할 수 없습니다. 할 수 있는 이야기는 "최선을 다하겠습니다"라는 말뿐. 그러나 이 태도는 환자에게도 필요합니다. 병원을 믿고 한 걸음 한 걸음 따라와 주면 됩니다.

　　『진료실에서 못다 한 췌장암 이야기』는 환자들에게 실제 의료 현장에서 의사가 환자에게 설명하던 내용이 차근차근 정리돼 있습니다. 최상의 의료 시스템을 받을 수 있도록 고민하고 노력하는 의사들이 고심하여 쓴 책이기에 환자, 보호자, 의료 관계자에게 모두 적재적소에 도움이 되었으면 좋겠습니다.

서울대학교병원장 김영태

추천사

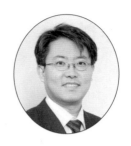

　　서울대학교 의과대학은 의학 연구와 국제적 학술 활동에서 뛰어난 역량을 보이며 국내뿐만 아니라 전 세계 보건 의료에 기여하고 있습니다. 서울대학교 의과대학 교수님들은 생명을 다루는 의료인이자, 생명과학을 책임지는 과학자로서 사회적 책무성을 생각하며, 교육과 연구에 매진하고 있습니다. 『진료실에서 못다 한 췌장암 이야기』는 현장에서 직접 환자와 소통하여 진단과 치료를 하는 세계 최고의 서울대학교 의과대학의 의료진이 작성하였기에 더욱 의미가 깊습니다.

　　타 암종에 비해 상대적으로 예후가 좋지 않은 췌장암 환자들에게 고통과 궁금증을 최대한 덜어주기 위해 최고의 의료진이 집필한 『진료실에서 못다 한 췌장암 이야기』. 환자들이 궁금해하는 질문만을 선별하여 이해하기 쉬우면서도 자세하게 알려주기에, 든든한 주치의로서 환자분들에게 췌장암을 극복할 수 있는 용기를 주는 길라잡이 역할을 할 것이라고 기대합니다.

　　집필하시는데 수고하신 서울대학교 의과대학 내과학교실 김용태, 류지곤, 이상협 교수님께 감사의 말씀을 함께 전합니다.

서울대학교 의과대학장 김정은

추천사

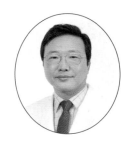

췌장은 복잡한 해부학적 구조와 췌장의 다양한 특성 때문에 진단과 치료를 포함한 진료 과정이 매우 복잡합니다. 대한민국 췌장·담도 분야는 세계적인 수준으로 인정을 받고 있습니다. 오늘날의 위상과 발전이 있기까지는 교육과 연구를 통해 췌장·담도학의 발전과 국민건강에 기여한 의료인의 헌신이 있기에 가능한 일로 생각합니다. 대한췌장담도학회 회원으로 국내 췌장·담도학의 발전을 견인해 온 교수님들이 발간한 『진료실에서 못다 한 췌장암 이야기』 역시, 대한췌장담도학회의 위상을 잘 보여주고 있습니다.

병은 언제나 무섭지만, 의사는 환자의 방패를 만들기 위해 부단히 애를 씁니다. 이 책에서는 전문의의 지식과 환자에게 권고하는 태도를 담았습니다. 환자들이 미디어 속 비전문가의 말에 속아 낙담하지 않길 바라며, 『진료실에서 못다 한 췌장암 이야기』를 환자 손에 쥐어주고 싶습니다. 증상과 어려움이 있더라도 너무 두려워하지 말고, 전문가가 있는 병원으로 내원하여, 적절한 치료를 받기를 적극적으로 권유합니다. 또한 췌장암 관련 의문사항이 생길 때, 이 책은 권위 있는 답이 되어드릴 것입니다.

대한췌장담도학회 이사장 이진

추천사

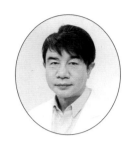

　　갈수록 췌장암 환자가 많아지는 요즘, 췌장암은 더 이상 낯선 병이 아닙니다. 빠른 치료를 위해 초기 증상을 아는 것 역시 중요하지만, 그 증상을 자각하기란 쉽지 않은 일입니다. 『진료실에서 못다 한 췌장암 이야기』는 우리가 흔히 불명확하게 알고 있는 질병의 특성에 대해 이해하기 쉽게 설명하고, 환자와 보호자가 알아야 할 지식과 태도를 제시합니다.

　　소화기암에 관한 연구를 선도하고 최상의 진료 지침을 제시하여 국민 건강을 책임지는 대한 소화기암 연구학회에서도 췌장암을 포함한 소화기에 발생하는 암을 연구하며 암 정복을 향해 힘쓰고 있습니다. 이 책에서는 종양 자체뿐 아니라 환자 삶의 기능과 질을 함께 고려한 치료 목표를 제시함으로써, 대한 소화기암 연구학회가 지향하는 목표와 많은 공통점을 갖고 있습니다.

　　대한 소화기암 연구학회에서 활발히 활동하시는 세 분의 교수님이 중심이 되어 발간한 이 책이 췌장암으로 고통받는 환우와 가족들의 건강 증진을 위해 조금이나마 보탬이 되길 바랍니다.

대한소화기암연구학회 이사장 전훈재

9

목차

2장   췌장암의 진단 이야기

췌장암 진료실 이야기

진단이나 치료를 위한 의학적 결정은 어떻게 이루어지나요?

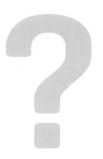

　　의사들이 가장 신중하게 생각하는 부분이 진단과 그에 따른 치료 방법이다. 그럴 수밖에 없는 것이 진단이나 치료를 위해 내려지는 의학적 결정은 많은 변수와 임상적 증거들이 복잡하게 얽혀 있기 때문이다. 이러한 의학적 결정을 내리게 되는 상황은 크게 네 가지로 나누어 볼 수 있다.

　　첫째, 결정을 내리는 근거가 의학적으로나 윤리적으로나 분명한 경우이다. 예를 들어 복통 환자에게 췌장에 종양이 발견됐다고 하자. 이럴 경우 의사는 췌장 주위 장기에 침범이나 전이 여부를 확인하여, 그것들이 없다면 우선적으로 수술을 권유한다. 왜냐하면, 항암치료(chemotherapy)나 방사선치료(radiotherapy)를 하는 것보다 수술하는 것이 환자가 통증에서 빨리 벗어나고 수명 또한 연장시킬 수 있기 때문이다. 이런 방법은 이미 수많은 연구를 통해 입증된 바 있다. 물론 환자의 나이가 90세 이상의 초고령 환자라면, 합병증과 기대 여명을 생각해 다른 치료 방법을 찾을 수도 있다.

둘째, 치료에 있어 여러 가지 옵션이 있는 경우이다. 가령 췌장에 크기가 3cm 이상 되는 점액낭성종양이 발견되는 경우를 예로 들어보면, 치료에 앞서 몇 가지 가능성을 염두에 둘 수 있다. 점액낭성종양을 제거하지 않고 그냥 두었을 때 발생할 수 있는 합병증부터 치료할 때 생기는 문제, 환자의 나이, 환자의 기저질환 등을 다각도로 고려한다. 치료하지 않고 그냥 두면 당장은 환자가 육체적 부담에서 벗어날 수는 있으나 약 3% 전후에서 췌장암이 발생할 위험이 있다. 수술하게 되면 완치가 되기는 하지만, 수술 자체가 워낙 힘든 데다가 수술 후 약 30% 정도에서 당뇨병 등이 발생할 수 있어 이 또한 신중한 선택이 요구된다. 또 다른 방법으로 초음파내시경(EUS: endoscopic ultrasonography)을 이용한 시술법이 있다. 환자의 입안으로 초음파내시경을 넣어 낭성종양에 미세한 침을 꽂아 안에 있는 물을 빼낸 후, 에탄올을 넣어 점액 낭성종양세포를 괴사하는 방법이다. 환자 입장에선 수술보다 덜 힘들 수는 있으나 종양이 재발하는 문제점을 가지고 있다. 이처럼 각 치료법에 따라 장단점이 분명한 만큼 환자에게 이러한 상황을 종합적으로 설명해서 환자가 치료 방법을 선택할 수 있게 한다.

셋째, 의학적으로 증거를 찾을 수 없어 임상에서 얻은 경험을 기반으로 결정을 내리는 경우다. 예를 들어 수술할 수 없는 췌장암 환자에게 오랫동안 항암치료나 방사선치료를 시행할 때, 언제 치료를 중단해야 하는지 여부에 대해서는 아직 의학적으로 판단을 내릴 기준이 없다. 이런 경우 의사는 비슷한 환자들을 치료한 임상경험을 바탕으로 '얼마나 어떻게 치료해야 완치가 되는지', '환자가 어떤 치료를 얼마만큼 잘 견뎌냈는지' 하는 것들을 종합적으로 고려해 치료를 행하거나 중단할 시기를 결정한다.

넷째, 환자가 다른 치료법을 요청하는 경우이다. 췌장에 대한 검사로 복부 초음파 검사가 효율적인 상황이지만 환자가 복부 컴퓨터 촬영(CT: computed tomography, 이하 CT) 검사를 요청하거나, 수술이 필요한 췌장암 환자가 다른 치료 방법을 원할 경우에는 우선적으로 환자의 요청을 들어줄 수밖에 없다.

췌장암의 경우 진단과 치료 과정에서 여러 결정을 하게 되는데 흔히 마주하는 상황은 다음과 같다. 흡연자가 췌장암에 걸릴 확률이 비흡연자보다 약 2배 높다. 따라서 환자에게 금연을 권고하게 된다. 술을 자주 마시는 사람일 경우 췌장암 발생률이 1.5배 높아진다. 우리나라의 경우 인구 10만 명당 췌장암의 발생 비율이 1.4명에서 1.6명으로 높아지는 것을 의미한다. 통계적인 의미에서는 알코올이 분명히 안 좋은 영향을 끼치지만, 실생활에서는 음주를 조절하기 어려운 경우 금주할지 말지의 여부는 개개인의 판단에 맡길 수밖에 없다.

췌장암의 조기 진단을 위해 어떠한 검사를 받으면 되는 것일까. 가족성 췌장암이 아닌 일반 췌장암 환자는 췌장암의 조기 진단을 위해 여러 검사를 해도 조기암을 발견하기 어렵고, 검사를 해도 췌장에 의한 사망률을 줄일 수 없다. 그런데 아무런 증상이나 위험 인자가 없는 사람이 췌장암 검사를 요청하는 경우가 있다. 이러한 경우 검사를 하지 않아도 되는 이유에 관해 설명하지만, 그래도 검사를 요청하면 복부 초음파 검사를 시행한다. 복부 초음파 검사가 CT 검사보다 정확도가 떨어지긴 하지만 췌장암 발견에 있어서 약 90% 정도의 민감도를 가지며 비용적으로도 저렴하다. CT 검사는 민감도가 약 95%로 높긴 하지만 방사선 투과량이 많아서 CT 검사를 자주 받으면 이 때문에 암이 발생할 확률이 높아지는 문제가 있다. 특히 젊은 연령은 CT 검사를 자주 받는 것을 피하는 것이 좋다. 복부 자기공명영상(MRI: magnetic resonance imaging, 이하 MRI) 검사는 방사선 위험은 없지만 비용이 많이 들며 검사 시설이 제한적이다.

췌장암의 고위험군이라고 알려진 흡연, 비만, 당뇨병, 췌장암 가족력, 만성췌장염, 고령인 사람에게 있어서도 어떤 검사를 해야 췌장암을 조기 발견하여 환자의 생명을 연장시킬 수 있는지에 대해서 아직 뚜렷하게 밝혀진 연구가 없다. 일부 연구에서는 MRI 검사와 초음파내시경 검사를 추천하지만 실제 임상에서 이용할 마땅한 검사 방법이 없어서 이러한 경우 차선책으로 복부 초음파 검사를 추천한다.

진단을 받았다면 이후 어떤 순서로 치료를 받는 것일까. 췌장암 절제가 가능하다면 우선적으로 수술을 하는 것이 좋다. 그런데 절제가 가능한 환자 중에서도 약 80%에서는 수술 전 눈에 잘 보이지 않은 미세전이가 여러 군데 있기 때문에 수술 후에 재발 방지를 위해서 항암치료를 하는 것이 좋다. 이때 사용하는 보조항암치료 제로는 플루오로우라실(5-FU: 5-Fluorouracil), 젬시타빈(gemcitabine), 폴피리녹스(FOLFIRINOX: 5-Fluorouracil/Leucovorin/Irinotecan/Oxaliplatin) 등이 있다. 치료 효과, 부작용, 입원 필요 여부, 해당 약을 쓰고 난 후 재발할 경우 사용할 수 있는 항암제 선택 등을 고려하여 신중하게 항암제를 결정한다.

췌장암 절제가 어려운 경우 항암제 투여나 방사선치료를 하게 되는데, 국소 진행형 췌장암으로 보이는 경우라도 이미 미세전이가 약 80%가 진행된 상황으로 봐야 하므로 방사선치료보다는 항암치료를 먼저 하는 것이 좋다. 1차나 2차 항암제를 투여하고도 절제가 어렵다면 방사선치료를 추천한다. 췌장암이 주위 장기로 침윤되어 있지만 정도가 심하지 않으면 먼저 수술하고 이어서 보조 항암치료를 할 수도 있고, 항암치료나 방사선치료를 먼저 하고 나중에 수술을 고려할 수도 있다. 항암치료를 먼저 하는 경우 항암제 종류의 선택이 큰 반면, 수술 후 보조 항암제는 항암제 선택의 폭이 좁아 항암치료를 먼저 시행하는 것이 좋기도 하다. 이를 뒷받침하는 연구들도 나오기 시작하였다.

췌장암에 대한 항암제로서 폴피리녹스나 젬시타빈-알부민결합 파클리탁셀(Albumin bound paclitaxel) 병합요법을 선택할 수 있는데, 항암효과의 측면에서는 두 가지가 비슷하나 부작용이 다르다. 젬시타빈-알부민결합 파클리탁셀 병합요법의 경우 알부민결합 파클리탁셀은 신경병이 심하게 온다. 이로 인하여 6개월 이상 투여 받기 어려운 환자가 많기 때문에, 항암제 특성과 입원 치료 필요 여부 등을 고려하여 항암제를 선택하게 된다. 췌장암 수술이나 항암치료 전, 후에 여러 보조 식품이나 특정 식품이 치료에 도움이 되는 것도 없으며 반대로 나쁜 것도 없기 때문에, 환자가 원하는 것은 어떤 것도 가릴 것 없이 골고루 많이 먹도록 권한다.

췌장암 환자에서 당뇨병이 동반되는 경우가 많은데, 당뇨병을 치료하기 위하여 너무 식사를 제한하는 것은 좋지 않다. 왜냐하면 당뇨병의 치료 목적은 급성 합병증이나 10년이나 20년 후에 오는 만성 당뇨병 합병증을 예방하는 것이 목적이기 때문에 기대여명이 길지 않은 췌장암 환자에게 엄격하게 혈당 수치를 조절하는 것은 환자의 췌장암 치료에 도움이 되지 않기 때문이다.

췌장은 어디에 있는
장기인가요?

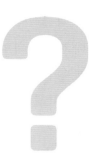

    췌장은 명치 끝과 배꼽 사이 상복부에서 위장 뒤쪽에 위치한 12~20cm 정도 길이의 길고 납작한 장기이다. 배 뒤쪽 깊숙한 곳에 있어 사람마다 차이는 있지만 보통 1~2번 허리뼈 사이에 위치한다. 성인의 경우 췌장의 무게는 대략 70~100g이다. 췌장은 척추와 위, 장 등의 장기에 둘러싸여 만져지지 않는 장기일 뿐 아니라 과거 CT와 MRI가 없던 시절에는 찾아볼 수 없었다. 췌장은 고대 그리스에서 처음 'Pancreas'라고 기술되었고 뼈나 연골 없이 전체가 살점으로 이루어졌다는 의미를 담고 있다. 해부학적으로 췌장은 머리, 몸통, 꼬리로 구분하는데 췌장 머리 부분은 간에서 만들어진 담즙이 십이지장(샘창자)으로 흘러가는 통로인 총담관과 함께 십이지장에 연결되어 있으며 췌장 꼬리 부분은 비장까지 맞닿아 있다. 췌관과 총담관은 바터팽대부(쓸개즙을 십이지장으로 보내는 출구)에서 만나 십이지장으로 연결된다.

그림 1-1 **췌장의 해부 구조**

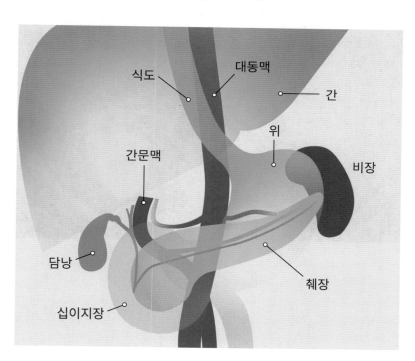

그림 1-2 **췌장의 횡단면 CT**

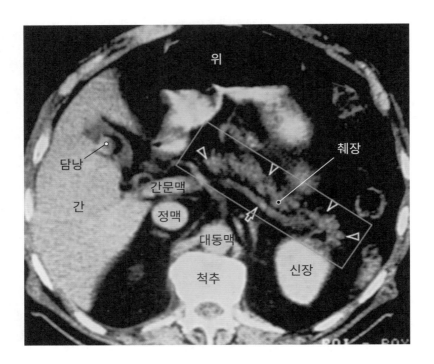

췌장에서 흔한 양성 질환은 무엇인가요?

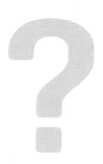

췌장에는 췌장암 외에도 여러 질환이 발생할 수 있다. 이 중 급성췌장염, 만성췌장염, 췌장 낭성병변(췌장 물혹)에 대해 살펴보자.

급성췌장염

급성췌장염(acute pancreatitis)은 췌장의 외분비 세포의 손상으로 발생하는 급성 염증 반응을 말한다. 이에 따라 광범위한 췌장의 부종 또는 괴사 및 전신의 염증 반응이 일어날 수 있다. 가장 흔한 원인은 음주와 담석이다. 급성췌장염은 증상, 혈액검사, CT를 통해 진단한다. 경증의 경우 금식과 수액 투여를 기본으로 한 치료로 호전될 수 있지만, 중증의 급성췌장염은 다장기 부전을 유발하며 중환자실 치료가 필요한 경우도 있다.

만성췌장염

만성췌장염(chronic pancreatitis)은 췌장의 만성 염증, 섬유화로 인한 비가역적 변화를 말하며 결국에는 외분비, 내분비 기능의 저하가 발생하는 질환이다. 이전 서울대학교병원에서 수행된 연구에 의하면 가장 흔한 원인은 음주(64.3%)였으며 이 밖에 흡연, 유전적 소인, 선천적인 췌장의 구조 이상도 만성췌장염에 기여할 것으로 생각된다. 전형적인 증상으로는 반복적인 상복부 통증, 외분비기능 장애(지방변, 체중 감소), 내분비 기능장애(당뇨병)가 있다. 이러한 증상이 있는 경우 만성췌장염을 의심해 볼 수 있고 CT나 MRI에서 전형적인 영상 소견이 보이면 만성췌장염으로 진단한다. 치료는 통증 관리, 췌장효소제 보충 및 당뇨병에 대한 치료를 주로 하게 된다.

췌장 낭성병변

최근 CT나 MRI와 같은 영상검사가 발전하면서 무증상의 췌장 낭성병변(cystic lesion in pancreas)이 발견되는 경우가 많아졌다. 췌장 낭성병변은 가성 낭종(pseudocyst)과 낭성신생물(cystic neoplasm)으로 나뉜다. 가성 낭종은 췌장염에 동반되어 발생하며 췌장의 염증이나 손상의 결과로 췌장에 염증성 삼출물이나 췌장액이 고이는 것을 말한다. 낭성신생물은 장액낭샘종(serous cystadenoma), 점액낭샘종(mucinous cystadenoma), 췌관내유두점액신생물(intraductal papillary mucinous neoplasm), 고형가유두상종양(solid pseudopapillary tumor) 네 가지로 분류할 수 있다. 이 중 장액낭샘종은 악성 종양으로 변할 위험이 없는 양성 질환이지만 점액낭샘종, 췌관내유두점액신생물, 고형가유두상종양은 악성으로 변할 수 있어 정기적인 추적관찰이 필요하고, 악성 위험도를 평가하여 수술로 절제할 지 결정한다.

췌장암으로 혼동하기 쉬운
질환이 있나요?

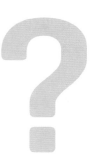

     췌장암은 병이 많이 진행된 경우에는 심한 복통, 체중 감소, 담도가 막히면서 발생하는 황달 등의 증상이 생기지만, 초기에는 특별한 증상이 없는 경우가 대부분이다. 수술로 췌장암을 완전히 제거할 수 있는 단계에서 췌장암을 진단받은 환자는 많은 경우 증상이 없고, 건강검진 또는 다른 병을 진단하기 위해서 시행한 검사에서 우연히 췌장암을 발견한 경우가 많다. 이런 경우 췌장암은 복부 CT나 MRI에서 종양이 관찰되어 진단되는데, 췌장에 종양이 관찰되는 경우 약 80%가량은 흔히 우리가 췌장암이라고 이야기하는 췌관샘암종(pancreatic ductal adenocarcinoma)이지만 약 20%가량은 다른 종류의 종양이거나 염증 등으로 인한 소견이므로 감별이 필요하다. 췌장암으로 오인되는 췌장 질환은 아래의 표와 같다.

표 1-1 **췌장암으로 오인될 수 있는 췌장 질환**

췌장염	만성췌장염(chronic pancreatitis) 구췌장염(groove pancreatitis) 자가면역췌장염(autoimmune pancreatitis)
종양	신경내분비종양(pancreatic neuroendocrine tumor) 고형가유두상종양(solid pseudopapillary tumor) 전이종양(metastatic tumor)
기타	고리췌장(annular pancreas) 이소성비장(ectopic spleen) 부신종양(adrenal tumor) 십이지장종양(duodenal tumor)

따라서 췌장의 종양이 발견되면 영상 소견에 대한 면밀한 검토와 병력 청취 및 다양한 추가 검사가 필요하다. 특히 자가면역췌장염의 경우에는 체중 감소, 황달 등 췌장암과 유사한 증상을 동반하는 경우도 있으며 영상검사에서도 췌장의 종양 및 림프절 비대, 혈관침범, 췌관 및 담관의 협착, 복통 등 췌장암과 유사한 소견을 보이는 경우가 있어서 주의가 필요하다. 이러한 경우 초음파내시경을 시행하는 것이 감별에 도움이 된다. 초음파내시경유도세침흡인생검(EUS-guided fine-needle aspiration biopsy)을 시행하여 악

성세포가 있는지를 확인하고 자가면역췌장염에 특징적인 염증세포가 있는지, 특수 염색에서 자가항체의 침윤이 있는지를 확인하여 췌장암과 구분할 수 있다. 그런데도 자가면역췌장염은 췌관샘암종과 구분이 쉽지 않고 수술로 췌장을 절제하고 난 후에 진단이 되는 경우도 종종 있다. 초음파내시경 검사가 도입되기 전인 20~30여 년 전에는 췌장암으로 오인되어 불필요한 수술을 받는 경우도 있었고, 치료를 포기하는 경우도 있었다.

췌장암과 달리 자가면역췌장염은 관리 정도에 따라 완치도 가능하다. 자가면역췌장염이 의심되거나 확진된 경우에는 고용량 스테로이드를 우선적으로 4~6주간 사용하여 염증을 가라앉히는 치료를 하며 이후 천천히 스테로이드 용량을 줄여나간다. 스테로이드는 완전히 중단하기도 하지만 재발하는 경우가 많기 때문에 대부분의 경우에는 줄어든 용량으로 저용량 스테로이드를 장기간 유지하여 치료하게 된다. 만약 스테로이드 치료에도 반응이 없는 경우에는 면역억제제를 사용하기도 한다. 치료에 반응이 있는지 확인하는 방법으로는 치료 후 증상이 호전되고 영상검사에서 이상 소견이 호전되는지를 확인하고, 혈액검사는 간기능검사 및 췌장효소검사, CA 19-9(암항원19-9), IgG4(면역글로불린 G4) 등을 확인한다. 한편 약물치료에도 담관 협착에 의한 황달이 지속될 때는 내시경을 이용한 담도배액술이 필요할 수 있다.

췌장이 안 좋으면
왜 당뇨병이 생기나요?

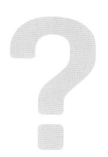

　　췌장은 크게 두 가지 역할을 한다. 하나는 우리가 섭취한 영양분을 소화하기 위해 여러 소화효소를 만드는 일을 하며, 또 다른 하나는 십이지장으로 췌장액을 분비해 영양소를 소화하여 흡수하는 일을 한다. 특히 지방 분해 효소는 오직 췌장에서만 분비된다. 췌장 조직의 95%가 이 일을 담당하고, 나머지 5%의 췌장 조직은 호르몬을 분비한다.

　　췌장은 우리 몸에서 여러 소화효소를 장내로 분비하는 외분비 기능과 혈당을 조절하는 호르몬을 혈관 안으로 분비하는 내분비 기능을 담당한다. 비율로 따지면 외분비 기능이 훨씬 많은 영향을 끼칠 것 같지만, 실제 인간의 생로병사에는 내분비 기능이 더 많은 영향을 끼친다. 췌장에서 분비하는 호르몬은 혈당을 감소시키는 인슐린과 혈당이 떨어질 때 혈당을 올리는 글루카곤으로, 이 두 가지 호르몬을 분비해 음식물을 소화하고 얻은 에너지를 소비하고 저장하도록 돕는다. 췌장의 일부 작은 조직에서 분비하는 인슐린이 당뇨병을 포함해 약 50% 정도의 모든 병(고혈압, 당뇨병, 혈관질환 등)과 직간접적으로 연관되기 때문이다.

당뇨병은 우리 몸에서 혈당을 조절하는 호르몬인 인슐린의 분비량이 부족하거나 인슐린 저항성에 의해 발생하는 대사 질환이다. 당뇨병이 생기면 혈당이 지속적으로 높은 상태가 유지되며 소변으로 포도당이 배출되기 때문에 당뇨라고 한다. 인슐린은 췌장에서 랑게르한스섬이라는 세포군집의 베타 세포(β 세포)에서 분비된다(그림 1-3). 랑게르한스섬은 췌장 조직의 1~2%를 차지하고 췌장 전체에 분포하고 있으며, 췌장의 머리보다는 몸통과 꼬리 부분에 더 풍부하다.

그림 1-3 **췌장의 조직 현미경 사진**

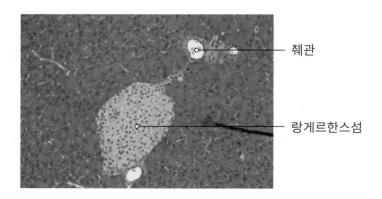

췌관

랑게르한스섬

인슐린은 췌장에서만 만들어지기 때문에 췌장이 나빠지면 인슐린 분비량이 감소하고 당뇨병이 생길 수 있다. 당뇨병으로 진단될 정도는 아니더라도 당뇨병의 전 단계인 공복혈당장애 또는 내당능장애도 발생할 수 있다. 당뇨병은 크게 췌장 베타 세포 파괴에 의한 인슐린 결핍으로 발생하는 '1형 당뇨병'과 인슐린 저항성과 점진적인 인슐린 분비 결함으로 발생하는 '2형 당뇨병'으로 구분한다. 이 밖에 췌장이 질환으로 인한 기능장애로 발생하는 당뇨병을 '3c형 당뇨병'이라 한다. 당뇨병의 유형과 원인을 분석한 한 연구에서 2형 당뇨병이 67.7%, 1형 당뇨병이 23.1%, 3c형 당뇨병이 9.2%를 차지하였다. 췌장의 이상에서 기인한 3c형 당뇨병의 가장 큰 원인은 만성췌장염(79%)이었고 그 다음은 췌장암(8%)이다.

　　췌장 질환 자체에 의해서도 당뇨병이 발생하지만 췌장을 절제한 이후에도 당뇨병이 발생하는 것으로 알려져 있다. 췌장 일부만 절제하는 경우에도 당뇨병이 발생할 수 있어 췌장 절제술을 받은 환자에게 당뇨병이 새롭게 생기는지 자세히 관찰한다. 췌장 전체를 절제하는 경우는 모두 당뇨병이 생기기 때문에 인슐린 치료 등을 준비해야 한다.

　　당뇨병은 췌장암의 결과로 발생하기도 하지만 동시에 췌장암이 발생하는 위험요인이기도 하다. 여러 연구에서 3년 이상 당뇨병을 앓은 경우 췌장암의 위험도가 1.5~2.4배 증가하는 것으로 보고된다. 당뇨병을 15~20년 이상 앓은 경우는 췌장암의 위험도를 증가시킨다는 연구가 있는 반면 당뇨병과 췌장암이 관련 없다는 연구도 있어 추가적인 연구가 필요하다.

췌장에 결석이 생기면
췌장암이 잘 생기나요?

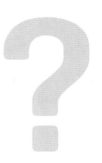

　　췌장결석(pancreatic calculi, pancreatolithiasis)은 만성췌장염의 진
행 과정에서 주로 주췌관이나 분지에 발생하는 결석을 말한다.
만성췌장염의 가장 흔한 증상은 복통으로, 주로 윗배에 통증이
느껴지면서 등으로 뻗치는 듯한 느낌이다. 식사한 후에 통증이
더욱 심해지는 경향을 보이며 흔히 구역감, 구토, 식욕부진 등의
증상이 통증과 함께 나타난다. 통증의 강도와 나타나는 형태는
환자마다 많은 차이가 있다. 통증이 주기적으로 악화되었다가 완
화되는 형태로 나타나는 경우도 있고, 지속적으로 통증이 있는
경우도 있다.

　　한편 만성췌장염이 매우 심한데도 불구하고 통증이 거의 없
는 경우도 있다. 이 경우에는 증상이 없이 우연히 시행한 영상검

사에서 췌장에 생긴 결석 또는 석회화(calcification) 소견으로 진단되기도 한다. 복통 이외에 만성췌장염의 특징적인 증상은 지방변이 있다. 만성췌장염으로 인해서 췌장의 외분비 기능이 떨어지면 췌장에서 지방을 분해하는 효소를 공급해 주지 못한다. 효소가 부족하여 음식물로 섭취한 지방이 분해되지 못하면 몸으로 흡수가 되지 않아 분해되지 못한 지방이 대변으로 그대로 나오게 된다. 이러한 경우를 지방변이라고 하며 대변을 본 후 변기 물에 지방 성분이 둥둥 뜨는 것을 관찰할 수 있다.

만성췌장염이 있는 환자 중 적게는 22%, 많게는 60%까지 췌장결석이 발견되는 것으로 알려져 있으며, 췌장결석이 만들어지는 이유에 대해서는 아직 명확하게 알려져 있지 않다. 췌관의 협착으로 인해서 단백질이 많이 함유된 췌액이 췌관 내에 고이게 되면서 형성된 단백질 덩어리가 췌관을 막아 반복적인 염증이 발생하는 것을 원인으로 생각하고 있다. 또한 췌장액의 탄산칼슘이 여러 층을 이루어서 침착되면서 췌장결석이 형성되며 여러 개가 다양한 크기와 위치에서 관찰된다. 췌관 이외에 췌장 실질에서도 석회화가 발생할 수 있으며 가장 큰 원인으로는 만성췌장염, 특히 과도한 음주에 의한 만성 석회성 췌장염이 가장 큰 원인이다.

췌장결석은 복부 엑스레이나 복부 초음파를 통해 발견할 수도 있으나 복부 CT나 MRI 등의 단면 영상검사에서 확인이 용이하다. 췌장 프로토콜을 사용한 고품질 CT 또는 자기공명담췌관조영술(MRCP: magnetic resonance cholangiopancreatography)을 포함한 MRI 검사가 만성췌장염의 진단에서 가장 중요한 검사 방법이다. 이외에 초음파내시경으로 췌장 실질과 췌관에 대한 세밀한 관찰이 가능하며 만성췌장염이 심하지 않은 초기에도 진단이 가능하다.

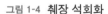
그림 1-4 췌장 석회화

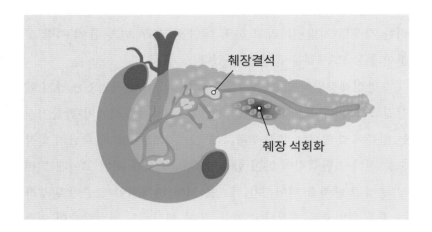

췌장결석이 있는 환자의 치료는 만성췌장염을 유발할 수 있는 음주, 흡연 등을 중단하는 것이 우선적이다. 췌장결석을 제거하는 것이 모든 환자에게 필요한 것은 아니며 췌장결석으로 인한 통증이 있는 환자 중에 치료 효과가 있을 만한 환자에게 시행하게 된다. 주로 췌장결석으로 인해서 주췌관이 막힌 환자가 치료 대상이 되며 내시경을 이용하여 췌관으로 스텐트(도관)를 삽입하여 제거하거나 체외충격파쇄석술(ESWL: extracorporeal shockwave lithotripsy)을 시행하여 췌장결석을 분쇄하여 제거한다. 최근에는 소형 내시경 기술이 발전하면서 직접 췌관내로 내시경을 진입시켜서 결석을 직접 보면서 레이저 또는 전기수압쇄석술(electrohydraulic lithotripsy)을 통해서 결석을 파괴하여 제거하는 방법도 시도하고 있다.

췌장결석이 췌장암으로 발전한다는 증거는 없으나 진단 당시에 췌장의 종양 및 췌장암이 동반되는지 면밀하게 검토해야 한다. 일반적으로 앞서 언급한 췌장 프로토콜을 사용한 고품질 CT 또는 자기공명담췌관조영술을 포함한 MRI, 초음파내시경 등의 검사를 시행하여 췌장암의 동반 여부를 확인하게 되며, 만성췌장염이 진단된 경우에도 동일하게 췌장암 등 다른 질환이 동반되어 있는지 확인한다. 또한 만성췌장염은 췌장암의 위험 인자로 알려져 있으므로 만성췌장염으로 진단된 환자는 면밀한 추적관찰을 통해서 췌장암의 발생 여부를 확인하여야 한다. 여러 관찰 연구를 종합하여 분석한 메타분석 연구에서 만성췌장염 환자의 경우 만성췌장염으로 진단된 후 2년 이내에 췌장암의 발생위험이 일반인에 비해서 16배가량 높은 것으로 보고하였다.

따라서 만성췌장염 환자는 췌장암을 조기에 발견하기 위해서 주기적인 검사를 받을 필요가 있다. 만성췌장염 진단 후 2년이 경과하고, 시간이 지날수록 췌장암의 위험도는 감소하는 경향을 보이지만 일반인보다는 여전히 위험도가 높으므로 장기간에 걸친 추적관찰이 필요하다. 다만 췌장암을 조기에 발견할 수 있는 검사 방법이나 검사 주기에 대해서는 아직 확립된 증거가 없으므로 향후 이에 대한 많은 추가적인 연구가 필요하다.

췌장에 물혹이 생기면
췌장암이 잘 생기나요?

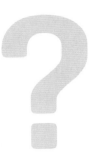

    최근 복부 초음파, 복부 CT, 복부 MRI 등 점점 더 많은 영상검사가 건강검진 또는 임상에서 시행되면서 우연히 발견되는 낭성병변의 빈도가 증가하고 있다. 실제로 복부 CT를 이용한 연구에서 췌장 낭종의 유병률이 2.3%로 보고되었고, 복부 MRI을 이용한 연구에서는 13.5~44.7%의 유병률이 보고되어 기술의 발전에 따라 무증상 췌장 낭종의 빈도가 증가하고 있다. 낭성병변의 종류는 다음과 같이 구분된다.

표 1-2 **췌장 낭종의 분류**

비종양성 낭성병변	가성 낭종(pseudocyst) 선천성 낭종(congenital cyst)
낭성종양	장액낭성종양(serous cystic neoplasm) 점액낭성종양(mucinous cystic neoplasm) 췌관내유두상점액종양 (IPMN: intraductal papillary mucinous neoplasm)
고형 종양이 낭종 형태로 변형	고형가유두상종양(solid pseudopapillary tumor) 내분비종양(neuroendocrine tumor) 관상선암(ductal adenocarcinoma)

    췌장 낭종의 일부는 급성췌장염 또는 만성췌장염으로 인한 합병증으로 발생하는 가성 낭종이다. 그동안 여러 보고에 의하면 우연히 발견되는 췌장 낭종의 대부분은 췌장낭성종양으로 알려져 있고 췌장의 고형 종양이 낭종 형태로 변형되어 나타나는 경우도 있다. 췌장 낭종의 종류에 따라 추후 췌장암으로의 진행 위험이 달라진다. 임상에서 가장 흔하게 접하는 췌장낭성종양은 장액낭성종양, 점액낭성종양, 췌관내유두상점액종양이다. 국내에서 시행한 다기관 연구에서는 12년간 병리학적으로 췌장낭성종양으로 확진된 1,064명의 환자 중 췌관내유두상점액종양이 41%로 가장 높은 빈도로 발생하였고, 점액낭성종양, 장액낭성종양, 고형가유두상종양의 빈도는 각각 25%, 18%, 15%로 보고되었다.

그림 1-5 췌장낭성종양의 영상검사 소견

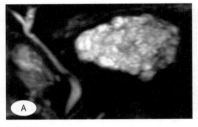
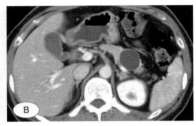

장액낭성종양의 복부 MRI 소견 　　　　　　점액낭성종양의 복부 CT 소견

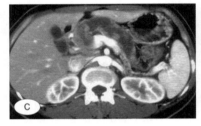
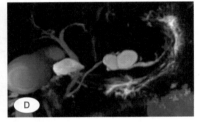

주췌관형 췌관내유두상점액종양의 복부 CT 소견 　　분지췌관형 췌관내유두상점액종양의 복부 MRI 소견

　　장액낭성종양(그림 A)의 경우 주로 중년 여성에게 발생하는데, 거의 양성 종양이며 추후 악성 종양으로 진행 가능성이 매우 낮은 것으로 알려져 있다. 점액낭성종양(그림 B)의 경우 대부분 중년 여성에게 발생하고, 양성 종양에서 악성 종양까지 다양하게 분포하지만 양성 종양의 경우에도 대다수 악성 종양으로 진행할 수 있어 수술적 절제가 원칙이다. 하지만 일부 양성 점액낭성종양에 대해서는 초음파내시경을 이용한 에탄올주입술 치료도 시행되고 있다. 췌관내유두상점액종양의 경우 주로 고령에게 발생하고 우연

히 발견되는 췌장낭성종양 중 가장 높은 빈도로 발생하는 것으로 알려져 있다. 이는 주췌관형과 분지췌관형으로 구분되는데, 주췌관형(그림 C)의 경우 악성 종양일 가능성이 높아 수술적 절제가 필요하고, 분지췌관형(그림 D)의 경우 낭종의 크기나 모양, 내부 성상에 따라 양성 종양일 수도 있고 악성 종양일 수도 있지만, 양성 종양인 경우에도 추후 악성 종양으로 진행할 수 있어 정기적인 추적관찰이 필요하다.

577명의 분지췌관형 췌관내유두상점액종양 환자를 대상으로 5년 이상 추적관찰을 시행한 한 연구 결과, 5년 이내와 5년 이후에 악성 종양으로 진행될 위험이 각각 4.3%, 5.5%로 보고되었다. 1,404명의 분지췌관형 췌관내유두상점액종양 환자를 대상으로 5년 이상 추적 관찰을 시행한 다른 연구에서는 5년, 10년, 15년 후 악성 종양으로 진행할 위험이 각각 3.3%, 6.6%, 15%이고 이 중 일부는 췌장암으로 진행하는 것으로 보고되었다. 따라서, 분지췌관형 췌관내유두상점액종양이 발견되었을 경우 적어도 10년 내지 15년 이상의 평생에 걸친 추적관찰이 필요하다.

처음에 췌장 낭종이 발견되었을 경우, 복부 CT, 복부 MRI, 초음파내시경 등을 통해 낭종의 종류를 구분한다. 췌장낭성종양의 경우 종양의 종류와 악성 여부를 구분한다. 대부분 췌장낭성종양이며 종류 및 크기, 모양에 따라 췌장암으로의 진행 위험은 달라진다. 하지만 이러한 검사를 시행해도 완전한 감별진단이 어려운 경우도 많아 처음 진단 당시 양성 종양일 경우에도 10년 이후에도 췌장암을 포함한 악성 종양으로 진행될 수 있으므로 의료진의 지시대로 정기적인 추적관찰을 시행하는 것이 매우 중요하다. 그동안 췌장낭성종양의 자연경과에 대한 여러 연구를 근거로 추적관찰 방법에 대한 여러 진료지침(가이드라인)이 제시되고 있다. 실제 임상에서는 이러한 진료지침에 따라 췌장낭성종양에 대한 추적관찰이 시행된다. 처음 발견 시 복부 CT 또는 복부 MRI에서 악성 종양의 가능성이 높은 소견이 관찰될 경우 곧바로 수술적인 절제를 시행하는 것이 필요하고, 만일 악성 종양의 가능성이 중간 정도일 경우 초음파내시경과 필요시 초음파내시경유도세침흡인생검을 통한 평가가 필요하다. 이러한 검사들을 통해 악성 종양일 가능성이 낮다고 판단되면 처음 발견 당시의 췌장낭성종양 크기에 따라 일정 간격으로 복부 초음파, 복부 CT 또는 복부 MRI 등을 통한 추적관찰을 시행하게 된다.

실제 임상에서 우연히 발견되는 췌장 낭종은 크기가 3cm 이하이고 악성 종양의 가능성이 낮은 소견을 보이는 경우가 대부분이다. 이러한 췌장 낭종이 발견된 227명의 환자를 대상으로 10년 이상 20년간의 추적관찰을 시행한 결과 악성 종양으로 진행할 위험은 1.8%에 불과하였다. 처음 발견 시 크기가 3cm 이하이면서 악성 종양의 가능성이 낮은 소견을 보이면 추적관찰 후에도 악성 종양으로 진행할 가능성이 매우 낮으므로, 처음부터 췌장암에 대한 공포심을 갖지 않아도 되고 의료진의 권고대로 추적관찰을 시행하면 된다.

췌장이 안 좋으면
어떤 증상이 생기나요?

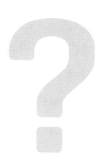

　　췌장의 기능적, 위치적 특성 때문에 췌장에 문제가 생기면 여러 증상이 생길 수 있다. 췌장의 문제로 생기는 대표적인 증상을 원인별로 살펴보자.

황달, 황갈색 소변, 피부가려움증, 회색변

　　황달은 혈액 속의 적혈구 분해 산물인 빌리루빈이 체내에서 증가하여 피부나 눈이 노랗게 색이 변하는 것을 말한다. 담즙이 십이지장으로 배출되는 통로인 담관이 췌장에 의해 눌리거나 좁아지면 담즙 배설이 저하되어 피부, 눈, 소변 색이 진해지고 피부에 가려움증이 생기게 된다. 정상적인 대변이 갈색을 띠는 이유도 대변이 담즙으로 착색되기 때문인데, 담즙이 배출되지 않으면 대변의 색이 연해지거나 심하면 회색으로 보이기도 한다. 담관 폐색 외에 다른 원인으로도 황달이 발생할 수 있다. 적혈구의 세포막이 파괴되어 그 안의 헤모글로빈이 혈구 밖으로 나오는 현상인 용혈로 빌리루빈 생성이 증가하거나, 간세포에서 흡수가 안 되거나, 간 기능의 저하로 빌리루빈을 수용성으로 변화시키지 못할 때에도 황달이 생길 수 있다. 이런 경우 피부색이 노래지거나 소변 색은 진해지지만 회색변이 생기지는 않는다.

상복부 통증, 등 통증

복통은 소화기관의 어느 곳에라도 문제가 생기면 발생할 수 있다. 특히 췌장이나 위, 십이지장의 통증은 배꼽 위쪽의 상복부 통증을 유발한다. 이와 함께 등이나 허리 위쪽으로 통증이 함께 느껴지는 것을 방사통이라고 하는데 복통 없이도 발생하기도 한다. 방사통의 원인이 되는 신경들은 주로 복강동맥에 위치하며 복강신경절은 사람마다 차이는 있으나 12번째 등척추뼈부터 2번째 허리척추뼈 사이에 위치하며, 5번째부터 9번째 등척추뼈의 신경과 연결되어 방사통도 이 부위에서 주로 발생한다(그림 1-6). 물론 등 통증이 있다고 해서 모두 췌장의 문제는 아니다. 소화성 궤양, 대동맥류, 대동맥박리, 후복막종양, 자궁내막증, 근골격계 문제로도 등 통증이 생길 수 있다.

그림 1-6 췌장의 자율 신경 분포와 통증 부위

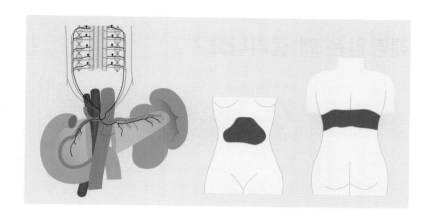

지방변

지방변은 대변에 기름이나 거품이 끼면서 악취가 나고 변기에 둥둥 뜨는 것을 말한다. 지방변은 췌장의 소화효소 분비기능 저하로 발생하는 증상이다. 과음하거나 너무 기름진 음식을 먹었을 때 일시적으로 발생할 수도 있으나, 지속되는 경우 췌장의 문제를 의심해야 한다.

그림 1-7 지방변

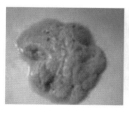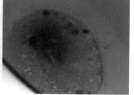

췌장암은 왜 걸리나요?

    췌장을 구성하는 세포에 돌연변이가 발생하여 세포의 정상적인 조절 기능을 상실하고 돌연변이 세포가 지속적으로 증식하는데, 이렇게 췌장 세포가 비정상적으로 성장하는 상태를 췌장암이라고 한다. 췌장에서 발생하는 암은 그 기원세포에 따라 췌관 및 췌장 샘세포에서 발생하는 샘암종, 내분비계에 발생하는 신경내분비종양, 췌장 육종 등으로 분류된다. 흔히 췌장암이라고 하면 췌장샘암종을 뜻하며, 전체 췌장암의 약 90% 정도를 차지한다.

    췌장은 한 가지 원인에 의해서 발생하는 것이 아니라 여러 환경 요인과 유전 요인, 기저 질환 등이 관여하는 것으로 알려져 있다. 환경적 위험 인자로는 흡연, 비만의 비중이 가장 높고, 그

외 당뇨병, 음주, 식이와의 연관성도 제시되고 있다. 유전적 요인도 췌장암의 발생과 연관이 있다. 대표적으로 *BRCA, PALB2*와 같이 DNA의 손상을 복구하는 데에 중요한 역할을 하는 유전자의 돌연변이가 췌장암의 발생률을 높이는 것으로 알려져 있다. 기타 만성췌장염 등과 같은 기저질환도 췌장암 발생과 연관이 있다.

췌장암은 췌장 세포의 유전적 돌연변이가 축적되면서 발생한다(그림 1-8). 정상적인 췌장 세포에 *KRAS , CDKN2A, TP53, SMAD4* 등의 유전자 돌연변이가 잇따라 발생하면서 암세포로 변화한다. 이러한 과정은 약 10년 정도 긴 시간에 걸쳐 진행되지만, 실제로 영상의학적으로 병변을 확인할 수 있는 크기로 성장하기에는 오랜 시간이 걸려, 조기 진단이 쉽지 않다. 그러나 점액성 낭종과 같은 췌장암의 전구병변이 있거나, 가족력 등 위험 인자가 있는 환자들에게 선별검사를 진행할 경우 조기 발견 후 치료할 수 있다.

그림 1-8 **췌장샘암종 발생의 모식도**

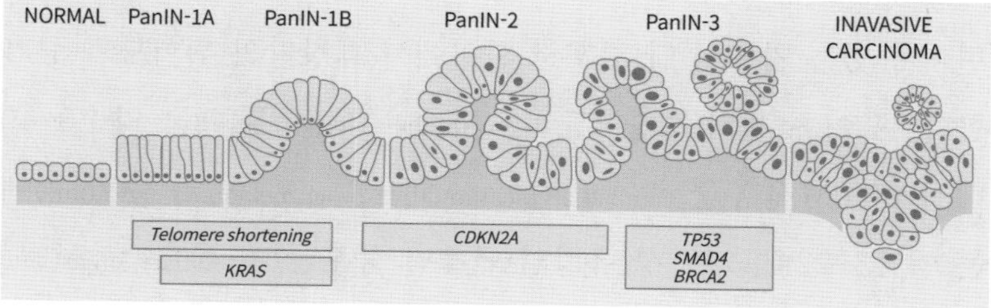

젊고 건강한 사람은
췌장암에 걸릴 위험이 낮나요?

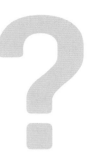

　　췌장암은 환경적, 유전적 요인이 함께 작용하며 전체 췌장암 환자 10% 정도에서 유전적인 소인이 연관되었다고 알려져 있다. 부모, 자녀, 형제 중에 췌장암 환자가 1명 있으면 발생 위험이 약 4.6배 증가하고, 2명이 있는 경우는 약 6.4배로 증가한다. 췌장암의 원인 유전자는 명확히 규명되지 않았지만 유전자 돌연변이가 있는 가족성 암 증후군 환자에서 췌장암의 위험도가 증가한다. 포이츠-제거스 증후군(Peutz-Jeghers syndrome)에는 약 30~40배, FAMMM 증후군(Familial atypical multiple mole melanoma syndrome)에는 약 13~22배, 가족성 유방암·난소암 증후군(Hereditiary breast and ovary cancer syndrome)에서 약 2~7배, 유전성비용종대장암 증후군

(Hereditiary non-polyposis colorectal cancer syndrome, Lynch syndrome)에선 약 9~11배, 가족성샘종용종증(Familial adenomatous polyposis) 환자에서도 약 4배 정도 위험도가 증가한다고 알려져 있다. 모세관확장실조증(ataxia telangiectasia) 환자에선 상대적 위험도는 약 3.3배, 리프라우메니증후군(Li-Fraumeni syndrome) 환자에서는 약 6~7배에서 췌장암이 발생하는 것으로 보고되었다.

가족성 췌장암은 일반적으로 알려진 유전종양증후군이 아니면서 직계가족 2명 이상에서 췌장암으로 확인된 경우를 말한다. 직계가족에 췌장암 환자가 3명 있는 경우 췌장암의 위험도는 14~32배로 알려져 있다. 유전성 췌장염 환자에서도 *PRSS1, SPINK1, CFTR* 유전자 돌연변이는 췌장암의 위험도를 증가시킨다. 췌장암 발병의 위험도를 약 50배 높이며, 70세까지 췌장암 발생의 누적 위험도가 40%에 육박하는 것으로 알려져 있다. 유전성 췌장염 가계 중 25~67%에서는 원인이 되는 유전적 돌연변이를 찾지 못하고 있다. 우리나라에서는 특발성 만성췌장염에서 *PRSS1* 및 *SPINK1* 변이가 매우 드문 것으로 알려져 있었지만, 2005년에 만성췌장염 소아 환자의 어머니와 여동생에서 *PRSS1*의 *R122H* 변이가 국내 최초로 보고된 이후 국내에서도 *PRSS1, SPINK1, CFTR* 변이가 드물지 않은 것으로 밝혀졌다.

췌장암은 만성 염증성 손상과 치유 과정을 겪으면서 발병하기 때문에 췌장염 발병과 췌장암 발생 사이에 평균 40년이 소요되는 것으로 보고되었다. 유럽의 다 개국 공동 연구에서도 유전성

췌장염 환자 군은 50세 이후에 비로소 췌장암의 누적 위험도가 증가하는 것으로 보고한 바 있다. 따라서 이러한 유전성 질환이 있는 경우와 췌장암의 가족력이 있는 경우에는 50세 이전이나 직계 가족 중 췌장암 환자의 발병 연령보다 10년 일찍 전문의와 상의하여 선별검사를 시작하는 것을 추천한다. 만일 흡연 등의 추가적 위험 요소가 있으면 더 일찍 검사를 시작할 것을 권고한다.

환경적 요인으로는 흡연자가 비흡연자보다 약 2배 정도 췌장암의 발병 확률이 높다. 육류나 지방 성분이 많은 식사를 하는 경우에도 발생률이 높으며 비만인 사람에서도 약 1.5배 높은 발생률을 보인다. 20년 이상 오래된 당뇨병 환자도 위험도가 약 2배 정도이며, 1년 이내 당뇨병이 발생한 경우 3~7배로 높다. 만성췌장염 환자에게서도 위험도가 높아지며 직업적으로 석탄, 석유 용매 같은 발암물질에 노출될 경우 췌장암의 위험도가 높아질 수 있다.

나이는 췌장암의 주요 위험 인자로, 80% 이상의 환자가 60세 이상의 노년기에 발병하며 2022년 발표된 국내 통계 결과에도 췌장암의 호발 연령은 75~79세 사이로 보고되었다. 이른 시기에 발병하는 췌장암으로 분류하는 연령 기준에 대하여 명확한 정의는 아직 없으나, 다수의 연구 논문들은 40세를 기준으로 보고 있다. 보건복지부 통계 결과에서 2019년 한 해 동안 20대 췌장암 발생자의 수는 전체 환자 8,099명 중 37명으로 0.5%를 차지하였다. 20대의 췌장암 발병은 극히 드물기 때문에 젊고 건강한 사람에게 췌장암이 발생할 확률은 아주 낮다. 하지만 췌장암 가족력과 유전성 질환이 있다면 주의가 필요하다. 연구에 의하면 젊은 나이에 발병하는 췌장암 환자들의 가족력, 유전변이 모두 일반적인 췌장암 환자와 차이가 없었다. 따라서 젊은 나이에 발병하는 췌장암은 유전적 요인보다도 다양한 체세포 돌연변이에 기인하는 것으로 생각되며, 다른 위험 인자에 대한 고려가 필요하다. 젊은 나이라 하더라도 흡연이나 과다 음주에 기인한 만성췌장염이 발병할 경우 췌장암의 위험도가 올라갈 수 있으니 주의해야 한다.

우리나라의 췌장암 발생률은
어떻게 되나요?

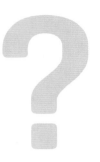

국가암정보센터에서는 국내의 암 발생 통계를 관리하고 있으며 홈페이지(www.cancer.go.kr)에서 암 종별로 발생 현황을 확인할 수 있다. 2019년 한 해 동안 췌장암으로 진단받은 환자 수는 8,099명으로 전체 암 가운데 3.2%를 차지하였다. 실제 췌장암 환자 수를 전체 인구수로 나누어 계산한 조발생률(해당 관찰 기간 중 대상 인구 집단에서 새롭게 발생한 환자 수)은 10만 명당 15.8명으로 나타났으며 연령별 인구를 보정하여 계산한 연령표준화발생률은 10만 명당 7.8명이다. 남녀별로 나누어 발생 현황을 살펴보면, 남자의 경우 4,150명이 발생하여 전체 암 가운데 3.1%를 차지하였고, 모든 암을 통틀어 8번째로 많이 발생하였다. 조발생률은 10만 명당

16.2명으로 나타났으며 연령표준화발생률은 9명이다. 여성에서
는 3,949명이 발생하여 3.3%를 차지하였고, 7번째로 많이 발생하
였다. 조발생률은 10만 명당 15.3명으로 나타났으며 연령표준화
발생률은 6.8명이다.

그림 1-9 **성별 10대 암 조발생률**(2019)

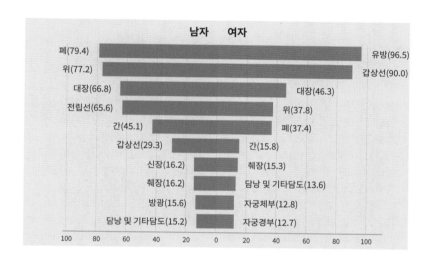

우리나라에서 췌장암은 발생률이 높아지는 것일까? 겉으로
보기에는 과거에 비해 췌장암 환자 수가 급격하게 증가하고 있는
것처럼 보인다. 하지만 췌장암은 고령에서 많이 발생하므로 고
령 인구가 상대적으로 적었던 과거의 발생률과 현재 발생률을 직
접적으로 비교하기는 어렵다. 연령표준화발생률을 이용하면 과

거와 현재의 연령 군별 인구분포가 동일하다고 가정한 뒤, 암 발생률을 계산하여 비교할 수 있다. 2010년 췌장암의 연령표준화 발생률은 6.5명이었고 2012년에는 7명, 2017년에는 7.4명, 2019년에는 7.8명으로 보고되어 조금씩 발생률이 증가하고 있음을 알 수 있다. 즉, 췌장암 발생 자체가 급격하게 증가했다기보다는 과거에 비해 나이가 많은 사람의 비율이 늘어나면서 고령에서 많이 발생한 것이라고 보아야 한다.

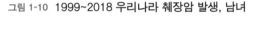

그림 1-10 1999~2018 우리나라 췌장암 발생, 남녀

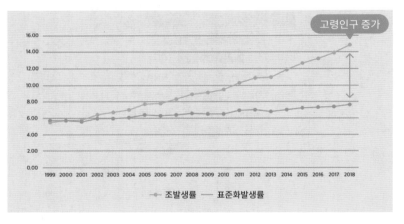

췌장암에 걸리게 하는
위험 인자는 무엇이 있나요?

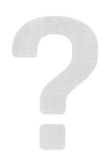

흡연

 췌장암의 가장 위험한 요인은 바로 흡연이다. 흡연을 전혀 하지 않은 사람에 비해 현재 흡연 중인 사람은 약 2배, 하루 35개 비 이상의 담배를 피우는 사람은 3배나 췌장암의 위험도가 높다. 췌장암의 위험도는 흡연량에도 비례한다. 간접 흡연 역시 췌장암의 위험 인자로 유년 시절 간접 흡연에 노출되면 위험도가 약 2.6배, 집이나 직장에서 노출되는 경우 약 1.5배 증가한다고 알려져 있다. 위험 인자가 있다고 해서 췌장암에 걸릴 것을 걱정하는 것 보다는 당장 금연을 실행하여 하루라도 빨리 위험도를 줄이는 생활 습관의 변화가 필요하다.

과음

　음주와 췌장암 발생의 관계는 명확하게 알려져 있지 않다. 어떤 연구에서는 30g 이상의 알코올(맥주 2캔, 와인 2잔, 소주 3잔 이상 등)을 매일 섭취하는 경우 췌장암 위험이 약 20% 증가했으나, 다른 연구에서는 하루 1~4잔 정도의 음주는 1잔 미만의 음주와 비교하여 췌장암의 위험도를 증가시키지 않았다. 여러 연구에서 음주는 췌장암의 발생과 관계없는 것으로 보고하였으나 알코올의 대사물인 아세트알데하이드(Acetaldehyde)는 발암물질로 췌장의 손상을 유발할 수 있다. 아울러 맥주의 도수를 5%, 포도주 12%, 양주 40%로 하여 각각의 1잔을 동일한 양의 알코올이라고 가정하였을 때, 적게는 평균 하루 3잔, 많게는 평균 하루 9잔을 '지나친' 음주로 정의한다. 지나친 음주, 특히 매일 9잔 이상의 과음은 하루 1잔 미만의 음주에 비해 췌장암의 위험도를 1.6배 증가시켰다. 많은 동아시아 국가에서 인구의 30~50%가 *ALDH 2*2* 대립유전자를 갖고 있는데, 이는 효소 활성 감소와 관련이 있다. 에탄올 대사에서 생성되는 발암성 아세트알데하이드가 축적되므로 *ALDH 2*2* 대립유전자를 지닌 개인은 알코올 관련 암 발병 위험이 더 높다. 가벼운 음주(하루 30g 미만)라도 *ALDH 2*2* 대립유전자를 가진 사람들 사이에서 췌장암 위험 증가와 관련이 있을 수 있으니, 음주가 동아시아인의 췌장암 발병에 중요한 역할을 할 수 있음을 시사한다. 게다가 과음은 급성 및 만성췌장염의 주요 원인이고 만성췌장염으로 진행하면 췌장암의 발병 가능성이 높아지니 주의를 기울여야 한다.

비만

모든 연구의 결과가 일치하지는 않지만, 비만인 경우 췌장암 발생률이 증가한다. 한 대규모 연구에서 비만은 췌장암 위험을 50~60% 증가시키는 것으로 보고하였다. 다른 연구에서 여성의 비만율은 췌장암의 위험을 증가시켰으나 남성에서는 이러한 상관관계가 나타나지 않았다. 20세 때부터 과체중이거나 비만이었던 사람들이 2~6년 더 일찍 췌장암이 발병됨을 보고한 연구도 있으며, 비만은 췌장암 예후 악화에도 관련이 있다고 하였다.

식이

최근 췌장암의 발생에 식습관이 많은 영향을 미친다는 연구 결과가 보고되고 있다. 육류나 과도한 열량, 지방과 탄수화물 섭취, 붉은 고기나 햄, 베이컨, 소시지 같은 가공 육류는 췌장암 발생을 증가시킬수 있다. 세계암연구기금에 따르면 붉은 고기를 높은 온도에서 장시간 조리하면 발암물질이 발생하여 췌장암의 위험도를 올린다고 하였다. 붉은 고기를 20g씩 매일 섭취하는 경우 췌장암의 위험도가 11% 정도 증가하는 것으로도 보고되었다. 신선한 과일, 채소류, 비타민 등은 췌장암의 위험도를 낮추는 경향이 있다고 하나 연구마다 결과가 일치하지 않아서 어느 한 가지 음식에 편중하기보다는 붉은 육류 섭취는 줄이고 채소와 과일을 충분히 섭취하는 균형 잡힌 식사가 필요하다.

당뇨병

당뇨병은 췌장암 발생의 주요 위험 인자로 오랫동안 분류되었다. 여러 연구 결과를 종합적으로 분석한 결과 당뇨병이 있는 환자가 당뇨병이 없는 환자에 비해 췌장암의 위험도가 약 2배 정도 높아진다고 알려져 있다. 하지만 당뇨병이 췌장암의 원인이 아니라 당뇨병의 원인이 췌장암인 경우도 있어 당뇨병이 있다면 췌장암의 위험도가 더 높은 것은 맞지만 인과관계에 대해서는 추가 연구가 필요하다. 당뇨병을 장기간 앓고 있거나, 갑자기 혈당 조절이 잘 되지 않는 경우, 또는 55세 이상에서 가족력 없이 최근에 당뇨병 진단을 받았다면 췌장암 검사를 권고한다. 우리나라 췌장암 환자의 당뇨병 발생률은 약 30%로 일반인의 당뇨병 발생률보다 3배 이상 높다.

만성췌장염

만성췌장염은 췌장에 염증이 반복적으로 발생하여 췌장이 딱딱하게 변해가면서 기능을 잃어가는 병이다. 처음부터 만성적으로 발병하기도 하고, 급성췌장염이 반복되면서 만성췌장염으로 이어지기도 한다. 만성췌장염을 진단받고 2년이 지나면 췌장암의 위험도가 2.7배 증가한다. 진단 후 2년이 안 된 경우 그 위험도는 16배가량 높은 것으로 알려져 있다. 일반적인 만성췌장염 환자에서 평생 췌장암이 발병할 확률은 4% 정도로 알려져 있다. 이러한 만성췌장염의 주요한 원인은 과음이다. 이외에도 드물지만 유전자 변이로 발생하는 만성췌장염 환자의 40% 정도가 70세까지 췌장암이 발병되는 것으로 알려져 있어 지속적인 관찰이 필요하다.

유전

유전성 췌장암은 전체 췌장암의 약 10%를 차지한다. 유전자 이상에 의한 암 증후군 환자에서 췌장암이 발생하는 경우가 있고, 유전성 췌장염 환자에서 췌장암의 위험도가 50~70배 정도로 증가한다. 직계가족 중 50세 이전에 췌장암이 발병한 사람이 있거나, 나이와 상관없이 췌장암 환자가 2명 이상 있다면 유전을 통한 췌장암을 의심해야 한다. 췌장암과 관련된 유전적 요인에 대해서는 명확히 밝혀지지 않았으나, 일부 유전자 변형이 관련된 것으로 알려져 있다. 이런 분들은 췌장암에 대한 선별 검사가 필요하다.

구강 건강 및 구강 내 미생물

치주 질환 및 불량한 구강 건강과 췌장암 위험 증가 사이에 유의미한 연관성이 일관되게 보고된다. 한 연구에서는 치주염이 있는 경우 췌장암 위험 증가가 약 1.7배 정도로 관찰되었다. 남성 흡연자를 대상으로 한 대규모 연구에서 치아 상실이 췌장암 위험을 1.6배 증가시킨다고 보고했다. 포르피로모나스 진기발리스(*Porphyromonas gingivalis*) 및 아그레가티벡터 악티노마이세텀코미탄스(*Aggregatibacter actinomycetemcomitans*)를 포함한 구강 병원체가 췌장암의 위험을 증가시킨다는 보고가 있다. 구강 내 감염은 췌장과 같은 먼 부위의 염증을 포함한 전신 염증을 촉진할 수 있다. 만성 염증은 발암을 촉진할 수 있으며 구강 내 병원성 세균이 순환을 통해 이동하여 췌장에 국소 염증을 일으켜 췌장암 발병 위험을 높일 수도 있겠으나 아직은 연구가 더 필요하다.

장내 미생물

췌장암 환자의 장내 미생물 분포는 건강한 대조군에 비해 그람음성균 세포 외막의 구성성분인 지질다당류(내독소)를 생성하는 세균이 증가하는 반면에 프로바이오틱와 장내 세균이 만드는 가장 중요한 짧은 사슬 지방산인 부티르산을 생성하는 세균이 감소하는 것이 관찰되었다. 하지만 흡연, 비만, 과음, 당뇨병, 만성췌장염 등의 췌장암 관련 요인이 장내 미생물의 변화와 관련이 있어 장내 미생물이 췌장암의 발암 과정에서 이러한 다른 환경 요인에 대한 매개체인지 또는 췌장암 발병에 독립적인 영향을 미치는지는 아직 확실치 않다.

화학물질

화학물질도 췌장암의 위험 인자로 알려져 있다. 특히 석유의 정제 과정 등에서 발생되는 가스에 노출된 사람의 췌장암 발생률은 매우 높다. 이런 연료 관련 물질을 취급하는 사람들에게서 대장암과 췌장암이 높게 발생하였고, 그 외 금속 제조, 알루미늄 제분, 석탄 또는 타르 관련 작업, 기계 수리 및 기계 단절 시 사용되는 유체에 노출되는 작업에 종사하는 사람도 췌장암 발생 관련성이 높다고 보고되었으나 인과관계는 확실치 않다.

췌장암은 유전되나요?

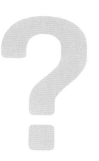

    직계가족(그림 1-11에 음영처리된 구성원) 중 췌장암 환자가 1명 있다면 췌장암의 발생위험은 약 3~5배 증가하므로 췌장암 가족력은 췌장암 발생의 위험 인자이다. 하지만 췌장암은 드문 질환으로, 일반 인구집단에서 평생 췌장암에 걸릴 확률은 1.3% 정도로 알려져 있다. 따라서, 대개 직계가족 중에 췌장암 환자가 있어도 본인에게 췌장암이 발생하지 않을 수 있다.

    다만, 직계가족 중 2명 이상이 췌장암으로 진단받고 췌장암 관련특정 유전성 증후군이 없는 경우를 가족성 췌장암이라고 하는데, 이때는 평생 췌장암이 발생할 위험도가 5배 이상 높아진다고 알려져 있다. 전체 췌장암 환자의 5~10% 정도가 가족성 췌장암에 속하는 것으로 본다. 가족성 췌장암의 명확한 원인은 알려져 있지 않지만, 이런 가계에서는 5~20%에서 유전자 이상(돌연변이)이 발견된다. 이는 태어날 때부터 부모로부터 물려받은 생식세포 돌연변이로 알려져 있다.

유전성 췌장염은 동일 가계 내에 여러 명의 췌장염 환자가 나타나는 질환으로 10대 이전에 처음 증상을 보이는 경우가 많고 만성췌장염으로 진행될 가능성이 높다고 알려져 있다. 췌장염이 어린 나이에 발생하고 만성으로 오랫동안 염증이 지속되므로 이러한 환자군에서는 췌장암의 발생률이 매우 높다. 연구에 따르면 유전성 췌장염 환자가 70세에 이를 때 췌장암의 누적 발생률은 40%에 달한다.

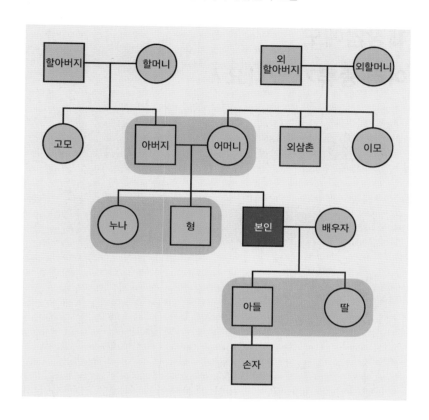

그림 1-11 **직계가족의 유전적 요인**

췌장암에도
여러 종류가 있나요?

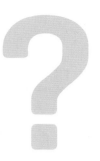

    췌장암의 가장 많은 종류인 췌장샘암종 외에도 드물지만 췌장 신경내분비종양, 췌장 육종, 다른 암의 췌장 전이와 같은 종양도 췌장에 발생할 수 있다. 췌장샘암종을 제외한 췌장 종양은 대부분 신경내분비종양으로, 인구 10만 명당 매년 1명 안팎의 환자가 발생한다. 신경내분비종양 환자의 50~85%는 비기능성이지만, 일부에서는 인슐린, 가스트린, 글루카곤 등의 호르몬을 분비하여 전신적인 증상을 일으키기도 한다(그림 1-12).

그림 1-12 기능성 신경내분비종양의 모식도

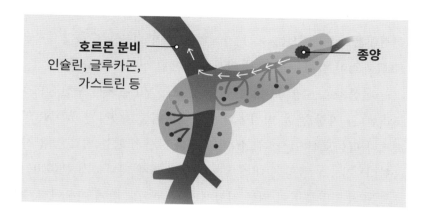

호르몬 분비
인슐린, 글루카곤,
가스트린 등

종양

신경내분비종양은 각 학회별 가이드라인에 따라 경과 관찰을 권고하는 종양의 크기가 다르며, 환자의 나이, 기저질환, 종양의 성장 속도, 분화도, 위치, 기능성 여부 등을 고려해야 하기에 치료방침에 대해서는 담당 의사와 상의하는 것이 좋다. 다만 일부에서 분화도가 좋고, 크기가 1~2cm보다 작은 비기능성 종양에서는 조심스럽게 경과 관찰을 하는 경우가 많다. 수술적 절제가 고려되는 경우도 있다. 기능이 있거나, 크기가 크거나 분화도가 좋지 않는 경우, 국소적인 종양, 전이가 있더라도 완전절제가 가능한 종양 등이다. 전이가 적으면서 종양의 성장 속도가 느린 경우, 전이가 있는 기능성 내분비종양이 전신치료에도 증상 조절이 잘 되지 않을 때도 수술적 치료가 도움이 되기도 한다. 대부분 종양이 췌장 머리에 있는 경우에는 췌십이지장절제가, 종양이 췌장 꼬리에 있는 경우에는 원위췌장절제가 시행된다. 다만, 기술적으로 가능한 경우 가스트린종, 인슐린종 및 일부 2cm 이하의 비기능성 신경내분비종양에서는 췌장 기능의 손상이 적은 단순종양절제술도 효과적이기 때문에, 담당 의사와 자세한 상의가 필요하다.

전신치료는 전이가 동반된 종양 또는 VIP종에서 우선적으로 고려한다. 가장 흔한 비기능성 신경내분비종양에서는 mTOR 억제제나 타이로신 인산화효소 억제제 및 방사성 핵종 치료 등을 사용한다. 기능성 종양에 대해서는 종양에 의해 과다하게 분비되는 호르몬 작용을 줄이기 위한 길항제 등의 투여도 함께 이루어질 수 있다. 일부 1형다발내분비샘신생물과 같은 유전적 질환에서 동반될 수 있기 때문에, 다른 내분비샘 종양이 있거나 해당 질환의 가족력이 있는 경우 유전자 검사에 대해 의사와 상의해야 한다. 신경내분비종양은 비교적 예후가 좋은 종양이지만, 분화도가 나쁜 신경내분비암종이나 혼합형 샘-신경내분비암, 그리고 기타 췌장 육종 등은 그 예후가 불량하다. 일부 연구에서는 초음파내시경을 통한 에탄올주입술의 효과도 보고되고 있는데, 특히 증상을 일으키는 인슐린종의 치료에 효과를 보인다(그림 1-13). 다만, 아직 더 많은 수의 연구가 필요하기에 시술에 앞서 담당 의사와 충분한 상의가 필요하다.

그림 1-13 인슐린종 환자에게 시행한 초음파내시경 유도 에탄올주입술

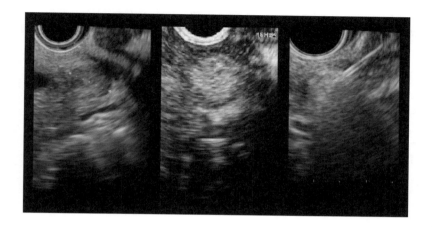

췌장암 검사를 받아야 하는 증상은 무엇인가요?

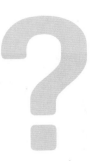

췌장암의 증상은 무증상에서부터 심한 복통, 황달에 이르기까지 다양하며 질환이 초기일수록 증상이 없을 수 있다. 또한, 비교적 초기에는 상복부 불쾌감, 소화장애, 식욕부진, 오심, 설사, 변비 등의 비특이적인 위장관 증세를 호소함으로써 과민성 대장증후군이나 기능성 소화불량증으로 오인하기 쉽다. 또한 췌장암은 종양의 위치, 크기 및 전이 정도에 따라 그 증상이 다르게 나타난다. 복통, 체중 감소는 종양의 위치와 관계없이 비슷하게 보고되지만, 황달, 지방변 등은 췌장 머리에 발생한 종양에서 흔하게 발생한다. 췌장 몸통이나 꼬리에 발생하는 종양은 특이적인 증상이 없이 늦게 발견되는 경우도 많다. 췌장암 환자들이 느끼는 흔한 증상을 살펴보자.

표 1-3 췌장암 환자들에게서 발견되는 흔한 증상 및 비율

증상	비율
무기력감	86%
체중 감소	85%
식욕부진	83%
복부 통증	79%
황갈색 소변	59%
황달	56%
메스꺼움	51%
등 통증	49%
설사	44%
구토	33%
지방변	25%

복부 통증

췌장암의 가장 중요한 증상은 복부 통증이다. 약 80%에서 나타나며, 2cm 미만의 작은 암에서도 나타날 수 있다. 초기 증상이 애매하여 지나치는 경우가 많다. 대개 내장통이라고 불리는 명치(흉골 아래 한가운데에 오목하게 들어간 곳)의 통증이 가장 흔하나, 상하좌우 복부 어느 곳이든 발생할 수 있으며, 등으로 통증이 뻗치기도 한다. 식사나 똑바로 눕는 자세에서 심하게 통증이 느껴지는 경우도 있다. 등 쪽에 통증을 호소한다면 종양이 췌장 몸통 혹은

꼬리에 있을 가능성 있다. 췌장은 등 가까이에 있어 허리 통증을 호소하기도 하며, 병이 진행된 경우에 주로 증상이 나타난다. 췌장암이 췌장 주변의 신경에 침범하면 복부 위쪽이나 등까지 심한 통증이 나타날 수 있다. 드물게 췌장암이 췌장염을 일으켰을 경우에 통증이 갑작스럽게 발생하며, 이는 종양이 주췌관의 폐쇄를 일으켰을 수 있음을 의미한다.

황달

황달 또한 췌장암의 가장 흔한 증상 중 하나이다. 췌장 머리에 종괴가 있는 경우의 약 80%에서 이와 같은 증상이 나타난다. 황달은 간에서 만들어지는 짙은 황갈색 물질인 빌리루빈의 축적으로 인해 발생한다. 간에서 담즙을 배출하는 담관은 췌장 머리를 통과하는데, 췌장 머리에 있는 종괴가 담관을 막게 되면 빌리루빈의 체외 배출이 저해되어 황달이 생기게 된다. 간혹 췌장 몸통이나 꼬리에 종양이 생겼을 때에도 5~6% 정도에서는 황달이 발생하는데, 이는 암세포가 이미 췌장 전체에 퍼지고 간이나 림프절로 전이되었을 정도로 병이 진전된 상태일 때가 많다.

황달이 발생하면 피부와 눈의 흰자위가 노란색으로 변하고, 피부 가려움증을 동반할 수 있다. 또한 흰색 또는 회색의 대변, 진한 갈색 또는 붉은색의 소변을 보게 되는데 이를 혈뇨로 생각하고 병원을 찾는 경우도 있다. 보통 소변 색의 변화가 피부나 눈의 변화보다 빨리 나타난다. 황달이 발생하면 되도록 빨리 병원을 방문해야 한다. 황달이 있으면서 열이 나는 경우 담관 폐쇄에 의해 담관염이 발생한 것을 추정할 수 있다. 이는 응급으로 병원을 방문해서 치료를 받아야 한다. 적절한 치료를 받지 못하면 패혈증으로 사망할 수도 있다. 담관을 개통시키는 방법은 여러 가지가 있으나, 환자에게 고통을 적게 주고 생리적인 경로로 담즙을 내보내는 내시경 시술을 가장 많이 이용한다.

체중 감소

뚜렷한 이유 없이 몇 달에 걸쳐 체중이 감소한다면, 췌장암을 의심해 볼 수 있다. 특별히 체중이 줄어들 이유가 없이, 이상적인 체중을 기준으로 6개월간 10% 이상 줄어든 것을 의미 있는 체중 감소라고 하는데, 이럴 경우 반드시 병원에서 진료받는 것이 좋다. 췌장에 의한 체중 감소는 암 때문에 췌장액 분비가 적어져 흡수 장애와 식욕 부진이 생기거나, 통증으로 인한 음식물 섭취 감소 등 여러 이유 때문이다. 체중이 증가하는 경우는 췌장암과 관련성이 떨어지며 일차적인 원인으로 나쁜 식습관, 운동 부족, 금연, 폐경 등과 병적인 원인으로 다낭성난소증후군, 갑상선기능저하증, 쿠싱증후군, 스테로이드 등의 다양한 약제 원인, 심부전, 신부전, 만성 간질환 등에 의한 부종이나 복수의 증가 등이 원인이 될 수 있다.

소화 장애 및 지방변

상부 위장관 검사나 다른 소화기 검사에서 별다른 이상이 발견되지 않았는데도 막연한 소화기 증상이 지속될 때가 있다. 이는 종양이 자라면서 십이지장으로 흘러가는 소화액(췌장액과 담즙)의 통로를 막아 지방을 소화하는 데 문제가 생겼기 때문일 수 있다. 그럴 경우 대변의 양상이 바뀌어, 물 위에 뜨는 옅은 색의 기름지고 양이 많은 변을 보게 된다. 암세포가 위장으로 퍼졌거나, 위의 출구 혹은 십이지장을 막았을 경우, 그리고 복수가 동반된 경우에는 식후에 불쾌한 통증, 구역질, 구토, 오심 증세를 호소하기도 한다.

갑자기 발생한 당뇨병

갑자기 발생했거나 조절되지 않는 당뇨병의 췌장암과 연관성도 잘 알려져 있다. 예전에는 췌장암의 발생이 당뇨병을 유발 또는 악화시킨다고 여겨졌으나, 최근에는 당뇨병 환자에서 췌장암의 위험도가 높다는 연구 결과도 제시되고 있다. 따라서 당뇨병이 갑자기 발생했거나 혈당이 잘 조절되지 않는다면 의사의 진료를 받는 것이 좋다.

그 외 증상

보통 복부에 딱딱한 것이 만져지거나 배에 돌출된 혹이 만져질 때 췌장암과 연관될 가능성은 작다. 췌장은 후복강에 있는 장기로 몸속 깊이 있기 때문에 종괴가 생겨도 이를 손으로 만져 진단하기 매우 어렵다. 물론 췌장암이 전이가 많이 진행하여 복강이나 복벽에 전이암을 형성하는 경우 이러한 것이 만져질 수도 있겠지만, 이런 증상이 나타났다면 이미 다른 여러 증상이 먼저 나타낮을 가능성이 높다. 복부 종괴로 수술을 한 소규모 연구에서 환자가 췌장과 관련해 덩이가 만져졌을 때 악성 종양은 없었고 이소성췌장과 가성 낭종 등의 양성 질환만 있었다. 드물지만, 위장관 출혈, 우울증이나 정서 불안 등의 정신장애, 표재성 혈전정맥염이 첫 증상으로 나타나기도 한다.

앞에서 기술한 췌장암의 증상은 종양이 직접적으로 주변 장기 및 신경을 눌러서 발생하거나, 췌장의 외분비, 내분비 기능이 떨어져서 발생하는 것이다. 따라서 질병이 진행함에 따라 증상의 종류 및 강도가 늘어나게 된다. 예를 들어, 췌장 꼬리에 발생한 종양의 경우 초기에는 황달이 동반되지 않는데, 질병이 진행하면서 림프절이나 간에 전이가 되어 담관을 막게 되면 황달이 발생할 수 있다. 또한 복수의 경우 복막전이나 장에서 간으로 흐르는 혈관이 막힐 때 발생하기 때문에 주로 췌장암이 많이 진행되었을 때 나타난다.

통증도 질병이 진행하면서 더 흔하고 강하게 나타난다. 췌장암의 발생 위치에 따른 전형적인 증상 이외의 증상이 발생하거나 조절되지 않는 통증이 나타나면 병의 진행을 의심해 보는 것이 좋다. 췌장암 자체뿐만 아니라 그에 의한 여러 증상에 대해서도 효과적인 치료법이 많이 연구되고 있다. 췌장암 전문의의 진료와 상담을 통해 종양에 의한 증상들을 효과적으로 조절하는 것도 췌장암 치료에 있어 중요하다.

종양의 위치에 따라
증상이 다르게 나타나나요?

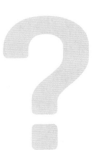

　　초기 췌장암은 특징적인 증상이 없다. 대부분 상복부와 등이 답답하거나 속이 안 좋다거나, 식욕이 없는 등 비교적 다른 소화기 질환에서도 나타나는 흔한 증상들이다. 점차 췌장암이 진행하면서 암이 발생한 위치(머리, 몸통, 꼬리)에 따라 증상이 다르게 나타난다.

　　췌장암의 60~70%는 췌장 머리에서 발생하고 췌장 머리 내부를 지나는 총담관을 막으면 황달이 생긴다. 이때 발생하는 황달은 통증 없이 발생하는 경우가 많아 '무통성 황달'이라고 부르며 췌장암의 대표적인 증상 중 하나이다. 췌장 몸통에 암이 생기면 복강동맥, 간동맥, 위창자간막동맥, 위창자간막정맥, 간문맥 등

인접한 혈관으로 침범하는 경우가 많다. 신경들이 주로 혈관을 따라 분포하기 때문에 신경을 따라 통증이 등 쪽으로 전해져 등 통증이 발생할 수 있다. 췌장 몸통에 생긴 경우는 췌장 뒤쪽 신경을 침범해서 통증이 생기기도 한다. 췌장 꼬리는 머리와 몸통에 비해 인접한 장기가 적어 증상이 적게 나타나고, 진행된 상태에서 뒤늦게 발견되는 경우가 많다. 이 밖에도 췌장암이 위의 출구나 십이지장을 막으면 오심과 구토가 발생할 수 있고, 췌관을 막으면 소화효소가 분비되지 않아 식후 복통, 팽만감이 발생하고 심할 경우 지방변이 발생하는 등 여러 증상이 발생할 수 있다. 특히, 황달이나 지속되는 구토는 내시경적인 치료가 필요할 수 있다. 이러한 증상이 발생하면 CT 촬영과 내시경역행담췌관조영술 같은 내시경 시술이 가능한 병원에 가봐야 한다.

그림 1-14 위치에 따른 췌장암의 증상

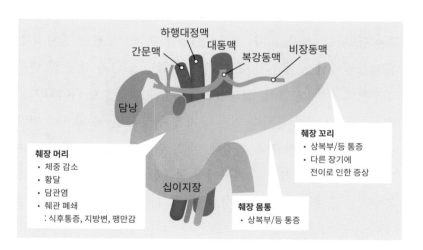

췌장암에서 나타나는 복통은 다른 소화기계 질환과 어떻게 다른가요?

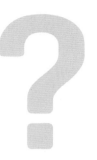

　　복통은 소화기계 질환을 가진 환자들이 가장 많이 호소하는 증상이다. 복통은 생명을 위협하는 긴급한 상황부터 만성 기능의 장애까지 다양한 질환에서 볼 수 있다. 복통을 유발할 수 있는 질환은 간, 담낭, 췌장, 비장, 신장, 혈관 및 충수를 포함한 전체 복강 내 위장관에서 발생한다. 흉부 질환 및 골반 질환과 복부 및 옆구리 부위의 근막, 근골격, 신경병증성 통증도 복통으로 나타나기도 한다. 복통의 위치에 따라 원인 장기를 추정해 볼 수 있으며 연관통의 가능성도 고려한다. 복강내 염증, 위장관의 폐쇄, 허혈 또는 악성 종양이 모든 복강내 기관에서 복통을 유발할 수 있다. 보통 명치 통증은 위궤양, 소화불량, 위경련의 증상으로 위가 원인 장기라고 생각할 수 있지만, 주변 인접 장기인 간, 담낭, 췌장 질환에서도 명치 부위 통증이 나타날 수 있다. 위산에 의한 자극은 보통 작열감으로 나타나고 장관 및 담도 폐쇄에 의한 통증은 뒤트는 양상으로 나타난다. 장관의 팽창 및 염증에 의한 증상은 보통 둔한 통증으로 나타난다.

급성의 극심한 통증은 천공, 대동맥파열, 췌장염 등에서 나타날 수 있으며, 염증과 연관된 통증은 초기에 약한 강도를 보이다 점진적으로 진행하는 경우가 많다. 호전과 악화를 반복하는 양상은 장관 또는 담낭 및 담관의 산통일 수 있으며, 산통에서 지속적인 통증으로의 변화는 폐색에 의한 염증의 악화를 생각할 수 있다. 식후 복통이 악화된다면 위궤양이나 장간막허혈이 원인일 수 있으며, 완화되는 경우 십이지장 궤양에 의한 통증을 고려할 수 있다.

그림 1-15 **복부 통증의 위치 구분**

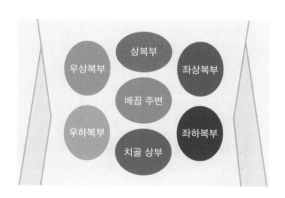

표 1-4 통증 위치에 따른 가능한 원인 질환

통증의 위치	가능한 원인 질환
우상복부	담도계: 담낭염, 담석증, 담관염 결장: 대장염, 게실염 간: 농양, 간염, 종양 폐: 폐렴, 색전증 신장: 신결석, 신우신염
상복부	담도계: 담낭염, 담석증, 담관염 심장: 심근경색, 심낭염 위: 식도염, 위염, 소화궤양 췌장: 종양, 췌장염 혈관: 대동맥박리, 장간막허혈
좌상복부	심장: 협심증, 심근경색증, 심낭염 위: 식도염, 위염, 소화궤양 췌장: 종양, 췌장염 신장: 신결석, 신우신염 혈관: 대동맥박리, 장간막허혈
배꼽 주변	결장: 초기 맹장염 위: 식도염, 위염, 소화궤양, 소장종양 또는 폐색 혈관: 대동맥박리, 장간 허혈
우하복부	결장: 맹장염, 대장염, 게실염, 과민성 대장 증후군, 염증성 장질환 부인과: 자궁외 임신, 근종, 난소 종괴, 염전, 골반내 염증 신장: 신결석, 신우신염
치골상부	결장: 맹장염, 대장염, 게실염, 과민성대장증후군, 염증장질환 부인과: 자궁외임신, 근종, 난소종괴, 염전, 골반염 신장: 방광염, 신결석, 신우신염
좌하복부	결장: 대장염, 게실염, 과민성대장증후군, 염증장질환 부인과: 자궁외임신, 근종, 난소종괴, 염전, 골반염 신장: 신결석, 신우신염

췌장암 진단 시 환자의 30~40%는 복통을 동반하며 약 80%는 암이 진행됨에 따라 통증이 발생하고, 이 중 절반에 가까운 환자가 심한 통증을 호소한다. 복통은 췌장암 환자에서 체중 감소(85%), 황달(56%)에 이어 세 번째로 흔한 증상(79%)이다. 췌장암 진단 전에 원인 불명의 상복부 통증은 췌장암 환자의 ⅔ 정도가 경험한다. 초기에는 증상이 있어도 막연한 상복부 통증이나 불편감과 소화 장애 정도로 일상에서 많이 겪는 소화기 증상과 비슷하다. 복부 불편감으로 상부 및 하부 위장관 내시경 검사를 시행해서 특별한 소견이 없고 일반적인 소화기계 질환에 대한 치료에도 불구하고 호전이 되지 않고 복통이 지속되면 췌장암을 의심해 볼 수 있다.

주로 상복부에서 발생하고 지속적이며 점차 심해지는 양상을 보인다. 둔한 통증이 상복부와 중간 복부로 왔다 갔다 하기도 한다. 또한 음식을 먹는 경우 통증이 심해지는 양상을 보이기도 한다. 주로 저녁이나 밤에 심해지기도 하며 상복부 통증이 등으로 퍼지기도 한다. 자세 변경으로 통증이 감소되는 경우도 있는데 누워 있을 때 통증이 더 심해질 수 있으며 앉거나 몸을 앞으로 기울이면 통증이 감소되기도 한다. 췌장은 등 가까이 있어 허리 통증을 호소하는 경우도 있으며, 병이 진행된 경우에 주로 나타나게 된다. 췌장암 환자의 복통은 전신 활동도의 감소 및 생존 기간 감소와 관련된 것으로 알려져 있다. 통증 점수는 정상적인 전신 활동도의 환자와 비교하여 전신 활동도가 떨어지는 환자에서 더 높은 것으로 알려져 있다. 완화수술을 받은 환자들에서 진단 시 통증을 동반한 경우 더 예후가 나빴다. 또한 통증이 있는 환자는 그렇지 않은 환자에 비해 사망 위험도가 약 1.6배 정도 증가한다고 알려져 있다.

'가끔', '매일' 및 '매일 및 강한' 통증이 있는 환자의 18개월을 추적한 결과 생존 기간은 약 9개월, 8개월 및 4개월이었다. 췌장 종양절제를 받은 환자에 대한 다른 연구에서 통증 강도와 빈도에 따라 수술 전 세 가지 통증 그룹으로 분류하고 수술과 암 관련 사망 사이의 시간으로 생존을 측정했다. 세 가지 그룹은 통증이 없는 환자, 경증의 통증이 있는 환자, 중증의 통증이 있는 환자로 나뉘었다. 통증이 없는 환자, 경증 및 중등도에서 중증의 통증이 있는 환자의 중앙 생존 기간은 각각 약 21개월, 15개월 및 10개월이었다. 통증이 있는 환자가 그렇지 않은 환자보다 생존이 더 나쁜 이유와 통증이 적은 것이 생존을 연장하는지에 대해서는 아직은 불분명한 상태이다. 아마도 통증은 진행된 암 상태 또는 불량한 영양 상태와 같은 생존의 다른 예측 인자의 지표일 수 있으며 이러한 환자는 전신 활동도가 좋지 않아서 항암치료를 받지 못할 가능성이 높다.

췌장암 예방에 좋은
생활 습관은 무엇인가요?

불행히도 아직 췌장암을 예방하기 위한 뚜렷한 예방 방법이 없다. 따라서 일상생활에서 췌장암의 위험 요인을 피하는 것이 필요하다. 흡연은 수많은 질환의 위험 인자로 흡연자에서 췌장암에 걸리는 확률이 높고 흡연 시 다른 장기에 암이 생길 확률도 높아진다. 따라서 췌장암의 예방에 금연이 필수이다. 금연만으로도 췌장암의 30%가 예방될 수 있는 것으로 알려져 있다. 최근 전자 담배의 보급이 늘고 있는데 전자 담배는 어떨까? 전자 담배와 연관성 연구는 많이 없지만, 스웨덴의 한 연구에서는 전자 담배 사용자가 비흡연자와 비교 시 췌장암 발생 위험도가 높지 않았다는 연구 결과가 있다. 하지만 여러 실험 연구에서 니코틴 자체가 췌장암의 발생을 촉진하거나 췌장암을 진행시킨다는 연구 결과가 있다. 니코틴 자체가 발암물질보다 중독성이 강조되는 경향이 있지만, 췌장암에 관련해서는 안 좋은 영향을 미친다. 태워서 피우지 않는 전자 담배라 할지라도 니코틴을 함유하고 있으므로, 인체에 유해할 가능성이 있다. 금연 기간이 증가할수록 췌장암의 위험도가 낮아졌고 10~20년 이상 금연을 한 사람들은 전혀 흡연하지 않았던 사람들 정도로 위험도가 감소하였다. 따라서 췌장 건강을 위해서라면 금연을 권고한다.

음주 자체가 췌장암의 위험 인자라고 하긴 어렵지만, 앞서 말했듯이 과음은 췌장암의 위험 인자이고 만성췌장염을 유발할 수 있다. 가벼운 음주라도 *ALDH2*2* 대립유전자를 가진 사람들 사이에서 췌장암 위험 증가와 질병 발생에 관련이 있을 수 있으니 금주가 췌장암 예방에 도움이 될 수 있다. 금주가 불가능한 경우라면 과음을 해서는 안 된다.

운동은 췌장암 발생을 예방하는 데 역할이 크지 않을 것으로 알려져 있다. 그러나 비만인 경우 췌장암 발생 위험이 증가하므로, 건강 체중을 유지해야 한다. 식이 조절과 적절한 운동을 병행하여 적당한 체중을 유지하는 것이 췌장암 예방에 도움이 될 수 있다. 직접적인 근거는 없지만 근육량이 유지되면 췌장암에 대한 수술 후 경과가 좋기도 하고, 수술은 받지 못한 환자의 생존 기간도 길다는 점을 고려하면 근육량 유지를 위해서라도 규칙적인 운동은 중요하다.

음식과 췌장암 간의 위험 요소의 연관성을 많은 연구에서 조사했지만, 결과는 일치하지 않았다. 따라서 어떤 특정 식품이나 성분이 췌장암을 예방한다고 믿으면 안 된다. 일반적으로 과일과 채소 및 기타 식물성 식품이 풍부한 식단은 췌장암 위험 감소와 관련이 있는 반면, 육류가 풍부한 식단은 췌장암 위험 증가와 관련이 있다. 연구에 따르면 과일, 채소, 통곡물, 견과류를 포함한 식물성 식품에 함유된 피토케미컬과 식이 섬유는 암 위험을 줄이는 데 도움이 된다. 카로티노이드, 페놀, 알칼로이드, 질소 함유 화합물 및 유기 황 화합물을 포함한 식물 화학 물질은 항암 활성을 갖는 것으로 나타난다. 이러한 항암 활성은 항산화, 항염증 작용, 암세포의 성장, 진행 및 침습 억제, DNA 손상 복구 등 다양한 기전을 포함한다. 한 문헌 분석 연구에서 식이 섬유의 일일 일정량의 섭취는 췌장암 위험의 12% 감소와 관련이 있다고 보고하였다. 토마토, 수박, 살구, 포도 등은 라이코펜과 같은 항산화물질이 풍부하며, 이런 영양소가 많이 함유된 채소와 과일을 충분히 섭취하는 것이 췌장암의 위험도를 줄이는 데 도움이 된다. 비타민 C, 비타민 E, 셀레늄의 섭취가 췌장암의 위험도를 감소시킨다는 문헌 분석 연구도 있다. 붉은 고기 섭취는 일주일에 300g을 넘지 않도록 권고하고 고지방, 고칼로리 식이를 피하고 채소와 과일을 충분하게 먹어 균형 잡힌 식사를 하는 것이 좋다.

표 1-5 **균형 잡힌 식사 성분표**

성분	피토케미컬	식이섬유	항산화제
음식 종류	과일, 채소, 통곡물, 견과류	곡류, 과일, 채소류	과일, 채소류
예방 기전	활성산소 제거로 DNA 손상 억제, 세포의 암세포로의 전환 방지, 암의 개시나 촉진 과정 억제, 암세포의 증식 및 혈관 신생 억제 등	포만감으로 비만 감소, 탄수화물 대체로 식후 혈당, 인슐린 감소, 담즙 배설 촉진 등	유리기에 의한 산화적 손상을 막아 세포 손상을 감소
권장량	매일 채소 490g, 과일 300g을 권장함 (채소 7접시와 과일 2~3접시 분량으로, 채소 1접시는 나물 1접시나 오이 및 당근 ⅓개 정도이고 사과 1개는 약 200g임)	하루 권장량은 20~25g으로 잡곡밥과 샐러드 또는 나물 2~3접시, 과일 1인분 2회 정도	매일 채소, 과일 종류 400g 이상 (채소 7접시와 과일 2~3접시 분량)
기타	주로 과일과 채소의 색과 많은 관련이 있으며, 다양한 색의 과일과 채소를 섭취하는 것을 권장	과도한 섭취는 변비나 장내 가스 생성 유발 가능	비타민 C, 비타민 E, 베타카로텐, 셀레늄 등이 있고 고용량 보충제는 권장하지 않음

췌장암의 위험 요인으로 알려진 용매, 휘발유와 휘발유 관련 물질 등의 화학물질에 많이 노출되는 직업의 종사자인 경우에는 보호 장비를 잘 착용하고 안전 수칙을 엄수하여 이런 물질에 대한 노출을 최대한 줄이고 정기적인 검진을 받는 것이 중요하다.

요약하면, 췌장암 예방을 위해서는 금연이 가장 중요하며 절주와 적절한 운동을 하여 적정 체중을 유지하는 것이 중요하다. 또한 과도한 붉은 고기와 가공육을 제한하고 채소와 과일이 풍부한 식단을 구성하는 것이 필요하다.

췌장암에도 백신이 있나요?

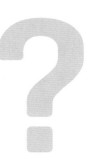

　　백신은 병을 일으킬 수 있는 물질 또는 미생물인 병원체에 대해서 인체가 미리 정보를 습득하도록 하여, 질병에 저항하는 후천적인 면역이 생기도록 하는 것을 목적으로 만들어졌다. 주로 병원체를 처리하여 기능을 약하게 만들어서 인체에 주입하거나 적절히 처리된 단백질 또는 핵산을 인체에 투여하여 면역체계가 항체를 형성하게 하여 병을 예방하게 된다.

　　인체의 면역 기능을 이용해서 암세포를 죽여 암을 치료하는 방법이 오래전부터 시도되었으나 뚜렷한 성과가 없다가 최근 수년 동안 비약적인 발전을 이루면서 면역치료제라는 이름으로 여러 약제가 개발되어 사용되고 있다. 그러나 이러한 면역치료제는 일반적인 예방주사처럼 미리 주사를 맞아서 암을 예방하는 형태가 아니라, 암으로 진단된 이후 항암제처럼 또는 기존의 항암제와 함께 투여하는 방법으로 암 치료에 이용하고 있다.

한편, 췌장암에 대해서는 '췌장암 치료 백신'으로 화제가 되었던 리아백스(Riavax®, 성분명: Tertomotide HCl)이 있는데, 이 약제는 췌장암의 증식에 필수적인 효소의 구성 펩타이드인 human telomerase reverse transcriptase catalytic subunit (hTERT) class II 16-mer peptide에 대해서 세포면역반응을 일으키도록 고안된 약제이다. 췌장암을 항원으로 인식하여 우리 몸의 면역반응을 일으켜서 병을 치료한다는 점에서 백신과 유사한 부분이 있어서 췌장암 치료 백신으로 소개가 되었다. 리아백스는 혈청 이오탁신 농도가 81.02pg/ml 초과인 국소진행 또는 전이성 췌장암 환자에 대해서 기존 항암제인 젬시타빈-카페시타빈(Capecitabine) 약제와 함께 투여하는 용법으로 2015년 4월에 국내 식품의약안전처의 조건부 시판 허가를 받았으나, 이후 후속 연구 결과가 식품의약안전처의 승인을 받지 못해 현재는 실제 임상에서 사용이 보류된 상태이다. 백신은 아니지만 췌장암에 대한 면역치료제는 현재 특정한 생물학적인 특성을 가진 소규모의 환자들을 대상으로 미국 식품의약안전처의 허가를 받은 젬펄리(Jemperli®, 성분명: Dostarlimab)와 키트루다(Keytruda®, 성분명: Pembrolizumab) 두 가지 약제가 있으며 이외에도 다양한 약제들이 임상시험 중이다.

췌장암의 진단 이야기

췌장암은 완치가 가능한가요?

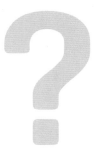

　　췌장암은 다른 암에 비해 완치율이 낮지만, 완치가 불가능한 암은 아니다. 최근 효과적인 항암치료 도입 등 치료 방법이 발전하면서, 전체 췌장암 환자의 5년 생존율은 11~14%로 보고된다. 멀리 떨어진 장기나 림프절로 전이되는 원격전이를 동반한 경우에는 3%의 5년 상대 생존율을 보이지만, 암이 췌장에 국한된 경우에는 42%, 췌장에서 인접 구조를 침범한 경우에는 14%의 5년 상대 생존율을 나타내고 있다. 따라서 조기에 발견하고 치료하는 것이 완치에 매우 중요하다. 조기에 절제가능한 췌장암(RPC: resectable pancreatic cancer)을 발견할 경우, 우선 수술적 절제를 시행하고 수술 후에는 보조항암치료(adjuvant chemotherapy) 또는 보조 동시화학방사선조사를 받으면 재발률이 현저히 낮아진다. 그러나 췌장암은 초기에 그 증상이 뚜렷하지 않은 경우가 많고, 작은 크기에서도 췌장 주위의 중요한 혈관 침범이 있어, 발견 당시 수술이 가능한 경우는 10~20%에 불과하다. 이렇게 조기에 발견되지 못한 경계절제가능 췌장암(BRPC: borderline resectable pancreatic cancer)이나 국소진행 췌장암 (LAPC: locally advanced pancreatic cancer)의 경우에도 항암치료 또는 동시 화학방사선조사 등이 효과적이다. 이러한 치료에 반응이 있어 꾸준하게 치료받는다면 수술적 절제가 가능해지는 단계로 호전되어 종양을 수술적으로 절제하여 완치를 노려볼 수 있다.

초기 췌장암인 I기 췌장암의 경우 5년 생존율이 80% 내외로 보고되고 있는데, 특히 췌장 내에 국한된 2cm 이하인 IA기의 췌장암 환자는 최근 5년 생존율이 83.7%까지 보고될 정도로 그 치료 예후가 성공적이다. 조기에 발견된 절제가능 췌장암의 경우에도 수술을 포함한 항암치료 및 방사선치료와 같은 일련의 치료 과정이 짧게는 6개월 길게는 1년 정도가 소요된다. 이러한 치료 과정을 재발 없이 마친다면 외래를 통한 주기적인 검사를 받으면서 일상생활이 가능하기 때문에 적극적인 치료를 받아야 한다. 췌장암의 치료 및 수술 후의 일상 회복 기간에 대해서는 뒤에서 더 자세히 다루도록 하겠다(p. 179 참고).

수술 여부에 따라
생존율에 차이가 크나요?

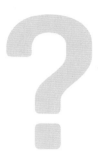

　　우리나라 국가암정보센터에서 발표된 자료에 따르면, 국내에서 2019년에 약 8,000명의 췌장암 환자가 새로 발생하였고, 2015년부터 2019년에 발생한 췌장암 환자들의 5년 생존율은 13.9%로, 기존 2006년~2010년 발생 환자들의 8.6%에 비하여 생존율이 많이 향상되었다. 이를 요약 병기별로 나누어 보면, 췌장 내 국한된 조기췌장암의경우 5년 상대생존율이 48%, 췌장 및 인접조직 침범만 있고 원격전이가 없는 국소췌장암의 경우 20.4%, 진단 당시 원격전이가 있는 IV기 췌장암의 경우에는 2.4%로 나타났다. 〈그림 2-1〉과 같이 다른 암종과 비교하여 모든 병기의 췌장암은 상대생존율이 가장 낮다.

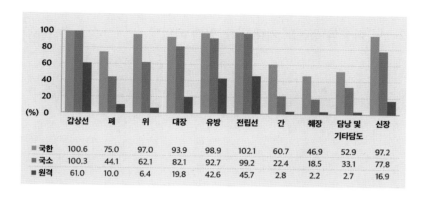

그림 2-1 **주요 암종 요약병기별 5년 상대생존율 추이(남녀 전체, 2015~2019)**

	갑상선	폐	위	대장	유방	전립선	간	췌장	담낭 및 기타담도	신장
■ 국한	100.6	75.0	97.0	93.9	98.9	102.1	60.7	46.9	52.9	97.2
■ 국소	100.3	44.1	62.1	82.1	92.7	99.2	22.4	18.5	33.1	77.8
■ 원격	61.0	10.0	6.4	19.8	42.6	45.7	2.8	2.2	2.7	16.9

같은 기간, 진단 당시 췌장에 국한된 조기췌장암은 11.9%, 국소췌장암은 30.5%, 전이성췌장암은 45.9%였고, 이 중 수술이 가능한 경우는 조기췌장암 및 국소췌장암 일부로, 전체 진단 환자의 20% 이내이다. 국소췌장암이라 하더라도 주요 혈관을 침범하면 수술이 불가능하며, 수술을 받더라도 약 75~80%에서 재발할 정도로 수술의 예후도 좋지 못하다. 그러나 수술을 받은 췌장암 환자의 생존 기간은 2~3년으로 기대되지만, 수술이 불가능한 전이성 췌장암 환자의 기대 여명은 6개월 내외이다. 최근에는 항암치료가 발전하면서, 진단 당시 수술이 가능하거나 수술 가능여부가 애매한 경우에도 항암치료를 먼저 진행하고 수술을 하는 것이 더 좋다는 연구 결과도 있다. 수술이 불가능한 전이성 췌장암 환자 중 신체활동도가 좋은 환자들에게 적극적인 항암치료를 시

췌장암의 진단 이야기

행하면 1년 이상의 생존율을 기대할 수 있다. 일부 항암치료 반응이 좋은 경우 원격전이 병변이 소실된 후 수술이 가능하기도 해서 2~3년 이상의 생존도 기대할 수 있게 되었다.

췌장암이 유독
일찍 발견하기 힘들고
완치가 어려운 이유가 있나요?

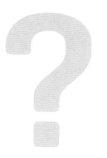

　　수술은 대부분 암에서 완치를 기대할 수 있는 유일한 치료법이다. 하지만 췌장암의 진단 시 병기를 살펴보면, 조기에 발견되어 수술이 가능한 조기췌장암 및 일부 국소췌장암의 비율은 20% 이내에 불과하다. 이는 병기로 보면 대략 Ⅰ~Ⅱ기에 해당한다. 실제로 국가암정보센터 통계 자료에 따르면 2012~2016년 사이 췌장암 환자는 암이 췌장에 국한된 경우가 11.9%, 주변 장기, 인접 조직 및 임파선을 침범한 국소췌장암의 경우가 30.5%, 원격전이를 동반한 경우가 45.9%였으며 병기가 불확실한 경우는 11.8%였다. 따라서 상당수의 환자가 수술보다 치료 효과가 떨어지는 항암치료와 방사선치료를 받을 수밖에 없다.

또한 췌장암은 주변의 혈관이나 장기로 암세포가 파고들어 수술로 암을 완전히 제거하기 어려운 경우가 많고, 암세포의 활동성이 높아 간이나 복막으로의 전이가 빨리 나타나는 편이다. 그래서 조기에 발견되어 수술을 받는다고 하더라도 재발이 흔하게 일어난다. 정리하자면, 암을 조기 발견하여 수술을 받고 완치를 기대할 수 있는 환자가 적고, 다행히 수술을 받더라도 수술 후 재발이 흔하게 나타나므로 완치되는 환자는 더욱 적다.

　췌장암의 조기 발견이 어려운 까닭은 여러 가지가 있다. 우선 초기 췌장암은 대부분 증상이 나타나지 않는다. 따라서 건강검진을 통해 췌장암을 발견해야 하는데, 아직은 이를 위한 마땅한 검사가 없다. 위암이나 대장암의 경우 위내시경 혹은 대장내시경을 시행하여 조기 암 혹은 암으로 진행할 수 있는 병소(악성변이를 한 세포가 모여 있어 조직에 병적 변화를 일으키는 자리)를 발견할 수 있지만, 췌장암의 경우 이러한 검사 방법이 존재하지 않는다. 검진을 위해 흔히 시행하는 복부 초음파 검사는 췌장을 완벽히 관찰하기 어려운 경우가 대부분이다. CT는 조영제 투여에 따른 부작용 발생 가능성이 있고 검사 중 방사선 노출이 많아 자주 시행하기 어렵다.

　CA 19-9는 췌장암 환자의 70% 정도에서 혈액 내 수치가 증가하는 것으로 알려져 있지만, 초기 췌장암에서는 정상 CA 19-9 수치를 보이는 경우가 대부분이고 췌장암 외에 다른 이유로 증가되는 경우도 많아서, 조기 진단의 도구로 사용하기에 부적합하다. 췌장암을 조기 발견하기 위해서는 무엇보다도 이를 위한 적절한 검사 방법이 개발되고 적절한 검사 대상자가 규정되어야 할 것이다.

국민건강보험공단
암 검진으로 췌장암을
검진할 수 있나요?

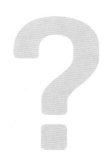

　　국가 암 검진 사업에서는 위암, 간암, 대장암, 유방암, 자궁경부암, 폐암에 대한 검진을 권고한다. 위암이나 간암의 선별검사로 시행하는 위내시경이나 복부 초음파 검사로 췌장의 문제를 알 수 있을까? 위내시경은 식도, 위, 십이지장의 안쪽 면을 관찰하는 검사이며 췌장은 위의 뒤쪽에 있어 위내시경으로는 췌장의 문제를 전혀 확인할 수 없다.

그림 2-2 위내시경 검사

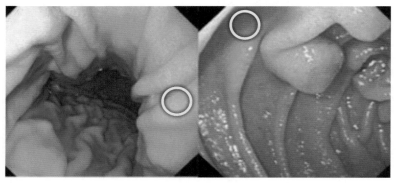

O 표시된 부위 너머로 췌장이 위치한다

　　복부 초음파 검사는 환자에게 위해가 없는 검사로 널리 이용
된다. 간과 담낭은 관찰이 용이하지만, 췌장의 경우는 관찰이 제
한적이다. 복부 초음파 검사를 통해 췌장 머리는 비교적 관찰이
가능하지만, 모든 환자에게 관찰할 수 있지는 않다. 췌장의 몸통
과 꼬리는 장관 내 공기가 있거나 피하지방이 두꺼운 경우 초음파
가 투과되지 않아 관찰이 어렵다. 2021년 발표된 한국 췌장암 진
료 지침에서도 검진 목적이 아닌 진단 목적의 우선적인 검사로 복
부 초음파 검사의 제한점을 언급하고 있고, 췌장 문제의 1차 검사
로는 복부 CT를 권고하고 있다.

그림 2-3 **췌장의 복부 초음파 사진**

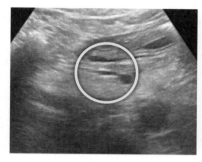 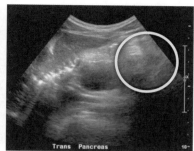

췌장 머리   췌장 몸통

　　췌장암은 아직까지 선별검사 방법이 없고 늦게 발견되는 경우가 많아 5년 생존율이 13.9% 정도로 예후가 불량한 암이다. 최근 네덜란드에서 수행된 연구에서 췌장암에 대한 고위험 유전자를 가진 사람들을 대상으로 1년마다 MRI와 초음파내시경 검사를 시행한 연구가 있었다. 연구에서 초음파내시경 검사가 더 유용한 것을 확인하였으나 두 방법 모두 조기진단으로 인한 생존율 향상은 보여주지 못했다. 앞으로 추가적인 연구가 필요할 것으로 생각한다.

췌장암 가족력이 있는 경우 조기 발견을 위해 어떻게 해야 하나요?

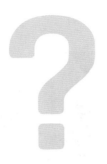

　　췌장암 가족력이 있는 경우 췌장암이 발생할 위험도는 증가한다. 미국 소화기학회에서는 2020년 가족성 췌장암과 같은 췌장암 고위험군에서 어떻게 선별검사를 시행할 것인지에 대해 임상 진료 최신 지견(clinical practice update)을 발표했다. 여기에 따르면, 가족성 췌장암의 가족력이 있는 경우, 50세 또는 가족에서 췌장암이 처음 발생한 연령보다 10세 어린 나이에 선별검사를 시작해야 한다. 검사 시 낮은 위험도를 보이는 MRI와 초음파내시경을 조합하여 선별 검사를 시행하는 것을 추천한다. 초음파내시경은 세침흡인검사가 가능하여 병변에 대한 병리 검체를 얻을 수 있고 진단에 큰 도움을 받을 수 있다. 그러나 현재까지 연구 결과에서 이러한 접근법이 실제 임상현장에서 도움이 되는지는 명확히 증명되지 않았다.

최근 네덜란드에서 췌장암 고위험군을 대상으로 전향적 연구를 진행했다. 이 연구에서는 평생 췌장암의 발생 위험도가 10% 이상으로 예상되는 유전자의 변이가 있거나, 1~2명 이상의 직계 가족 췌장암 가족력이 있는 경우를 췌장암 고위험군으로 정의하였다. 그리고 해당하는 환자군에서 췌장암이 발생하는지 감시하기 위해 매년 MRI와 초음파내시경 검사를 시행하였다. 그 결과 2명 이상 췌장암 가족력이 있더라도 *CDKN2A*나 *BRCA2* 등의 유전자 변이가 없다면 췌장암의 발생 위험도는 매우 낮았다.

반면, 관련 유전자 변이가 있는 경우 10년 동안 췌장암 발생 위험도는 약 10%였다. 1년 간격으로 MRI와 초음파내시경을 시행하여 췌장암 진단 환자 가운데 30%를 I기에서 진단할 수 있었다. 이 연구결과를 참고하면, 직계가족 중 2명 이상의 췌장암 환자가 있더라도, 유전자 변이가 없다면 췌장암 발생에 대한 우려는 크지 않다. 그렇지만 해당 연구 결과만으로 결론을 내릴 수는 없으며, 장기간의 추적관찰 등의 추가 연구가 필요하다.

하지만 가족성 췌장암이 아닌 일반 췌장암 환자의 친족에서 암 조기 발견을 위해 어떻게 해야 하는지는 아직 정립된 바가 없고 선별검사가 필요한지 아닌지도 불확실하다. 현재로서는 고령에서 당뇨병이 발생하고 체중이 빠지는 등 췌장암의 의심 증상이 나타날 때 적극적으로 췌장에 대한 검사를 시행해야 한다. 아울러 일반 사람에게도 마찬가지이지만, 앞서 기술했듯이 췌장암 가족력이 있는 사람에서는 췌장암의 위험 인자로 알려진 흡연과 비만, 과음을 피하는 것이 좋다.

췌장암을 조기에 발견하려면 어떤 건강검진을 받아야 할까요?

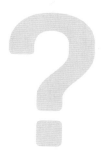

   췌장암은 진단 시 수술적 절제가 가능한 경우가 15~20%에 불과하며 80% 이상은 수술이 어려운 진행암의 형태로 발견된다. 췌장암은 조기에 발견되는 췌장암이 현저히 좋은 생존율을 보인다. 췌장의 선별검사의 양성 예측도는 약 1%에 불과하다. 선별검사에서 췌장암이라고 진단된 환자 100명 중 1명만이 실제 췌장암이며 나머지 99명은 췌장암이 아닌 위양성(췌장암이 아닌데 췌장암으로 진단) 결과를 보인다. 이에 따라 불필요한 추가 검사, 치료를 야기할 수 있다. 현재 췌장암 진단을 위해 사용되는 CT, MRI, 초음파 내시경 등의 검사들은 모두 민감도, 특이도가 99% 이하로 위의 가

정보다도 더 높은 비율로 위양성 결과를 보이게 되므로 일반인을 대상으로 췌장암 조기 발견을 위한 선별검사는 추천하지 않는다.

췌장암에 대한 선별검사는 췌장암의 유병률이 높은 췌장암 고위 험군에서 얼마나 실효성이 있는지와 같은 연구들이 진행되고 있지만, 어떤 고위험군 환자들에서 어떤 방법으로 선별검사를 진행하는 것이 췌장암의 생존율 개선에 도움이 되는지는 정립된 바가 없다. 췌장암은 가족력이 있는 것보다 췌장암 취약 유전자 변이를 가지는 것이 더 췌장암의 고위험군임을 추정해 볼 수 있으나, 향후 선별검사가 필요한 췌장암 취약 유전자 변이들에 대한 정립 및 적절한 선별검사 방법 등에 대한 대규모 추가 연구가 필요하다.

그 밖에 현재까지 알려진 췌장암 고위험군으로는 새로 발생한 당뇨병 환자, 췌장낭성종양 환자 등이다. 새로 발생한 당뇨병 환자는 3년 내에 약 1%에서 췌장암이 진단되는 것으로 알려져 일반 인구에 비해서는 높은 췌장암 유병률을 보이나 여전히 영상검사를 이용한 선별검사를 적용하기에는 낮은 유병률이다. 새로 발생한 당뇨병 환자 중에 췌장암 진단 가능성이 높은 환자들을 구체화하는 임상 모델들이 연구되고 있으며 이를 통해 새로 발생한 당뇨병 환자 중 구체화된 췌장암 고위험군의 설정이 이루어진다면 향후 선별검사를 적용할 수 있을 것으로 기대된다. 마지막으로 췌장낭성종양 환자 중 특히 점액성 췌장낭종 환자는 췌장암의 전구성 병변으로 추적검사를 하도록 권고한다.

이를 종합해 보면 현재 일반 인구에서 췌장암 조기 발견을 위한 건강검진은 추천되지 않으며, 다만 췌장암 고위험군으로 알려진 췌장암 취약 유전자 변이를 가진 경우, 새로 발생한 당뇨병 환자는 향후 추가 연구를 통해 선별검사가 필요할 수 있다. 또한 췌장낭성종양 환자는 췌장질환 전문가의 진료를 받아 추적검사를 시행하는 것을 추천한다.

복부 초음파, CT, MRI, 초음파내시경 등 어떤 검사로 진단하나요?

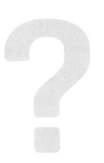

　　복부 초음파는 일차적으로 가장 많이 사용하는 복부 영상검사이다. 상대적으로 저렴한 비용, 보편화된 장비로 지역 의료기관과 검진센터에서 사용한다. 그러나 복부 초음파의 췌장에 대한 진단 성능은 좋지 않은 편으로, 2020년 서울대학교병원을 비롯한 다기관 연구자들이 발표한 논문에서 복부 초음파 통해 췌장의 국소 병변을 확인하는 비율은 61.5%로 낮았다. 특히, 췌장 꼬리에서 병변을 확인하는 비율은 33.8%로 현저히 낮았다. 또한 복부 초음파 검사의 진단 성능은 검사자의 숙련도, 환자의 상태(비만, 장내가스) 등에 따라 크게 영향을 받는다는 단점이 있다.

　　복부 CT는 췌장암이 의심되는 환자의 평가를 위해서 가장 먼저 추천하는 영상검사이다. 조영제를 사용하고, 췌장을 잘 볼 수 있는 프로토콜을 이용한 CT 검사는 민감도 76~96%로 췌장암을 발견할 수 있으며 MRI에 비해 비용이 저렴하고, 널리 보급되어 있어 1차 영상검사로 추천한다. 또한 CT는 MRI와 비교하여 췌장암과 주변 혈관과의 관계에 대한 해부학적인 구조를 파악하는 데 더 유리하며 이에 따라 췌장암의 절제 가능성에 대한 평가 정확도도 CT가 86.8%로 MRI의 78.9%보다 우월한 것으로 알려져 있다.

MRI는 CT 촬영이 금기시되는 환자들에게서 우선적으로 고려해 볼 수 있다. 신기능 저하 환자, 심한 조영제 알레르기가 있는 환자 등이 이에 해당한다. MRI는 민감도 83~93.5%로 췌장암을 발견하며, CT 검사에 비해 췌장암의 간 전이 등 간 병변의 평가에 유리하다. CT 검사에서 췌장암의 약 5.4~18.4%가 주변 췌장과 비슷한 음영으로 관찰되어 구분이 어려운 경우 MRI 검사가 도움이 되어 CT 검사 후에 MRI 검사를 추가로 시행하기도 한다.

그림 2-4 췌장암 환자의 CT 사진(좌) 및 MRI 사진(우)

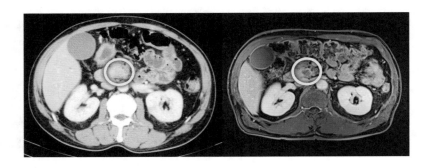

　　CT에서 사진과 같이 주변 췌장과 비슷한 음영으로 관찰되어 췌장암의 구분이 어려운 경우, MRI를 이용하면 주변 췌장보다 췌장암이 어둡게 보여 구분되어 진단에 도움이 되는 경우가 있다. 초음파내시경은 췌장암의 확진을 위한 조직 채취를 하는 데 유용하게 쓰인다. CT나 MRI에서 잘 보이지 않는 작은 췌장암에 대해 초음파내시경이 더 높은 진단 정확도를 보인다. 췌장암이 의심되나 CT나 MRI에서 잘 보이지 않는 경우나 췌장암 고위험군에서 선별검사의 목적으로 초음파내시경 검사를 시행한다.

그림 2-5 CT, MRI, 초음파내시경의 차이

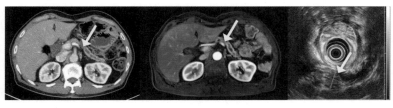

CT　　　　　　　　　　MRI　　　　　　　　초음파내시경

췌장은 후복막이라는 우리 몸 깊숙한 곳에 있는 장기로 피부를 통해 접근할 수 없다. 초음파내시경은 초음파가 달린 내시경 선단을 위 또는 십이지장에 위치하여 그 뒤쪽에 있는 췌장을 인접하여 관찰할 수 있고, 세침흡인 및 조직검사를 통해 검체를 채취한다.

그림 2-6 초음파내시경을 이용한 췌장암 조직검사

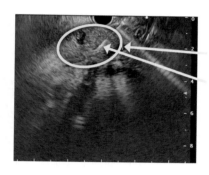

췌장 종괴(대략의 경계를 선으로 표시함)

초음파내시경 화면에서 확인되는 조직검사용 바늘

그림 2-7 췌장의 위치(좌측 그림 2개) 및 초음파내시경을 이용한
췌장암 조직검사 모식도

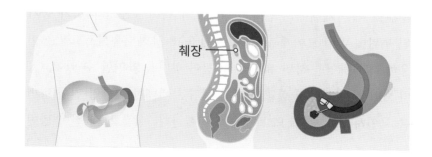

췌장

PET 검사는 무엇이고
어떤 도움이 되나요?

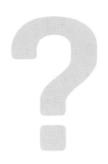

양전자방출단층촬영(PET: positron emission tomography)은 양전자를 방출하는 방사성 동위원소를 결합한 약품을 체내에 주입한 뒤 양전자 방출 단층 촬영기를 이용하여 체내 분포를 알아보는 방법이다. 췌장암 환자를 포함한 암환자들에게서 PET 촬영을 위해 가장 흔히 사용되는 약품인 F-18-불화디옥시포도당은 포도당 유사 물질로 이를 체내에 주입하면 암세포와 같이 포도당 대사가 증가된 부위에 많이 모이게 된다. 따라서 F-18-불화디옥시포도당을 이용해 PET 촬영을 하면 췌장암 및 전이 병변을 확인할 수 있어, CT나 MRI 검사 등에서 잘 확인되지 않거나 애매한 췌장암 전이 병변을 확인하고자 할 때 PET 검사를 시행한다. 이를 통해 전이 병변

여부를 확인하여 췌장암의 진단 시 병기 설정 및 그에 따른 치료 방침 결정에 도움을 받을 수 있다.

췌장암은 근치절제술 이후에도 약 80%까지 재발한다고 알려져 있어 추적관찰 중에 재발 여부를 확인하는 것이 중요하다. 추적 영상검사로는 1차적으로 대부분 CT를 사용하게 되는데 임상적으로 CA 19-9와 같은 종양표지자의 상승 등으로 재발이 의심되지만, CT에서 재발 소견이 없거나 불명확할 경우 PET 검사가 도움이 될 수 있다. 2018년에 발표된 체계적 문헌고찰 및 메타분석 연구에서 췌장암의 재발을 진단하는데 CT의 민감도는 70%, PET와 CT를 접목한 PET-CT 검사의 민감도는 88%로 재발성 췌장암의 진단에 PET-CT 가 더 도움이 된다고 한다. 이러한 이유로 치료 완료 후 잔여 병소의 유무를 확인하기 위한 목적으로도 PET-CT가 이용된다.

또한 췌장암의 치료 반응 평가 및 예후 예측에도 PET 검사가 도움이 될 수 있다. 특히 최근엔 수술적 절제를 시도할 수는 있지만 근치절제가 쉽지 않은 경계성 절제가능 췌장암 및 국소진행형 췌장암에 대해 선행보조항암치료를 진행하는 경우가 많은데, 이런 환자의 치료 반응 평가를 통한 수술 가능성 평가에 PET 검사가 도움이 된다. 2019년에 발표된 15개 연구에 대한 메타분석에서 선행보조항암치료 이후에 PET 검사의 지표인 최대 표준섭취화계수(SUVmax: maximum Standardized Uptake Value)의 감소가 선행보조항암치료 이후의 췌장암 절제가능성과 유의한 연관성을 보인다고 보고하였다. 또한 서울대병원에서 2021년 발표한 논문에 따르면 앞서 언급한 선행보조항암치료를 시행하는 췌장암 환자의 초기 PET의 SUVmax 값이 전체생존기간과 연관된다고 보고하여 PET 검사가 예후 예측에도 도움이 된다는 것을 알 수 있다.

그림 2-8 치료 전 CT 및 PET-CT, 7개월 항암제 투여 후 CT 및 PET-CT

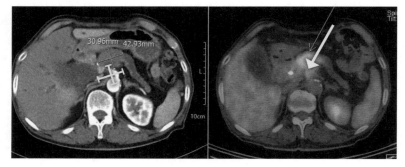

치료 전 CT 및 PET-CT

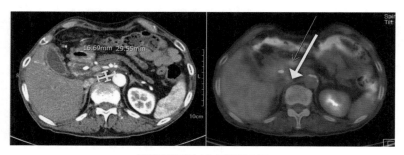

7개월 항암제 투여 후 CT 및 PET-CT

항암제 투여 후 CT에서 크기의 감소가 확인되며 PET-CT에서 SUVmax의 감소도 확인된다.

혈액 검사로 췌장암을
진단할 수 있나요?

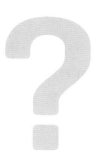

　　췌장암의 확진은 조직검사를 통해 암세포를 현미경으로 확인함으로써 이루어진다. 초음파내시경 등의 기술이 발전하면서 과거에 비해 췌장의 조직검사가 쉬워지고, 관련된 합병증도 줄어들었지만, 바늘을 이용해 조직을 떼어내는 침습적 검사이기 때문에 혈액검사와 같은 비침습적 진단법을 꾸준히 연구하고 있다. 조직을 떼어내는 조직검사를 '생검'이라고 하는 것에 빗대어 혈액 내를 돌아다니는 순환종양세포, 순환종양DNA 등을 검출하는 것을 '액체생검'이라고 한다. 그러나 이런 액체생검을 실제 진료 현장에 적용하기까지는 검사 방법의 표준화와 대규모 환자군에서 검증 등의 과정을 거쳐야 하는데 현재 췌장암의 진단에 적용할 정도로 검증되고 표준화된 액체생검 방법은 없는 실정이다.

　　암과 관련된 세포나 DNA를 직접 검출하는 액체생검과 달리 암의 성장에 반응해서 체내에서 또는 암 조직 자체에서 생성되는 물질(주로 단백질)을 혈액 등을 통해 검출할 수 있는데 이를 '종양표지자'라고 한다. 췌장암에서 가장 잘 알려진 종양표지자는 혈액을 통해 측정하는 CA 19-9이다. CA 19-9가 췌장암과 정상 췌장 또는 췌장암을 제외한 다른 췌장 질환을 감별하는 능력은 민감도 70~90%, 특이도 68~91% 정도로 비교적 준수한 진단 능력을 보이지만, 무증상의 일반 인구에게 췌장암 유무를 확인하기 위한 선별검사 목적으로 사용하기에는 적절하지 않다. 그 이유는 CA 19-9의 췌장암에 대한 양성 예측도(CA 19-9가 정상 범위를 벗어나는 경우에 췌장암이 있을 확률)가 굉장히 낮기 때문이다. CA 19-9의 민감도 및 특이도를 90%로 가정하였을 때 CA 19-9 검사의 췌장암에 대한 양성예측도는 0.12%로, CA 19-9가 정상범위를 넘는 10,000명의 환자 중 12명만이 췌장암으로 진단된다. 나머지 9,988명의 환자는 췌장암과 상관없이 CA 19-9 수치가 증가된 경우이다. 따라서 무증상의 일반 인구에서 췌장암을 찾아내기 위한 선별검사 목적으로 CA 19-9 검사를 시행하는 것은 적절하지 않다. CA 19-9의 정상 참고치 범위는 검사 방법 및 검사 기관의 설정값에 따라 차이를 보이며 보통 27~37 U/ml 미만이다. CA 19-9는 췌장암에서 유일하게 입증된 종양표지자로 췌장암 연관 종양표지자로 널리 알려져 있으나 췌장암이 있다고 CA 19-9 수치가 항상 올라가는 것은 아니다. 체내에서 CA 19-9의 합성 여부는 Lewis 혈액형군에 따라 달라지는데 전체 췌장암 환자의 5~10%를 차지하는 Lewis 항원 음성인 Le(a-b-) 표현형의 췌장암 환자의 경우 CA 19-9를 합성하지 못하므로 췌장암이 있다고 하여도 CA 19-9 상승을 보이지 않는다. 또한 조기 췌장암의 경우에도 CA 19-9 수치가 정상범위를 보일 수 있으므로 혈액검사에서 CA 19-9 수치가 정상이라는 것만으로 췌장암이 아니라고 판단할 수는 없다.

CA 19-9 수치가
나타내는 의미가 무엇인가요?

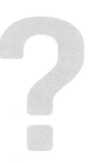

　　CA 19-9는 고분자량의 당지질로 정상적으로 췌장 및 담관에서 합성되며, 그 외에도 위, 대장, 자궁 내막, 침샘 등에서도 합성되어 분비된다. 췌장암이 아닌 다양한 질환에서 CA 19-9 수치가 상승할 수 있다. CA 19-9는 췌장암 외에 담관암, 대장암, 위암 등의 소화기계 악성 종양 및 방광암, 갑상선암 등 여러 악성 종양에서 상승될 수 있을뿐만 아니라 기관지확장증, 담관염 등 여러 양성 질환에서도 상승된다. CA 19-9 상승을 일으킬 수 있는 대표적인 질환들은 다음과 같다.

표 2-1 CA 19-9 상승을 일으킬 수 있는 질환

원인	양성질환	악성질환
폐	기관지확장증 폐기종 사이질폐렴 결핵	폐암 종격동 기형종
소화기	폐쇄황달 담관염 간경화증 궤양대장염	췌장암 담관암 간암 위암 대장암
비뇨생식	신우염 자궁관난소낭종 요로결석	난소 낭성 기형종 전립선암 이행세포암종
내분비	조절되지 않는 당뇨병 갑상선염	갑상선암
류마티스	전신홍반루푸스 류마티스관절염 전신경화증 전신경화증	

　　이와 같이 CA 19-9 상승을 일으킬 수 있는 원인은 굉장히 다양하며, 췌장암이 있는 경우에도 상승하지 않을 수 있으므로 CA 19-9 상승 여부만으로 췌장암의 유무를 판단하기는 어렵다. 따라서 검진 결과에서 CA 19-9 상승이 확인되었다면 관련 전문의의 진료를 통한 적절한 해석이 필요하다.

유전자 검사로
췌장암을 진단할 수 있나요?

?

최근 유전자 검사를 통해서 췌장암을 조기에 진단하려는 시도가 이루어지고 있다. 유전자를 종양표지자로 이용하여 췌장암을 진단하기 위한 선별검사로 사용하거나 췌장암이 영상검사에서 보이지 않을 정도로 작을 때에도 진단하고자 한다. 유전자를 활용하여 종양표지자로 연구되고 있는 물질은 300종 이상이며 혈액뿐만이 아니라 소변, 타액, 대변 등 여러 인체 유래물을 이용하여 검출이 시도되고 있다. 지금까지 연구된 유전자 종양표지자는 마이크로 RNA(miRNA, MicroRNA), 긴 비암호화 RNA(long-noncoding RNA), 순환 종양 DNA(ctDNA: circulating tumor DNA), 순환종양세포(CTCs: circulating tumor cells) 등이 있다. 마이크로 RNA의 경우 특징적으로 췌장 조직은 물론이고 소변, 혈액, 대변 및 췌장액 등에서도 검출이 가능하고 하나의 마이크로 RNA뿐만이 아니라 여러 종류의 마이크로 RNA를 조합하여 췌장암의 조기진단을 위해 사용한다. 또한 몇몇 연구에 의하면 췌장암이 이미 발생한 경우뿐만 아니라 췌장암의 전구병변에서 상승 소견을 보이는 마이크로 RNA에 대한 보고도 있어서 증상이 없는 일반인에 고위험군에 대한 선별검사로도 기대받고 있다.

순환종양 DNA와 순환종양세포는 주로 혈액을 이용하여 혈중에 췌장암 조직에서 흘러나온 종양세포나 종양 DNA를 검출하는 방법이며 췌장암뿐 아니라 췌장낭성종양(pancreatic cystic tumor) 특히, 췌관내유두점액신생물(intraductal papillary mucinous neoplasm)을 진단하는 데도 이용되고 있다. 그러나 아직은 혈중에서의 농도가 낮은 경우 검출해 낼 수 있는 기술이 부족해서 제한점이 있다.

유전자 종양표지자 이외에도 췌장암 환자에서 일어나는 특정 대사 변화를 포착하여 췌장암을 조기에 진단하는 방법도 연구되고 있으며 당분의 분해과정, 아미노산 대사과정, 여러 대사산물 등을 검사하여 췌장암으로 인해서 몸에서 일어나는 초기 대사과정의 변화를 확인한다. 이외에도 RNA 스플라이싱(splicing) 및 DNA 메틸화(methylation), 엑소좀(exosome) 등을 이용한 종양표지자들도 개발되고 있으며 이러한 여러 종류의 종양표지자를 함께 고려하면 췌장암을 조기에 진단하는 것도 가능해질 것으로 기대하고 있다.

다만 위에서 언급한 종양표지자들은 모두 연구단계에 있으며 검사가 실제로 일반인에게서 시행하였을 때 도움이 될 수 있을지에 대해서는 입증된 바가 없다. 최근 건강검진 목적으로 혈액, 분변 등을 이용하여 유전자 검사를 시행하여 암 발생을 예측할 수 있다고 주장하는 검사기관이 여럿 있으나 대부분은 아직 근거가 미약하므로 검사 결과를 일방적으로 맹신하거나 무분별하게 검사를 시행해서는 안 된다. 암 검사는 반드시 신뢰할 수 있는 전문의를 찾아 시행하는 것이 바람직하다.

췌장암의 검사 결과는
얼마 만에 나오나요?

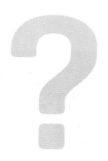

　　대부분의 다른 고형암처럼 췌장암도 암의 확진을 위해 조직 검사가 필요하다. 위암이나 대장암의 경우 내시경을 이용해서 직접 종양까지 접근하여 조직을 떼어내고 간암이나 갑상선암, 유방암 등은 피부에서 가까운 부위에 장기가 위치하므로 외부에서 바늘로 찔러서 조직을 얻기가 용이하다. 〈그림 2-9〉의 CT 사진을 보면 알 수 있듯이 췌장은 몸의 중심부에 있으며 몸의 앞으로는 간과 위가 가로막고, 뒤로는 척추와 신장이 막고 있어 외부에서 접근이 쉽지 않다. 게다가 췌장 주변에는 큰 혈관들이 많이 지나가기 때문에 외부에서 바늘로 찌르는 것은 많은 위험이 따른다.

그림 2-9 CT로 본 단면도

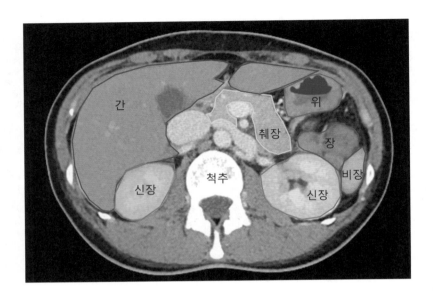

이러한 단점을 극복하기 위해서 고안된 방법이 초음파내시경이다. 내시경의 끝에 초음파 탐색자(probe)를 부착하여 십이지장까지 진입하여, 췌장에 초음파 탐색자를 밀착하여 관찰한다. 이를 이용하여 췌장을 관찰하면서 병변을 바늘로 찔러서 생검도 시행할 수 있다. 따라서 현재 췌장암에 대한 생검은 대부분 초음파내시경 유도 하에 이루어진다.

그림 2-10 초음파내시경

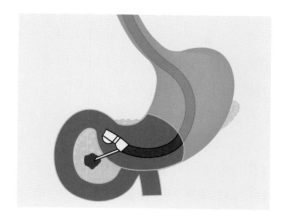

조직검사를 시행한 후에는 각 기관에 따라서 차이는 있지만, 얻어진 조직을 변질되지 않게 하기 위한 여러 처리 과정(고정, 탈수, 투명, 침투, 포매 등)을 거친다. 현미경으로 관찰할 수 있도록 얇게 잘 라내는 박절 과정, 세포구조를 구분할 수 있도록 하기 위한 염색 과정도 거친다. 그런 후에야 비로소 조직을 관찰할 수 있으므로 짧게는 2~3일, 길게는 1주일가량의 시간이 소요되며 만약 특수염 색이 필요하다면 그 이상 시간이 소요되기도 한다.

한편, 초음파내시경 검사는 상당한 숙련도의 내시경 기술이 필요하고 숙련된 의사도 종종 초음파내시경으로 췌장암 병변을 잘 찾지 못하는 경우가 있다. 또한 내시경을 통해서 들어갈 수 있 도록 매우 가늘고 길게 제작된 바늘을 사용하므로 세포학적인 검사만 가능하거나 많은 양의 조직을 얻을 수 없기도 하다. 적은 양의 조직 또는 세포를 바탕으로 병리 판독을 해야 하기 때문에 병리 판독의 난이도는 높은 편이고, 각 병리과 의사간에 진단에 차이가 있을 수도 있다. 이러한 단점을 보완하기 위해서 여러 조직 채취 기술, 처리기술, 검사 방법 등에 대한 연구가 이루어지며 무엇보다도 췌장암의 진단과 치료 결정에는 의사의 종합적인 판단이 중요하다.

실제 췌장 종양에 대해서 조직검사를 시행하여 악성세포 또는 조직소견이 보일 때는 췌장암으로 진단하는 데 무리가 없고, 진단이 틀릴 가능성도 희박하다. 하지만 악성세포가 보이지 않을 때 이를 양성병변으로 진단하는 것은 드물지만 의료기관이나 판독하는 의사 간에 차이가 날 수 있어 조직검사를 다시 시행하여야 하는 경우가 발생할 수도 있다. 그러나 일정 수준 이상의 병원에서 초음파내시경을 이용하여 조직검사를 시행하면 그 결과가 병원 간에 차이가 날 가능성은 크지 않으므로 나를 진료하는 의사의 판단을 신뢰하고 치료에 임하는 것이 중요하다.

췌장암 수술은
어떤 기준에 따라 결정되나요?

?

췌장암의 치료방침은 전통적인 I(1), II(2), III(3), IV(4)기로 나누는 병기보다 주로 수술적 절제가능성 및 원격전이 여부에 따라 결정된다. 따라서 췌장암 진단 당시 절제가능, 경계절제가능, 국소진행, 전이성으로 분류한다.

표 2-2 **췌장암의 임상적 병기와 정의**

임상적 병기	정의
절제가능	주요 혈관 침범이 없고 원격전이가 없는 상태
경계절제가능	복강동맥, 위창자간막동맥 등에 일부 침범이 있거나, 간문맥 또는 위창자간막정맥의 침범이 있으나 수술적 재건이 가능한 상태
국소진행	대동맥, 복강동맥, 위창자간막동맥 등에 침범이 있거나, 간문맥 또는 위창자간막정맥의 침범이 있고 수술적 재건이 불가능한 상태
전이성	원격전이가 있는 상태

췌장은 복강 내 주요 혈관을 가로지르는 위치에 있어, 진단 당시 주요혈관침범여부를 CT 및 MRI 같은 영상검사를 통해 확인하는 것이 매우 중요하다. 특히 절제가능여부를 판단하는 데 있어 가장 중요한 혈관은 복강동맥과 위창자간막동맥이다. 이러한 동맥에 일부 침범이 있으면 수술적 박리를 시도해 볼 수 있지만, 완전 침범이 있으면 수술적 박리 및 완전절제가 어렵고, 동맥의 특성상 수술적 재건이 불가능하다. 한편, 간문맥이나 위창자간막정맥의 경우에는 수술적 재건이 가능하다면 침범이 있어도 수술을 시도할 수 있다.

그러나 최근 영상기술이 많이 발전했다고 할지라도 영상을 통해 주요 혈관의 침범 상태를 정확하게 판단하고, 박리 또는 절제할 수 있을지 미리 판단하기는 매우 어렵다. 따라서 진단 당시 수술 여부를 결정하는 것은 외과 의사를 비롯하여, 내과, 영상의학과 의사들이 모여서 다학제적 접근을 하는 것이 적절한 판단을 위해 꼭 필요하다. 절제가능 췌장암도 처음부터 눈에 보이지 않는 미세전이를 가지고 있다고 여겨질 정도로 췌장암은 전신 질환이므로, 수술 전 항암치료를 통해 미세전이를 조절할 수 있고, 항암치료를 통해 주 병변의 크기를 줄임으로써 완전절제의 가능성을 높이고 수술 후 재발의 확률을 줄일 수도 있다.

췌장암 진단 당시 원격전이가 있는 경우에는 수술적으로 모든 암을 제거할 수 없고, 수술이 예후의 개선에 도움이 되지 않는다. 원격전이 여부를 확인하기 위해서는 CT, MRI 등의 기본 영상검사 이외에도 PET-CT나 PET-MRI를 시행하는 것이 도움이 된다. 만약 수술 전 복강 내 전이 여부 확인이 중요한 경우에는 진단적인 복강경을 시행할 수도 있다.

만약 여러 검사에서 진단 당시 원격전이가 확인된다면 완화 목적의 항암치료를 먼저 고려하게 된다. 전이가 있더라도 췌장암으로 인하여 위장관이나 담도의 폐쇄가 동반되면 내시경적 치료, 영상의학적 치료 또는 우회 수술을 통해 폐쇄를 해소하는 것을 항암치료보다 먼저 고려하게 된다.

그림 2-11 췌장과 주요혈관들과의 관계

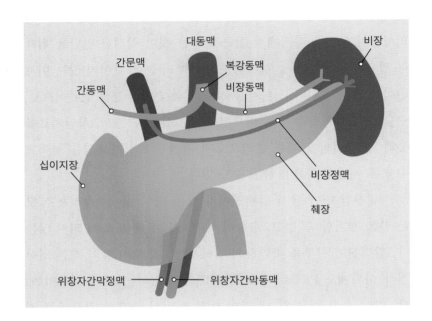

병기에 따라
치료 방법이 다른가요?

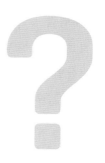

췌장암의 병기는 다른 고형암과 비슷하게 암의 크기와 주위 조직의 침범 정도, 림프절전이 및 원격전이 여부에 따라 I기부터 IV기까지 정해진다. I기는 췌장암이 췌장 내 국한되어 있고, 크기가 4cm보다 작은 경우이다. II기는 암의 크기가 4cm보다 크거나 3개 이하의 림프절 전이가 있는 경우이다. III기는 암이 췌장 주위 주요 동맥을 침범하거나 4개 이상의 림프절전이가 있는 경우이다. 마지막으로 IV기는 췌장암이 다른 장기로 원격전이를 한 경우이다. II기의 경우에는 림프절전이가 없는 IIA, 림프절전이가 있는 IIB로 더 구분된다.

처음 진단 시 임상적인 병기가 I, IIA기의 경우에는 수술 후

6개월간 보조항암치료를 시행하고, IIB의 경우에는 수술 후 항암 치료 또는 항암 치료 후 수술을 모두 고려할 수 있다. III기는 고식 적항암치료 단독 혹은 방사선치료를 병용할 수 있고, 일부 반응이 좋은 경우에는 나중에 수술을 고려할 수 있다. 그리고 IV기의 경 우에는 고식적항암치료를 시행한다. 기본적으로 췌장암에 대한 수술 이후에는 보조항암치료가 무조건 필요하며, 수술 이후에는 수술 결과에 따라 병기가 바뀔 수도 있다.

표 2-3 **췌장암의 병기**(AJCC 8th ed)

분류		기준
T 분류	T1	암종의 크기 ≤ 2 cm
	T2	2 cm < 암종의 크기 ≤ 4 cm
	T3	암종의 크기 > 4 cm
	T4	암종의 크기에 관계없이 복강동맥, 위창자간막동맥, 또는 총간동맥 침범
N 분류	N0	림프절 전이 없음
	N1	국소림프절전이 1~3개
	N2	국소림프절전이 4개 이상
M 분류	M0	원격전이 없음
	M1	원격전이 있음
병기	I	T1-2 N0 M0
	IIA	T3 N0 M0
	IIB	T1-3 N1 M0
	III	T1-3 N2 M0 / T4 N0-2 M0
	IV	T1-3 N0-2 M1

치료 방법 결정을 위해 암유전자분석 검사가 필요한가요?

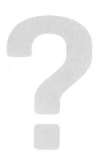

암유전자분석 검사는 차세대염기서열분석을 통해 특정 암의 발생에 연관이 있는 유전자들을 묶어 변이여부를 검사하는 방법이며, 현재 국민건강보험에서 비용의 절반을 부담하고 있다. 현재 췌장암의 치료 방법 결정에 도움을 줄 수 있는 유전자 검사는 크게 두 가지이다. 첫째, 췌장암조직에서 추가검사를 통해 고빈도-현미부수체 불안정성(MSI-H: microsatellite instability-high) 또는 불일치 복구 결함(dMMR: mismatch repair deficient)이 있는지 확인할 수 있다. 전체 대장암 환자의 약 15%에서 이러한 이상이 있다고 알려져 있으나, 췌장암 환자 중에서 MSI-H 또는 dMMR이 있는 환자는 0.8~2% 정도로 대장암보다 훨씬 적다. 우리 몸의 세포 내에서

DNA의 복제가 일어나는 과정에서 오류가 발생하면, 불일치 복구과정을 통해 복구되어야 하는데, 이 과정에 관여하는 유전자에 문제가 있으면 암세포의 표면에 신생항원(neoantigen)들이 많이 발현되면서 PD-1 저해제 등의 면역치료에 더 잘 반응할 수 있게 된다(그림 2-12). 현재 우리나라에서는 췌장암 조직에서 MSI-H 또는 dMMR이 확인된 경우에만 PD-1 저해제인 키트루다를 약값 전액 본인부담으로 투약할 수 있다. 펨브로리주맙은 다른 1차 치료에 실패한 환자들을 대상으로 투여한다.

둘째, 혈액을 통한 *BRCA* 변이 검사가 치료 방법 결정에 도움을 줄 수 있다. 우리나라 췌장암 환자 중 *BRCA* 변이가 발견되는 비율은 약 10%이다. *BRCA* 유전자도 DNA 손상에 대한 수리 기전에 관여하는데, *BRCA* 변이가 있는 경우에는 백금화합물에 좀 더 좋은 반응을 보이는 것으로 알려져 있다. 따라서 *BRCA* 변이가 있는 환자들에게는 1차 약제로 백금화합물인 옥살리플라틴(Oxaliplatin)을 포함하는 폴피리녹스 치료가 더 유리하다. 그리고 이러한 환자들에게서 먹는 항암제인 올라파립(olaparib)을 통한 유지치료도 도움이 되지만, 아직 우리나라에서는 허가되지 않은 상태이다.

앞서 언급한 유전자 변이 이외에도 현재 차세대염기서열분석을 통해 췌장암 조직에서 여러 유전자 변이(*KRAS, TP53, CDKN2A, SMAD4, KDM6A, NTRK* 등)를 확인하고, 변이여부에 따라 맞춤치료를 하려는 노력이 진행된다. 현재 표준항암치료를 한다면 유전자검사가 큰 도움이 되지 않지만, 1~2차 표준항암치료에 반응하지 않는 환자에서 유전자검사결과가 추가치료방침 결정에 일부 활용될 수 있다. 그러나 검사 비용이 병원마다 차이가 있지만 70~90만 원 정도로 비싸고, 검사에 소요되는 시간이 1달 이상으로 길고, 결과를 활용할 수 있는 경우도 10% 정도에 불과하므로, 유전자검사 시행 여부는 담당 의사와 상의하여 결정해야 한다.

그림 2-12 MSI-H/dMMR 종양에서 PD-1저해제에 좋은 반응을 나타내는 기전

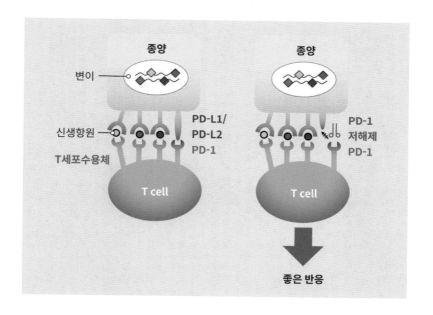

췌장암의 수술 이야기

췌장암 환자는
어떤 수술을 받나요?

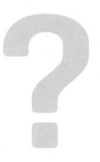

　　췌장은 크게 머리(두부), 몸통(체부), 꼬리(미부)로 나누어져 있다. 췌장암의 발생 위치에 따라 수술 방법이 달라지게 되며, 크게 췌십이지장절제와 원위췌장절제로 나누어지며, 종양이 췌장 전체에 걸쳐 있을 때는 전체췌장절제(total pancreatectomy)를 시행하기도 한다.

그림 3-1 발생 위치에 따른 췌장암의 종류

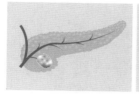 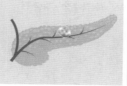 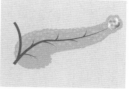

췌장 머리에 암 발생   췌장 몸통에 암 발생   췌장 꼬리에 암 발생

췌십이지장절제

췌장의 머리에 암이 발생하면 췌십이지장절제를 시행한다. 휘플수술(Whipple Procedure)이라고 부르는 췌십이지장절제가 전통적인 췌십이지장절제 방법이다. 췌장 머리 주변에는 십이지장, 총담관, 위의 하부 등이 근접해 있다. 암 수술의 가장 중요한 원칙 중 하나는 암 조직을 만지지 않고 수술하는 것이다. 따라서 췌장 머리에 암이 발생했을 때는 종양이 위치한 췌장 머리뿐만 아니라 주변에 인접한 십이지장, 총담관, 담낭, 위의 하부, 소장(작은창자)의 일부 등을 모두 절제하게 된다. 종양과 주변 장기를 절제한 후에는 재건술이 필요한데, 담도-공장, 췌장-공장, 위-공장의 문합 및 재건술이 필요하다. 주변 장기를 절제하고 재건술을 시행하므로 췌십이지장절제는 대단히 난도 높은 수술이다. 현재에는 종양이 십이지장 근위부나 위의 유문부를 침범하지 않은 경우 위하부를 절제하지 않고 유문부를 보존하는 유문부 보존 췌십이지장절제가 대부분 시행되고 있다. 이는 불필요한 장기의 절제를 피할 수 있다는 장점이 있다.

그림 3-2 **췌십이지장절제**

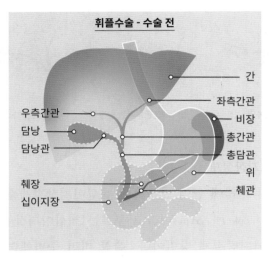

휘플수술 - 수술 전

간
좌측간관
우측간관
비장
담낭
총간관
담낭관
총담관
위
췌장
십이지장
췌관

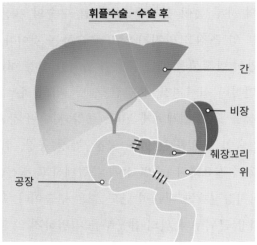

휘플수술 - 수술 후

간
비장
췌장꼬리
공장
위

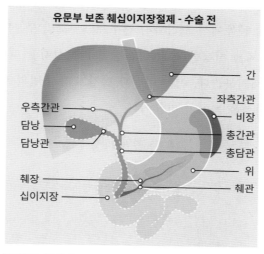

유문부 보존 췌십이지장절제 - 수술 전

- 간
- 좌측간관
- 비장
- 총간관
- 총담관
- 위
- 췌관
- 우측간관
- 담낭
- 담낭관
- 췌장
- 십이지장

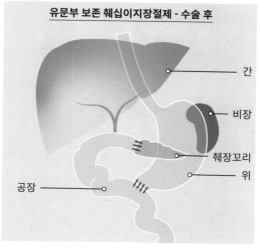

유문부 보존 췌십이지장절제 - 수술 후

- 간
- 비장
- 췌장꼬리
- 위
- 공장

원위췌장절제

췌장의 몸통이나 꼬리에 암이 발생하면 암이 생긴 부위를 포함한 췌장의 몸통에서 꼬리까지 전부, 또는 꼬리 부분만 제거하는 원위췌장절제를 시행한다. 원위췌장절제를 시행할 때, 대부분 비장도 같이 제거하는데, 이는 비장과 췌장꼬리 주변의 림프절을 절제하여 근치성을 높이기 위함이다.

그림 3-3 원위췌장절제

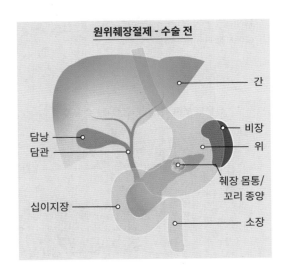

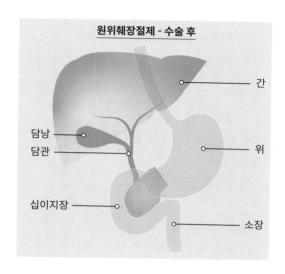

원위췌장절제 - 수술 후

- 간
- 담낭
- 담관
- 위
- 십이지장
- 소장

전체췌장절제

췌장암이 췌장 전체에 걸쳐 있거나, 통상적인 췌십이지장절제나 원위췌장절제로 충분한 안전거리가 확보되지 못하는 경우에 시행하게 된다. 수술 후 췌장이 없어지기 때문에 당뇨병과 소화장애가 발생할 수 있으며, 이로 인해 삶의 질의 저하가 비교적 잦아서 불가피한 경우에만 제한적으로 시행되고 있다.

그림 3-4 전체췌장절제

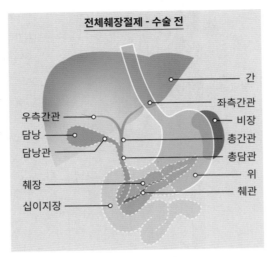

전체췌장절제 - 수술 전

간
좌측간관
우측간관
담낭
담낭관
비장
총간관
총담관
위
췌장
십이지장
췌관

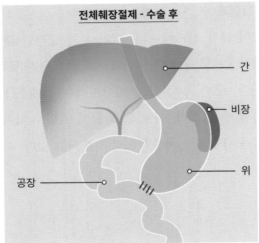

전체췌장절제 - 수술 후

간
비장
위
공장

우리나라에서는 1961년 췌십이지장절제가 최초로 시행되었으며, 2004년 4개 대학병원에서 한국인 췌관선암의 수술적 치료 결과에 대해 분석한 적이 있다. 일반적으로 췌장암 수술 사망률은 약 1~3%로 알려져 있으며, 당시 분석에서 수술 사망률은 약 1.2%로 조사되어 우리나라의 췌장암 수술이 세계적인 수준임을 알 수 있었다.

서울대학교병원 외과에서는 2019년 췌장절제술 5,000건을 달성하였으며, 이중 췌십이지장절제가 3,478건이었다. 일반적으로 췌십이지장절제 후 합병증 발생률은 약 27~45%(췌액 누출 5~22%, 위 배출지연 5~15%, 출혈 5~10%, 감염 10~20%)이며, 수술 사망률은 약 6.4~8.4% 정도로 보고된다. 1,000건 이상의 췌십이지장절제 경험이 있는 병원의 수술 사망률은 약 1~2% 정도이다. 서울대학교병원 외과에서 2015년에서 2019년 사이 시행된 췌십이지장절제의 합병증은 23.7%였으며, 수술 사망률은 0.9%로 보고되어 매우 우수한 수준을 나타낸다.

췌장암 수술 전 검사와 필요한 준비 사항은 무엇인가요?

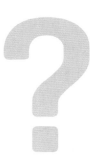

　　수술 전 병원에서 안내해 주는 대로 꼼꼼하게 준비할 필요가 있다. 일반적인 수술 준비에 필요한 내용은 다음과 같다.

표 3-1 수술 준비 필요 사항

준비 시점	준비 내용	상세 내용
입원 전	입원 기간 숙지	수술의 종류와 병원의 정책, 환자의 상태 및 회복 정도에 따라 다르지만 보통 10~14일 정도

입원 전	약물 복용	* 복용 약물이 있다면 해당 약물의 처방전과 약물을 반드시 지참 * 아스피린(aspirin), 와파린(warfarin), 직접경구항응고제(direct oral anticoagulant) 등 항혈소판제, 항응고제, 혈액순환제개선제는 수술 후 출혈을 유발하므로 수술 전 중단 * 메트포민(metformin) 제제(당뇨병약) 역시 수술 전 후 중단 * 약물 중단 일정은 의료진과 사전 상의가 필요
	식사 관리	* 입원일까지 평소와 같이 식사하되, 민간요법이나 건강 보조 식품 섭취하지 말 것 * 금주, 금연할 것
	준비 물품	* 세면도구(칫솔, 치약, 물컵, 수건 등), 속옷, 보호자 침구 * 복용약물 및 해당 약물의 처방전
	매니큐어	* 손발톱의 매니큐어, 젤네일은 지우고 입원
입원 후 수술 전일	동의서 작성	* 진단명, 수술 방법, 추정 소요시간, 발생 가능한 합병증 등에 대한 설명을 듣고 동의서를 작성 * 수술 동의서, 마취 동의서, 수혈 동의서, 통증자가조절기 동의서, 중환자실 입실 동의서 등 안내에 따라 필요한 동의서 작성
	호흡운동 연습	* 호흡운동기구를 활용한 호흡운동을 연습하여 수술 후 발생할 폐렴(pneumonia)이나 무기폐(atelectasis) 예방
	정맥 주사	* 수술 전일 각종 약물투약을 위해 정맥 주사 확보
	추가 검사	* 의료진의 판단 하에, 수술 전 필요 시 각종 혈액검사, 흉부사진, 심전도, CT, MRI, 내시경, PET 검사 등을 추가로 시행 * 기저질환이나 검사결과에 따라 수술 전 평가 및 수술 후 관리를 위한 타과 의뢰

췌장암의 수술 이야기

입원 후 수술 전일	장준비	* 저녁 식사 후 장청소약 복용, 경우에 따라 관장으로 대체
	식사	* 저녁 식사 이후 밤 12시부터는 금식(물도 마시면 안 됨)
수술 당일	콧줄	* 소화관 내 공기와 소화액 배출 목적으로 삽입
	압박 스타킹	* 혈전생성을 예방하기 위해 착용
	항생제 과민반응 검사	* 감염예방을 위해 투약되는 항생제에 대한 과민반응 검사 및 항생제 변경여부 결정
	약물 복용	* 의료진의 안내에 따라 혈압약, 갑상선약, 흡입기 등 필요한 약은 소량의 물과 함께 복용
	수술실이동	* 첫 수술부터 순서대로 진행되며, 이전 수술이 끝나는 대로 다음 수술 진행 * 수술실에서 연락이 오면 소변을 보고, 속옷과 환자복을 벗고 수술복으로 갈아입고 수술실로 이동 * 수술이 진행되는 동안 보호자는 병실 또는 수술실 앞에서 대기
	병실이동	* 수술이 끝나면 회복실로 이동하고, 마취에서 깨어나 회복되면 병실로 이동 * 환자 상태에 따라 중환자실에 입실하여 1~2일 경과 관찰 후 일반병실로 이동
	배액관 삽입	* 소변 배출 목적으로 소변줄을 수술실에서 삽입 * 수술부위에 분비물이나 혈액을 배액시킬 목적으로 배액관 삽입

수술 시간, 입원 기간 및 비용은 어떻게 되나요?

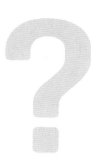

일반적으로 췌십이지장절제의 수술 시간은 약 4~6시간 정도가 걸린다. 하지만 주요 혈관에 암이 침범하여 혈관 절제가 필요하거나 수술 중 출혈 등의 문제가 생기면 더 길어지기도 한다. 원위췌장절제의 경우에는 췌십이지장절제에 비해 수술 시간이 짧은데 약 2~4시간 정도가 걸린다. 입원 기간은 합병증이 없이 경과가 순조로운 경우 췌십이지장절제술의 경우 10일 전후, 원위췌장절제의 경우 7일 전후이다. 합병증이 발생하면 이보다 더 길게 입원해야 하며, 환자의 상태 및 기저질환, 회복 정도에 따라 달라지게 된다. 최근에는 복강경수술이나 로봇수술 등의 최소침습수술(minimally invasive surgery) 방법이 췌장암의 수술에도 이용된다. 이러한 최소침습수술의 경우 일반적으로 환자의 회복이 빨라 입원 기간이 약 2~3일가량 줄어든 것으로 보고된다.

우리나라는 사회보장제도로 국민건강보험을 실시하고 있다. 암으로 진단받으면 '본인일부부담금 산정특례 제도'로 적용받게 되며, 일반적으로 건강보험 적용이 되는 질환에서 본인부담금 비율은 20%지만, 산정특례를 적용받으면 본인부담금의 비율은 5%로 낮아진다. 이는 진단 후 5년간 적용받는다. 췌장암의 수술 비용은 개복수술, 복강경수술, 로봇수술 등 수술 방법에 따라 차이가 난다. 또한 합병증 발생 유무, 입원 기간, 보험 적용이 되지 않는 검사나 시술, 약제 사용 등 여러 요소에 의해 차이가 있을 수 있다. 다음은 상급종합병원인 S 병원에서 췌장머리암으로 복강경 유문부 보존 췌십이지장절제를 받고, 10일간 다인실에 입원 후 합병증 없이 퇴원한 경우의 병원비 산정 내역이다.

표 3-2 병원비 산정 내역 예시

내역	금액
입원비(식비 포함)	743,300원
수술비	9,946,100원
검사비	1,709,700원
주사 및 약제비	1,158,200원
기타	420,300원
계	13,977,600원 (환자 본인부담금 1,747,000원)

　　산정특례가 적용되는 항목은 환자 본인부담금의 비율은 5%지만, 산정특례가 적용되지 않는 항목은 본인부담금의 비율 5%가 적용되지 않는다. 로봇수술의 경우 암 환자라도 산정특례가 적용되지 않아 적어도 500~600만 원 이상 비용이 추가되고, 책정 비용은 병원마다 다르다. 대략 췌장암으로 수술받는 경우 특별한 문제 없이 퇴원한 경우 총비용은 1,200~1,700만 원 사이로 예상된다. 하지만 실제 청구되는 비용은 수술 전 검사의 종류나 급여 적용 여부에 따라 병원마다 차이가 있을 수 있다. 일반적으로 입원 중 병원 원무과에 문의하면 대략적인 비용을 안내받을 수 있다.

과거에 비해 수술 방법과
수술 후 사망률에
변화가 있나요?

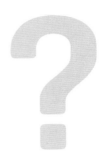

췌십이지장절제

1912년 독일 외과 의사인 카우슈(Kausch)는 최초의 성공적인 췌십이지장절제를 시행했다. 1935년 미국의 외과 의사인 휘플(Whipple)이 두 단계로 이루어진 췌십이지장절제 3례를 발표했으며, 1941년에 한 단계로 이루어진 췌십이지장절제 방법을 발표하였다. 주로 십이지장의 바터팽대부 암에 대해 수술했고, 1937년에 브룬스위그(Brunschwig)는 췌장머리 암에서도 췌십이지장절제를 시행할 수 있음을 발표하였다. 이후 1960년대와 1970년대를 거치면서 췌십이지장절제가 시행되었으나 일부 병원에서는 수술 사망률이 25%에 이르는 등 좋지 않은 결과를 보였다. 이에 일부 의사는 췌십이지장절제를 시행하면 안 된다고 주장하기도 했다. 이후 1980년대와 1990년대를 거치면서 수술 및 수술 전후의 환자 관리 방법이 크게 발전하면서 2000년대에는 일반적으로 췌십이지장절제의 수술 사망률은 4% 미만으로 보고되고 있다.

한편 1978년에 트레베소(Traverso)와 롱마이어(Longmire)는 위를 절제하지 않는 췌십이지장절제, 즉 유문부 보존 췌십이지장절제를 발표하였으며, 이후 소화 기능 및 합병증 등과 관련하여 전통적인 췌십이지장절제와 많은 비교 연구가 시행되었다. 결과적으로 합병증과 사망률 등에 있어 두 가지 수술 방법은 큰 차이를 보이지 않아, 두 가지 수술 방법 모두 표준으로 여겨지나 위하부의 절제가 필요하지 않은 경우 유문부 보존 췌십이지장절제가 대부분 시행된다.

췌장암은 주변 림프절과 신경을 통해 퍼지게 되어, 췌장암 수술에서 림프절 절제는 중요하다. 췌장암은 수술적 절제술 후에도 재발이 흔한데, 수술 후 재발률을 낮추기 위해 표준화된 췌십이지장절제에 비해 더 많은 림프절과 신경절 절제를 시행하는 확대 췌십이지장절제가 시도되었다. 하지만 확대 췌십이지장절제가 기존의 췌십이지장절제에 비해 생존율이나 무병생존율에 있어 더 나은 결과를 보이지 않았으며, 합병증의 발생률이 증가하는 것으로 보고되어 일반적인 경우 추천되지 않고, 광범위한 림프절 전이가 의심되는 경우 제한적으로만 시행된다.

췌장 주위에는 주요 혈관들이 많이 분포하고 있으며, 췌장암은 이러한 주변의 중요 혈관에 침범하는 경우가 많다. 이러한 혈관들을 함께 절제하는 것은 기술적으로 매우 어려우며, 수술 후 합병증을 유발할 수 있기 때문에, 췌장암이 주변 혈관을 침범하는 경우에는 완전절제가 어려운 경우가 많았다. 하지만 최근 수술 기법이 이전보다 발전하였으며, 선행보조치료 후 혈관에 침범이 의심되더라도 완전절제가 가능해 보이는 경우가 늘어나고 있어, 과거에 비해 혈관절제를 포함하는 적극적인 수술의 빈도가 잦아졌다. 하지만 이러한 적극적인 혈관 절제술을 시행하는 경우 환자의 예후가 좋아지는지 대해서는 아직 논란이 있는 상태이다.

원위췌장절제

1882년 트렌델렌부르크(Trendelenburg)는 최초의 원위췌장절제를 시행하였다. 트렌델렌부르크는 췌장꼬리 부분에서 발생한 방추세포암종을 원위췌장절제를 시행하여 완전절제하였다. 수술 중 비장의 손상이 발생하여 비장도 같이 제거한 수술이었다. 수술은 성공적이었으나, 상처 부위의 감염과 영양 상태가 좋지 않았으며 급성호흡부전으로 사망하였다. 비록 결과가 좋지 않았으나, 췌장절제술의 가능성을 보여주었으며 췌장암 수술의 시초를 마련하였다. 전통적인 원위췌장절제는 비장을 먼저 박리하고, 췌장을 환자의 왼쪽에서 오른쪽으로 박리하여 췌장의 원위부와 비장을 절제하는 방법이다. 이러한 수술 방법은 오랫동안 큰 변화 없이 시행하였다.

2003년 스트라스베르크(Strasberg)는 근치적 췌비장절제술을 발표하였다. 이 수술은 췌장 몸통에서 췌장을 우선 절제하고 이후 비장을 절제하는 방법으로, 전통적인 수술 방법과는 달리 환자의 오른쪽에서 왼쪽으로 시행된다. 이 수술 방법은 수술의 종양학적 원칙에 충실하고 더 충분한 후복막 절제연을 확보하고, 더 많은 림프절을 절제한다는 이론적 배경으로 발표되었으나, 전통적인 수술법과 비교하여 생존율의 향상에 대한 충분한 근거는 없는 상태이다.

1952년 애플비(Appleby)는 위암에서 위 절제와 더불어 복강동맥을 절제하는 애플비씨 수술 방법을 발표하였으며, 이 수술은 후에 췌장암에서 원위췌장절제 시 복강동맥과 공통간동맥의 근위부를 합병 절제하는 수술 방법으로 발전되었다. 이 수술 방법은 주변 혈관 침범으로 이전에는 절제가 불가능하다고 생각되었던 췌장암에서 절제를 시도해 볼 수 있는 근간을 마련하였다.

전체췌장절제

전체췌장절제는 1943년 로키(Rockey)가 췌장암 환자에 대해 최초로 시행했으며, 환자는 담관 누출로 곧 사망하였다. 최초의 성공적인 수술은 1944년 프리슬리(Priestly)가 췌장의 도세포종 환자에게 시행하였으며 수술 후 30년간 생존하였다고 알려져 있다. 1960년대에 만성췌장염 환자 등에서 전체췌장절제가 시도되었으나 수술 관련 사망률이 37%나 되었으며, 당시에는 당뇨병 및 지방변 등

췌장암의 수술 이야기

155

이 조절되지 않아 거의 시행되지 않았다. 이후 1990년대에 인슐린으로 당뇨병이 잘 조절되고, 췌장효소제 등이 도입되어 수술 후 발생하는 당뇨병과 소화 장애 등의 합병증에 대한 조절이 어느 정도 가능하게 되었다. 하지만 수술 후 영구적인 췌장의 내분비 및 외분비 기능장애가 발생하게 되므로, 암이 췌장 전체에 걸쳐 있는 등의 일부 불가피한 환자에서만 시행되고 있다.

췌장암 수술은 지난 100년 동안 많은 발전을 하였다. 특히 수술 도구와 기법뿐만 아니라 수술 후 관리의 비약적인 발전으로 현재는 수술 자체에 의한 사망률은 매우 낮다. 최근에는 췌장암에서도 복강경 및 로봇을 이용한 최소침습 수술이 일부 도입되어 수술로 인한 통증, 출혈량을 줄일 수 있게 되었고 빠른 회복 및 입원 일수 감소가 가능해졌다. 하지만 아직 췌장암 환자에서 최소침습 수술은 선택적으로 시행하고 있다.

개복수술과 최소침습 수술의
차이는 무엇인가요?

      과거 췌장암은 대부분 개복수술을 통해 치료해 왔으나, 최근 최소침습 수술이 시도되고 있으며, 좋은 결과들이 보고되고 있다. 최소침습 수술에 대한 발전으로 많은 수술 방법이 제안되었지만, 이 모든 수술법의 세부 사항에 대해 비교하는 것은 의사의 영역이다. 최소침습췌장절제술은 크게 복강경수술과 로봇보조수술로 나누며, 이들의 성적을 개복수술과 비교한 다양한 연구 결과들이 보고된 바 있다. 췌장의 수술 범위에 따라 가장 대표적인 두 수술법에 있어서 수술 방식과 연구 비교를 살펴보자.

췌십이지장절제

췌장암의 60~70%는 췌장 머리에 생기기 때문에 췌십이지장
절제는 가장 흔하게 시행하는 수술이다. 췌십이지장절제 연구 성
적을 비교하여 요약하자면 다음과 같다. 최소침습수술로 췌십이
지장절제를 시행하더라도 합병증, 수술 후 사망률, 장기 생존율은
개복수술과 비교하여 통계적 유의미성에서 큰 차이가 없다.

표 3-3 **췌십이지장절제 연구 비교**

저자	년도	수술 방식	환자수	합병증 (%)	통계적 유의미성	수술 후 30일 이내 사망(%)	통계적 유의미성	중앙 생존기간 (month)	통계적 유의미성
Adam	2015	복강경/ 로봇	831	정보 없음	정보 없음	5.1	없음	정보 없음	없음
		개복	5235			3.8			
Choi	2020	복강경	27	37.0	없음	정보없음	정보없음	44.62	없음
		개복	34	29.4				45.29	
Croome	2014	복강경	108	5.6	없음	1	없음	25.3	없음
		개복	214	13.6		2		21.8	
Girgis	2019	로봇	163	24.5	없음	1.8	없음	25.6	없음
		개복	198	29.8		1.5		23.9	
Kuesters	2018	복강경	62	40	없음	4.8	없음	5년 생존율 20%	없음
		개복	278	39		2.2		5년 생존율 14%	

Stauffer	2017	복강경	58	22.4	없음	3.4	없음	18.5	없음
		개복	193	30.1		5.2		30.3	
Zhou	2019	복강경	79	11.4	없음	1.3	없음	20.0	없음
		개복	230	7.8		0.9		18.7	

원위췌장절제

암이 췌장 몸통이나 꼬리에 발생했을 경우 종양을 포함해서 췌장의 몸통에서 꼬리까지 제거하는 원위췌장절제을 시행한다. 이 수술법의 연구 성적을 비교하여 요약하자면 다음과 같다. 최소침습수술로 원위췌장절제를 시행하더라도 합병증, 수술 후 사망률, 장기 생존율은 개복수술과 비교하여 큰 차이가 없거나 일부 연구에서는 더 좋은 성적을 보이기도 한다.

표 3-4 원위췌장절제 연구 비교

저자	년도	수술방식	환자수	합병증(%)	통계적 유의성	수술 후 90일 이내 사망(%)	통계적 유의성	중앙 생존기간(month)	통계적 유의성
Anderson	2017	복강경/로봇	505	정보 없음	정보 없음	2.2	없음	3년 생존율 55%	없음
		개복	1302			3.3		3년 생존율 52%	
Girgis	2019	로봇	48	16.6	없음	6.25	없음	25.6	없음
		개복	25	20		4		23.9	

Kantor 2017	복강경	349	정보없음	정보없음	3.7	없음	29.9	없음
	개복	1205			5.6		24.0	
Lee 2014	복강경/로봇	12	25	없음	0	없음	60.0	O
	개복	78	37.2		2.6		30.7	
Sulpice 2015	복강경	347	6.6	O	2.6	O	62.5	O
	개복	2406	10.4		5.6		36.7	
van Hilst 2019	복강경/로봇	340	18	없음	2	없음	28	없음
	개복	340	21		3		31	
Zhnag 2015	복강경	17	35.3	없음	0	정보없음	14	없음
	개복	34	41.2		2.9		14	

췌십이지장절제와 원위췌장절제 두 가지 수술방식 모두에서 최소침습수술로 췌장암 수술을 시행할 경우 합병증, 수술 후 사망률, 장기 생존율을 고려해 보면 개복수술과 비교하여 큰 차이가 없거나 원위췌장절제의 경우 최소침습수술의 성적이 더 좋은 부분도 확인된다. 가장 중요한 것은 수술하는 의사가 자신 있는 방식으로 수술하는 것이며, 경험이 많은 숙련된 외과 의사로부터 시행 받으면 최소침습수술을 통해 개복수술과 동등한 성적을 기대하는 것이 가능하므로 의료진과 충분히 소통한 이후 수술 방식을 결정하는 것이 좋다.

그림 3-5 로봇 수술

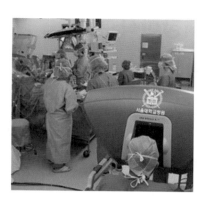

그림 3-6 수술 후 상처 비교: 개복수술(좌), 로봇수술(우)

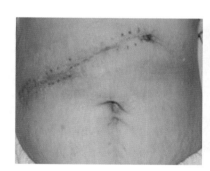 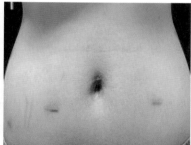

췌장암의 수술 이야기

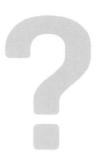

췌장암은 췌장이식으로
치료가 가능한가요?

췌장이식은 췌장의 기능이 없거나 췌장의 기능이 매우 부족한 환자에게 뇌사자의 췌장을 이식하는 것이다. 수술 위험도도 높지만 췌장을 이식하려면 이식거부반응(면역 기능이 이식받은 췌장을 이물질로 인지하고 공격하는 현상)을 막기 위해서 평생 강력한 면역억제제를 복용하여 몸의 면역 상태를 낮춰야 한다. 이렇게 면역 상태를 낮추면 세균이나 바이러스 감염 위험의 증가와 암 발생 증가 등 많은 합병증이 초래될 수 있다. 따라서 재발률이 높은 췌장암 환자에게서 췌장을 이식하고 면역억제치료를 하는 것은 매우 위험한 접근이라고 할 수 있겠다. 또한 췌장이식은 다른 장기 이식과 다르게 본인 췌장을 제거하지 않고 타인의 췌장을 방광 또는 소장에 연결하는 수술이므로 췌장암의 치료에는 적합하지 않다고 볼 수 있다.

그림 3-7 **췌장이식 수술**

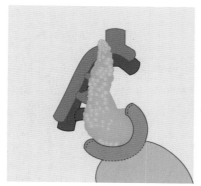

방광에 문합

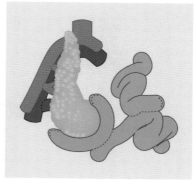

소장에 문합

평소 건강하다면
고령이라도 수술을 받는 게
좋을까요?

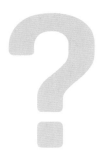

  췌장암의 호발 연령은 65세 이상으로, 최근 평균 수명이 길어지면서 췌장암 환자도 늘고 고령의 췌장암 환자 역시 늘어나는 추세다. 췌장암의 여러 치료 방법 중에서 수술만이 췌장암을 완치시킬 수 있는 유일한 방법이다. 이때 수술은 췌장암이 췌장 주위에만 국한되고 주요 혈관을 침범하지 않으며, 간과 폐 등 다른 장기로 전이가 없는 경우에 가능하다. 췌장암 수술은 범위가 넓고, 시간이 오래 걸리는 큰 수술이기 때문에 췌장암 수술로 예상되는 위험이 너무 높으면 수술을 하지 못한다. 하지만 고령이라고 해서 모두 수술을 못 하는 것은 아니다. 수술에서는 실제 나이보다 생리적 나이가 더 중요하다. 예를 들어 83세의 고령이지만 전신상태가 양호

3장

하고 기저질환이 없는 여성 환자라면, 63세의 과도한 음주나 흡연 등으로 간경화증이 발생하여 소량의 복수가 있고 만성폐쇄질환으로 인하여 약간의 숨이차는 남성 환자보다 수술 위험도가 적게 평가된다. 비록 생리적 나이를 측정하는 실용적인 척도 및 정립된 측정 방법은 없지만, 미국외과의사협회에서 만든 수술 관련 위험성 평가도구는 수술 후 사망률과 심장합병증, 폐렴, 신부전, 상처감염 등의 발생 가능한 위험성 평가에 유용하게 사용된다.

그림 3-8 미국외과의사협회에서 만든 수술 관련 위험성 평가도구

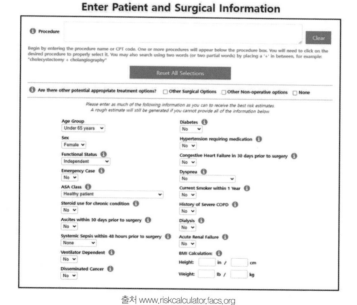

출처 www.riskcalculator.facs.org

표 3-5 미국외과의사협회에서 만든 수술 관련 위험성 평가도구에 포함된 변수

수술명	당뇨병
다른 가능한 적정 치료 옵션들	약물치료가 필요한 고혈압
연령대(Age group)	수술 전 30일 이내 울혈성 심부전
성별	호흡곤란
기능 상태(Functional status)	1년 이내 현재 흡연자
응급 케이스	심한 만성폐쇄성폐질환
미국마취학회 분류(ASA Class)	투석
만성 질환에 대한 스테로이드 사용	급성신부전
수술 전 30일 이내 복수	체질량지수 계산:
인공호흡기 의존	* 키
파종성 암(Disseminated cancer)	* 몸무게

췌장암은 발병 위치에 따라 수술 방법이 달라진다. 췌장암이 췌장 머리에 발병하면 해부학적으로 십이지장, 담관, 담낭 등이 모여 있는 부위이기 때문에 광범위하게 췌십이지장절제를 시행해야 하므로 수술 시간 및 회복 기간이 오래 걸릴 수 있고 수술 후 합병증 발생률이 높을 수 있다. 이에 비해서 췌장 몸통이나 꼬리에 발병하면 함께 절제해야 하는 장기가 적고 절제 후 췌장과 소장을 서로 연결할 필요가 없는 원위췌장절제를 시행하므로 수술 위험도 및 수술 후 합병증 발생률이 비교적 낮은 것으로 알려져 있다.

췌장암이 췌장 전체에 발병하면 췌장을 전부 제거하는 전체 췌장절제를 시행해야 하는데 종양학적으로 췌십이지장절제보다 예후가 좋지 않고 췌장 기능이 전체 소실되기 때문에 수술 후 소화 장애와 인슐린 주사를 필요로 하는 당뇨병이 발생한다. 따라서 췌장암의 위치에 따라서 특히, 췌장 몸통이나 꼬리에 발병하면 고령이지만 수술을 조금 더 적극적으로 고려해 볼 수 있다. 비록 췌장암 수술이 어렵긴 하지만, 최근 기술이 크게 발전하여 이전에 비해 매우 안전하다. 일부 환자는 개복수술 대신 복강경 및 로봇 수술도 가능하여 흉터도 적고 회복도 빨라졌다.

수술은 수술 전 환자의 영양 상태, 운동 기능, 심폐 기능을 포함한 주요 장기의 상태 및 기저질환 등을 평가하고 수술에 적합한 상태인지 자세히 파악한 후 수술을 시행하게 된다. 따라서 비록 고령 환자라 하더라도 수술이 가능하다고 여겨지는 I, II 기 췌장암 환자이고 몸 상태가 수술을 감당할 만하다면 먼저 수술을 고려한다.

수술 전 항암치료가
필요한가요?

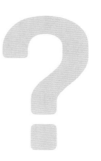

췌장암은 매우 공격적인 성질을 가진 암종으로, 췌장에 암종괴를 이루기 전부터 혈관을 통해 다른 장기로 퍼져나갈 수 있다. 이러한 생물학적 특성 때문에 수술적 절제가 가능한 병기에서 진단되는 환자는 15~20% 내외에 불과하다. 근치적 절제술을 받은 환자의 경우에도 4명 중 1명에서는 수술 후 6개월 내에 재발하고, 결국 75~80% 이상의 환자들이 재발을 경험한다.

수술 전 항암치료나 방사선치료를 시행하는 것을 선행보조치료라고 하는데, 이는 종양의 크기를 줄이고 병기를 낮추어 진단 당시 수술이 어려웠던 환자의 수술을 가능하게 하고, 절제 범위를 줄여 미용적, 기능적 측면을 최대한 살리기 위해 시행하는 치료법이다. 지금까지는 주로 골육종, 두경부암, 유방암 및 대장항문암 등에서 많이 시행되었으며, 최근에는 췌장암의 선행보조항암치료 및 동시항암화학방사선치료에 대한 관심이 높아지고 있다. 췌장암에서 선행보조항암치료를 시행하는 근거는 다음과 같다. 먼저 진단 시 영상에서 종괴의 형태로 확인되지 않은 미세전이를 치료할 수 있다는 점이다. 영상 소견에서 육안으로 확인되지 않는 미세전이병소는 수술 후 조기 재발을 일으키는 원인이 될 수 있다. 재발의 원인을 수술 전에 치료하면 예후 개선을 기대할 수 있다.

또 다른 이유는 수술 전 상대적으로 환자의 전신상태가 양호할 때 충분한 기간에 항암치료를 시행할 수 있다는 점이다. 췌십이지장절제의 경우 수술 후 사망률이 1~3%, 합병증 발생 확률이 20% 내외로 보고되며 수술 후 전신상태가 회복되지 못해 보조항암치료를 시행받지 못하는 환자의 비율도 40~50%에 이른다. 따라서 수술을 시행받기 전에 충분한 항암치료로 환자의 예후 향상을 기대할 수 있다. 이 밖에도 종양의 크기가 줄어들고 인접 장기나 혈관에 대한 침윤 상태가 개선된다면 완전절제율을 향상시킬 수 있고, 치료 반응이 좋지 않은 환자들에게 불필요한 수술을 피할 수 있다는 점도 선행보조항암치료 시행의 근거가 된다.

국내 연구진에 의해 경계절제가능 췌장암 환자에서 젬시타빈 기반의 선행동시항암화학방사선치료의 유용성이 입증된 바 있다. 최근 대규모 3상 연구(PREOPANC trial)의 장기 결과가 발표되어 선행동시항암화학방사선치료의 유용성에 대한 근거 수준이 향상되었다. 최근에는 췌장암의 전신항암치료에 대한 경험이 축적되고, 암세포를 정밀하게 조준하여 짧은 기간 고선량의 방사선을 집중적으로 투여하는 체부정위방사선치료(SBRT: stereotatic body radiation therapy)를 활발히 활용함으로, 폴피리녹스 항암치료를 통한 선행보조항암치료 후 수술 직전 방사선치료를 시행하여 치료성적의 향상을 꾀하고 있다. 이에 최근 개정된 미국종합암네트워크 가이드라인(NCCN guideline)에서는 경계절제가능 췌장암에서는 즉시 수술하는 대신 선행보조치료를 시행하고 난 후, 환자를 재평가하여 질병이 진행되지 않은 환자에서 수술을 진행할 것을 권고한다.

또한 절제가능 췌장암에서는 즉시 수술을 고려할 수 있으나, 종괴의 크기가 큰 경우, CA 19-9가 뚜렷하게 상승한 경우, 병변 주위 림프절의 크기가 큰 경우, 또는 환자가 극심한 체중 감소나 통증을 호소하는 경우 등의 고위험 특성이 동반되면 선행보조치료를 고려하도록 권고한다. 수술 전 선행항암치료를 시행 기간은 명확하게 정립되어 있지 않다. 항암치료를 시행하면서 매 2~3개월마다 CT, MRI, PET 등을 통해 반응평가 및 병기재를 설정하게 되는데, 현재 보험기준에는 경계절제가능군 환자에게 8주기(약 4개월)까지의 폴피리녹스 항암치료를 선행보조 항암치료로 사용하도록 권고하고 있어 임상 현장에서는 이를 참고해 치료하고 있다.

항암치료로 효과를 봤어요. 수술을 꼭 받아야 하나요?

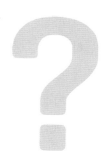

췌장은 복부 중앙에 위치한 장기로 복강동맥, 위창자간막정맥과 같은 대동맥의 1차 분지나 간의 혈류 공급에 필수적인 간동맥, 간문맥, 위창자간막과 맞닿아 있다. 이 혈관들은 위장관 및 간의 혈액순환에 중요한 역할을 담당하고 있어, 췌장암이 이들 혈관을 침범하거나 감싸고 있는 경우 췌장암의 수술이 불가능하거나 매우 어렵다.

따라서, 다른 암종과 달리 췌장암의 경우 원격전이를 동반하고 있지 않더라도 수술적 치료 대신 항암치료 및 방사선치료를 먼저 시행하는 경우가 많다. 원격전이가 없는 췌장암 중 주변 혈관의 침윤 정도가 심해 수술이 불가능한 경우를 국소진행 췌장암이라고 하고, 주변 혈관의 침윤 정도가 심하지 않아 수술 자체는 가능하나 불완전절제 등 좋지 못한 결과를 초래할 가능성이 높은 경우를 경계절제가능 췌장암이라고 한다.

이들 환자에게서는 폴피리녹스 항암치료나 젬시타빈-알부민 결합 파클리탁셀 병합요법을 통한 항암치료가 치료의 근간이 된다. 항암치료 중에는 매 2~3개월마다 CT나 MRI, PET 등을 통해 치료 반응을 평가한다. 항암치료 중 종괴의 크기 변화를 통해 반응을 평가할 때, 종괴 크기의 변화 정도에 따라 완전관해(complete remission, 종괴의 완전 소실), 부분관해(partial response, 종괴 크기의 30% 이상 감소), 안정병변(stable disease, 30% 미만 감소~20% 이내의 증가) 및 진행병변(progression of disease, 20% 이상의 크기 증가 또는 새로운 병변의 발생)으로 분류한다. 무진행생존기간(progression-free survival)은 질병이 진행하지 않고 안정병변 이상의 상태를 유지하는 기간을 의미하며 항암치료의 치료 효과를 판정하는 주요 기준으로 사용한다.

수술이 불가능한 췌장암 환자에서 폴피리녹스 항암치료와 젬시타빈-알부민결합 파클리탁셀 병합요법을 통해 치료하였을 때 무진행생존기간의 중간값은 대략 6~8개월 정도로 보고된다. 항암치료를 지속함에도 불구하고 많은 환자에게서 1년 내에 질병의 진행이 발생하는 이유는 같은 종괴 내에 있는 암세포들이라 하더라도 서로 간의 유전적인 특징이 다르기 때문이다. 즉, 치료 초기에는 항암제에 감수성이 있는 유전자를 가진 암세포들이 빠르게 사멸하면서 종괴의 크기가 줄어드는 것처럼 보이지만, 치료가 지속될수록 항암제에 내성을 가진 암세포들만이 남아 있게 되고, 결국 이 암세포들이 증식하며 종괴의 크기가 커지고 전이가 발생하는 것이다. 따라서 항암치료 후 수술적 절제가 가능한 정도로 종괴의 크기와 혈관의 침윤이 감소되어야 수술적 치료를 고려할 수 있다.

다행히 치료 반응이 좋아 췌장암의 크기가 감소하여 주변 혈관 침윤상태가 호전되고, CA 19-9와 같은 종양표지자의 감소가 뚜렷한 경우 수술을 적극적으로 고려하게 된다. 폴피리녹스 항암치료로 치료 후 수술적 절제가 가능한 수준으로 반응을 보이는 환자의 비율은 국소진행 췌장암 환자에서 약 20~25%, 경계절제가능 췌장암 환자에서는 약 60~85%로 보고되며, 국내 연구에서는 이와 같이 절제수술을 받으면 중앙생존값이 29.2개월로 수술받지 않은 경우(15개월)에 비해 유의한 생존율이 향상된다. 따라서 환자의 전신상태가 수술받기에 적합하고, 종괴의 크기가 유의미하게 감소하였으며, 원격전이의 가능성이 배제되었다면 생존기간 향상을 위해 전환수술을 받는 것이 유리하다.

수술이 잘 되었어도
추가로 치료가 필요한가요?

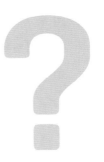

　　암이 영상검사에서 육안으로 확인될 만큼의 덩어리(종괴)를 형성하기 위해서는 많은 수의 세포가 필요하다. 일반적으로 1g(1cm³) 종괴 내부에는 약 10억 개의 암세포가 존재하는 것으로 알려져 있다. 췌장암은 발생 초기에 덩어리를 이루기 전부터 활발히 다른 장기로 퍼져나가는 특성이 있는데, 이는 곧 영상검사에서 췌장암 덩어리가 확인된 부위 이외에도 혈관이나 림프절에 췌장 암세포가 존재할 가능성이 있고, 영상검사에서 발견이 어려운 미세전이가 간이나 폐와 같은 고형장기에 존재할 가능성이 높다는 뜻이다.

　　따라서 췌장암은 수술을 통해 육안으로 식별되는 암 덩어리를 모두 제거했다고 하더라도 환자 절반 이상에서 재발한다. 이는 체내에 남아 있는 미세잔존암 때문이며, 이를 제거하여 재발을 방지하고 환자의 무병 생존 기간 및 전체 생존 기간의 향상을 위하여 수술 후 보조요법이 필요하다. 수술 후 보조요법은 항암치료가 주를 이루며, 일부 환자에게서는 방사선치료를 병행하기도 한다. 2000년대 초반 ESPAC-1 연구에서 수술 후 항암치료을 받은 환자들의 생존기간이 유의하게 증가하였다는 보고가 발표된 이후(5년 생존율, 21%/8%), 2010년대 들어서 젬시타빈 단독요법(CONKO-001 연구)이 널리 활용되었으며, 후속 연구들에서 젬시타빈-카페시타빈 병합요법(ESPAC-4 연구)과 폴피리녹스(플루오로우라실, 류코보린, 이리노테칸, 옥살리플라틴) 항암치료(PRODIGE-24 연구)의 유용성이 잇따라 입증되었다. 국내에서는 세 가지 요법 모두 보험급여가 적용된다. 보조항암치료 선택에 있어 치료 효과뿐 아니라 예상되는 부작용도 고려하여 환자에게 맞는 적절한 항암치료를 선택한다.

앞서 언급한 연구들에서는 폴피리녹스 항암치료와 젬시타빈-카페시타빈 병합요법의 치료성적이 젬시타빈 단독요법에 비해 우월한 것으로 보고되었다. 특히 폴피리녹스 항암치료의 경우 젬시타빈 단독 치료에 비해 무병생존기간(21.6개월/12.8개월) 및 전체 생존기간(54.4개월/35개월)이 월등히 뛰어나다. 하지만, 폴피리녹스의 경우 중성구감소(호중구감소증)와 같은 항암제 독성이 나타나는 비율이 높았으며, 75세 이상의 환자들에게는 생존 이득이 관찰되지 않았고, 약 ⅓의 환자가 항암제 독성으로 인해 예정된 6개월의 치료를 다 받지 못한 것으로 확인되었다. 따라서 항암치료는 환자의 전신상태와 내약성(tolerability)에 따른 적절한 약제 선정이 필요하다.

수술 후 시행되는 방사선치료는 단독으로 사용하기보다 항암치료와 병용하는 요법이 대부분이다. 방사선치료 시 투여되는 항암제는 방사선민감화제(radiosensitizer) 역할을 하여 종양세포에 대한 방사선치료의 효과를 높인다. 수술 후 방사선치료는 주로 5~6주 간 매일 1.8~2.0 gray(Gy)의 방사선 선량을 종양 및 주변 림프절에 조사하여 총 45~54Gy의 방사선이 투여된다. 1Gy는 1kg의 물질에 1J의 방사선 에너지가 흡수되는 것을 말한다.

수술 후 방사선치료와 관련된 연구는 1985년에 처음 위장관 종양연구 그룹에 의해 보고되었다. 이 연구에서 수술 후 플루오로우라실항암치료와 방사선치료를 동시에 시행한 군에서 아무 치료도 받지 않은 군에 비하여 연구 중간 분석 결과에서 무병생존기간과 전체생존기간 모두 유의미하게 높았기 때문에 이 연구는 조기 종료되었고, 췌장암에서 처음으로 수술 후 방사선치료의 효과가 입증되었다. 그러나 이후 발표된 ESPAC-1 임상시험과 2007년 발표된 EORTC 임상시험에서 플루오로우라실 기반 항암치료와 방사선치료를 병용하더라도 효과가 미미하거나 오히려 항암치료 단독에 비하여 생존율이 낮게 보고되었다. 그러나 이 연구들은 결론을 뒷받침할 수 있을 만큼 충분한 환자 수를 분석하지 않았고, 또한 표준화된 방사선치료가 적용되지 않고 적절한 방사선치료가 시행되었는지도 입증되지 않았기 때문에 논란의 여지가 있었다. 2008년 동시항암방사선치료와 관련하여 플루오로우라실과 젬시타빈을 비교한 연구가 발표되었고, 이 연구에서 두 약제 간에 통계적 차이는 없었으나 실제 젬시타빈 환자군에서 진행된 병기의 환자가 통계적으로 유의미하게 더 많이 포함되어 있었기 때문에 수술 후 동시항암방사선치료에서는 플루오로우라실보다는 젬시타빈이 조금 더 효과가 좋을 것으로 예상해 볼 수 있었다. 이후 발표된 젬시타빈 단독요법과 젬시타빈 기반 동시화학방사선치료를 비교한 2상 임상시험에서 수술 후 항암치료 단독보다 항암치료와 방사선치료를 병합하였을 때 국소 재발률이 감소하였다.

2015년 미국 국립암자료를 기반으로 6,165명의 췌장암 환자를 분석한 연구에서 수술 후 보조요법으로 항암치료 단독보다 항암치료와 방사선치료를 병용하였을 때 사망 관련 위험도를 10.7% 낮추는 것으로 보고하였다. 특히 종양이 췌장 바깥으로 침범했을 때, 국소림프절 전이 양상, 수술 시 절단부위에 현미경적 미세잔존암이 있을 때 동시항암방사선치료의 효과가 증대되는 것을 밝혀 이러한 경우에는 선택적으로 방사선치료를 추가하여 시행할 수 있다. 우리 나라에서는 2019년 2월부터 수술 검체에서 절단부위에 현미경적 미세잔존암이 있을 때 카페시타빈을 기반으로 한 동시항암방사선치료에 대해 보험을 적용해 주고 있다. 그러나 아직 유럽암학회 가이드라인에서는 임상연구를 제외하고는 수술 후 동시항암방사선치료를 권고하고 있지 않으며, 이에 관한 추가 연구 결과가 필요하다. 결국 수술 후 동시항암방사선치료는 선택적으로 적용이 가능한 치료 방법으로 수술 후 보조항암치료의 대체 수단이 아닌 보완적인 수단으로 이해하는 것이 좋다.

수술 후 재발을 막기 위한 보조요법은 충분히 회복된 뒤에 시행한다. 대개 수술 상처가 회복되는 시점인 수술 4~6주 후부터 시작하는데 가급적 6~8주 이내가 좋으며 아무리 늦어도 12주 이내에는 시작해야 한다. 단, 전신 상태가 회복되지 않은 상태에서 무리하게 시행하는 경우 합병증이 발생하거나 보조요법을 완료하지 못하는 경우도 발생할 수 있으며, 이러한 경우 좋지 않은 예후가 예상된다. 수술 후 보조요법은 대개 24주 투여를 기본으로 하는데, 중간에 재발이 발생하면 보조항암치료를 중단하고 고식적 항암치료로 치료제를 변경할 수 있다. 췌장암의 완치를 위해서는 수술뿐 아니라, 수술 후 일어날 수 있는 재발을 방지하고 삶의 질을 유지하기 위한 치료가 동반되어야 한다. 보조항암치료를 통해 재발의 원인이 될 수 있는 미세잔존암을 제거하고 보존적 치료를 통해 췌장의 절제로 인해 발생할 수 있는 영양소 흡수 저하 및 신체 기능의 저하를 방지하기 위해 환자와 의료진 모두 합심해 노력하는 자세가 필요하다.

췌장암 수술 후 언제
일상으로 돌아갈 수 있나요?

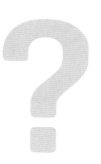

　　췌장암 수술 후 회복 기간은 질병 상태, 평상시 건강 상태, 수술 방법 등에 따라서 환자마다 차이가 있어 각자의 담당 의사에게 별도의 자문이 필요하다. 일반적인 췌장암 수술의 회복기간을 살펴보면, 췌십이지장절제를 시행하면 수술 후 퇴원까지 약 1~2주 정도 소요되고, 원위췌장절제를 시행하면 약 1주 내외 정도 소요된다. 하지만 췌장절제는 수술 후 합병증 발생률이 높아서 혹시나 합병증이 발생하게 되면 입원 기간이 예상보다 더 길어질 수 있다.

　　수술 후 피부는 봉합용 실이나 금속 봉합기(stapler)로 봉합하는데 상처에 문제가 없다면 일반적으로 1~2주 사이에 제거를 시행하고, 수술 후 삽입한 배액관은 의료진의 판단에 따라서 빠르면

2~4일 내에 제거하지만, 1~2주 이상 또는 상당 기간 유지하는 경우도 있다. 수술 후 통증은 개인별로 차이가 크지만 보통 수술 후 1~2일이 가장 심한 편이고 시간이 지날수록 호전되는 양상을 보이며 약간의 통증 및 불편감은 수주 이상 지속될 수도 있다. 식사가 가능한 시점은 수술의 범위와 환자의 상태에 따라서 다르지만, 일반적으로 수술 후 2~4일경부터 시작하고 다른 특별한 이유가 없으면 조기에 식사를 시작하도록 권유한다. 하지만 수술 후 합병증으로 위배출 지연(delayed gastric emptying)이 발생하면 오랜 기간 금식 유지가 필요할 수도 있다.

보행은 일반적으로 수술 1~2일 후부터 가능하고 합병증 예방 및 빠른 회복을 위해서 되도록 조기에 보행할 것을 권유한다. 췌장암 수술 후 일상으로의 회복 기간에 대해서는 개인차가 심하여 구체적인 시점을 제시하기는 어렵다. 하지만 참고로 외래에서 경험적으로 봤을 때 정상적인 식사를 하는 데 걸리는 기간은 약 3개월 정도이다. 그리고 운동은 1개월 후부터 수영이나 자전거, 빨리 걷기, 가벼운 등산 등의 가벼운 운동이 가능하고, 6개월 후부터는 모든 운동이 가능하다. 샤워는 수술 부위 실밥 제거 후 상처에 문제가 없으면 다음 날부터 가능하고, 통 목욕은 대체로 1~2주가 지나면 가능하다. 가사활동, 사회활동, 직장생활, 육체노동 등은 전신상태에 따라서 시행하면 되지만 통상적으로 1개월 정도까지는 쉬엄쉬엄할 것을 권장한다. 식욕이나 영양상태는 전반적으로 수술 후 3~6개월부터 호전추세를 보이고 6개월~1년이 지나면 수술 전과 비슷한 정도가 되는 것으로 알려져 있다.

3장

수술 후 재발률은
어떻게 되나요?

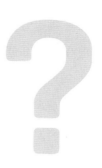

췌장암은 안타깝게도 수술 후 예후가 좋지 않은 편이고, 수술 부위뿐만 아니라 췌장 이외의 장기에도 재발이 흔한 편이다. 병소를 완전히 제거하기 위해 광범위한 절제를 시행하는 근치수술(radical operation)은 암이 발생한 부위를 깨끗하게 절제하려면 충분한 절제면을 확보하는 것이 매우 중요하다. 췌장암의 경우 췌장 주위의 혈관을 비롯한 해부학적 구조로 절제면을 충분히 확보하기 어려운 경우가 많다. 췌장암 수술 후 6개월 이내에 20~30%에서 재발하고, 결국 수술받은 환자 중 75~80%에서 재발한다. 췌장암은 수술 당시 육안으로나 영상검사에서 관찰되지 않았던 미세전이가 이미 존재하는 경우가 많아서 재발률이 높은 편이고, 때로는 췌장암 수술 후 얼마 지나지 않아서 재발하기도 한다. 병기 평가에 중요한 종양의 크기, 림프절 전이, 조직학적 등급 등과 같은 여러 임상병리학적 요인들은 췌장암 수술 후 재발 여부를 결정하는 중요한 예후 인자들이다. 수술 후 재발의 위험이 높은 경우로는 진단 당시 종양의 크기가 큰 경우, 주변 림프절 전이가 많은 경우, 췌장암 종양표지자(CA 19-9) 수치가 높은 경우 등이 있다. 췌장암 수술 후 재발에 관한 한 국내 연구에 따르면 병기 I기에서는 35.7%(5/14)에서 재발이 발생하였고, 이에 비해서 병기 II기와 III기에서는 각각 76.7%(258/336)와 72.2%(8/11)의 훨씬 더 높은 재발 소견이 관찰되었다. 그리로 한 국외 연구에 따르면 췌장암 수술 후 병기에 따른 중앙무병생존기간(median disease-free survival)이 병기 IA, IB, IIA, IIB, III에 따라서 각각 47개월, 18개월, 15개월, 11개월, 3.6개월로 관찰되었다. 결론적으로 병기가 진행할수록 미세전이 등으로 인하여 근치수술을 시행하기가 용이하지 않음을 알 수 있고, 그로 인해 재발률이 더 높음을 알 수 있다.

3장

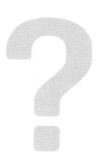

수술 후
예후는 어떤가요?

　　근치적 절제술을 시행 받은 췌장암 환자의 예후에 대한 데이터는 조사기관 대상, 방식에 따라 조금씩 다른데, 미국 SEER database에서는 췌장에 국한된 경우 44%, 주변 구조나 국소 임파절을 침범한 경우 15%의 5년 생존율을 보고하였다. 우리나라 국가암등록사업 연례보고서는 췌장 내 국한된 경우 46.9%, 국소적으로만 존재하는 경우 18.5%로 5년 생존율을 보고하였다. 하지만 췌장암은 매우 공격적인 생물학적 특징을 가지고 있다. 낮은 병기에서 진단되어 근치적절제술을 성공적으로 받고, 보조항암치료까지 완료한 췌장암 환자 중에서도 75~80%의 환자에서 재발이 발생하며, 재발이 발생하는 환자들은 대부분 수술 후 2년 내 재발을 경험한다. 재발이 가장 흔하게 관찰되는 장기는 간이며, 이 밖에도 수술부위, 폐, 복막, 잔여 췌장 등에서도 재발이 발생한다. 재발성 췌장암이 확인되면 항암화학치료를 우선 고려하게 되는데, 전이성 췌장암 환자와 마찬가지로 폴피리녹스나 젬시타빈-알부민결합 파클리탁셀 병합요법을 통해 치료받으며, 항암화학치료를 통한 기대 생존기간은 약 1년 내외로 좋지 못한 예후를 보인다. 하지만 최근 연구에 따르면 재발이 발생하는 시기와 장기에 따라 예후가 다를 수 있으며, 항암치료 외에도 수술이나 방사선치료와 같은 방법을 통해 예후를 향상시킬 수 있다고 한다.

그림 3-9 **수술 부위 시기별 재발 비율**

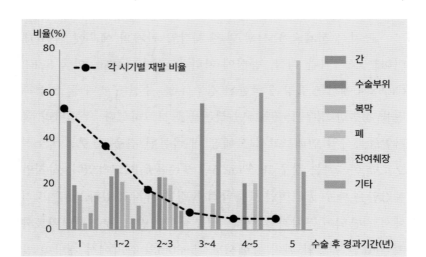

미국종합암네트워크 가이드라인에서는 크기가 작고 개수가 적은 폐 재발병변의 경우 폐절제술을 통해 생존 기간 향상을 기대할 수 있다는 점을 언급했다. 최근 발표된 논문에 따르면 폐나 잔여 췌장의 재발병변은 대개 수술 3년 이후에 나타나며, 수술적 절제를 시행하였을 때 중간생존값이 53~55개월까지 향상됨을 보고하였다. 췌장암이 간에 재발하면 항암화학치료를 우선 시행할 것이 권고되지만, 재발병소의 크기와 개수가 작다면 항암화학치료 중 크기가 증가하지 않고, 타 부위에 새로운 재발병소가 발견되지 않았다면 간절제술이나 고주파소작술(radiofrequency ablation)을 통한 적극적인 치료를 고려할 수 있다. 실제 일본에서 발표된 논문에 의하면 수술 후 재발까지의 시간이 길고, 항암치료에 좋은 반응을 보였던 재발성 췌장암 환자에게 수술을 시행하였을 경우 중간생존기간이 44개월에 이른다는 보고도 있었다.

　　수술 후 저하된 컨디션과 암이 재발했다는 심리적인 위축으로 항암치료를 받고자 하는 의지가 강하게 생기지 않는 것이 사실이다. 하지만 최근 발전하고 있는 치료방법을 적극적으로 활용하고, 치료자와 상의해 다양한 심리·사회적 지원 프로그램을 활용하며 치료의 의지를 이어가려는 노력이 필요하다.

수술 후 생길 수 있는
합병증에는 어떤 것이 있나요?

?

췌장암 수술 후에는 일반적으로 광범위한 장기의 절제 및 연결 후 발생하는 해부학적 구조의 변화와 관련된 합병증과 췌장 절제 후 췌장의 외분비 및 내분비 기능이 감소하면서 발생하는 기능적 합병증이 발생한다.

췌장액 누출

췌장절제술 후에 문합부(수술 후 장기들을 연결한 부위) 또는 절단면에서 췌장액이 누출되는 합병증으로 주변 조직 및 장기가 손상되고 그로 인해서 감염, 출혈 등이 발생하게 된다. 췌장액 누출의 발생은 약 10~30%로 높으나 추가 치료나 사망에 이를 수 있는 입원 경과에 영향을 미치는 췌장루는 약 10% 정도로 알려져 있다. 수술 후 합병증으로 사망하는 환자를 살펴보면 췌장액 누출이 원인인 경우가 가장 많다. 췌장액 누출이 발생하면 일차적으로 보존적 치료(conservative treatment)를 시행하는데, 내시경적 배액이나 중재적 방사선 시술을 통한 경피배액을 추가로 시행해야 하는 경우도 있다. 수술적 치료는 마지막 수단으로 활용되기도 하나 매우 드물다.

위배출 지연

췌십이지장절제 후 일시적으로 음식물의 위배출이 지연되는 합병증으로 정상적인 음식 섭취가 불가능하거나 구토가 발생할 수 있다. 대부분은 특별한 치료 없이 적응 기간을 거치면서 회복되지만, 장유착이나 문합부의 심한 협착이 있는 경우에는 내시경적 혹은 수술적 치료가 시행될 수 있다.

출혈

췌장절제술 후 췌장액 누출 또는 가성동맥류(pseudoaneurysm) 등에 의해서 출혈이 발생할 수 있다. 이에 대한 치료로는 출혈의 중증도에 따라서 방사선 중재 시술 또는 재수술 등이 필요할 수 있고, 치명적인 출혈의 경우에는 사망에 이르기도 한다.

상행성 담관염 및 간농양

췌십이지장절제 후 담관과 소장을 연결한 곳에 염증이 생기면 반복적으로 담관염이 발생할 수 있다. 대개는 수술 후 급성기가 지난 시점에서 발생하는 합병증으로 정확한 원인은 아직 알려지지 않았다. 항생제 치료를 포함한 보존적 치료로 대부분 호전되지만, 적절한 치료가 이루어지지 않으면 간농양으로 진행하여 피부경유배액(percutaneous drainage)과 함께 장기간의 항생제 치료가 필요할 수 있다.

소화장애 및 당뇨병

췌장 절제 후 췌장의 내분비 또는 외분비 기능이 감소하면서 발생하는 후기 합병증이다. 췌장의 외분비 기능이 감소하면 특히나 지방의 소화 및 흡수 장애가 발생하게 되고 이로 인해 체중 감소, 설사, 지방변, 복부팽만감 등이 발생할 수 있다. 이에 대해서는 췌장효소가 포함된 소화제인 장용코팅 미세과립제를 사용하여 치료할 수 있다. 췌장의 내분비 기능이 감소하면 우리 몸에서 혈당을 조절하는 호르몬인 인슐린 분비가 원활하지 않아서 당뇨병이 발생할 수 있다. 즉, 췌장 수술 전에 췌장의 기능이 충분했는지와 수술로 제거된 췌장 조직의 양에 따라서 수술 후 당뇨병 발생의 위험도가 달라질 수 있다. 특히나 췌장 전체를 제거하는 전체췌장절제를 받았다면 인슐린 분비가 소실되기 때문에 인슐린 주사를 필요로 하는 심한 당뇨병이 발생할 수 있다. 따라서 당뇨병에 대해서는 심한 정도에 따라 당뇨병을 관리하는 의사와 상담을 통해 경구혈당강하제(oral hypoglycemic agent) 또는 인슐린을 사용하여 치료할 수 있다.

앞서 언급한 상대적으로 자주 접하는 합병증 외에도 췌장암 수술 후 장유착으로 인한 장폐쇄, 탈장, 담관협착 등의 다른 다양한 합병증 들도 발생할 수 있고, 그 경중 역시 다양하다. 따라서 수술 후 몸 상태 변화에 대해서 주의를 기울여야 하고 합병증 발생 시에 적절한 치료를 받아야 한다.

수술 후 체중이 많이 빠져요.
정상인가요?

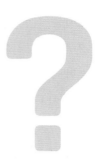

수술 후 환자들은 24~65%에서 영양 결핍의 위험성이 있다. 그중에서도 복부 수술은 복부 장기의 구조적 변화를 초래한다. 수술에 의한 에너지 요구량 증가, 위배출 지연, 덤핑증후군, 당대사 변화, 영양소 섭취 감소, 영양소 흡수 감소 등으로 영양 결핍이 생길 수 있다. 이로 인해 체중 감소가 발생하기도 한다. 췌십이지장 절제를 받으면 십이지장, 담관, 담낭, 췌장 일부를 절제하게 된다. 그리고 경우에 따라서 위의 일부, 간, 횡행결장의 일부도 절제하기도 한다. 그 결과 소화 기능 변화를 초래하게 되고 식욕 저하, 오심, 구토, 소화불량 등의 증상들이 동반되면서 점차 영양 결핍 및 체중 감소가 심화될 수 있다.

또한 췌장은 다양한 소화효소를 분비하는 장기로 탄수화물을 분해하는 아밀라아제(녹말분해효소), 지방을 분해하는 리파아제(지방분해효소) 등이 분비된다. 그러나 췌장암 수술 이후에는 이러한 소화효소 분비의 변화가 발생하면서 영양소 흡수 감소가 발생할 수 있다. 이러한 경우 평소처럼 식사해도 흡수율이 떨어지며 체중이 감소할 수 있다. 하지만 1년 정도 지나면 조금씩 회복되기 시작하므로, 식욕을 촉진하고 소화 상태에 적합한 식품을 섭취하는 것이 좋다. 필요시 추가적인 췌장효소제 등의 약물을 병행하여 적절한 영양상태를 유지한다면 췌장암 수술 이후의 체중 감소에 대해서는 지나치게 걱정하지 않아도 된다.

아플까 봐 무서워요.
수술 후엔 통증이 어떤가요?

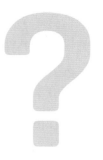

　　환자의 통증은 NRS(numeric rating scale, 숫자 통증 등급), FPRS(face pain rating scale), VAS(visual analogue scale) 등을 통해서 평가하게 된다. 그중 NRS를 가장 많이 사용하는데, 이는 주관적인 통증의 정도를 숫자로 표현하는 방법이다. 통증이 전혀 없는 0점에서 가장 심한 정도를 나타내는 10점까지 있으며 점수 평가가 쉽고 간편하여 많이 사용하고 있다.

그림 3-10 **숫자 통증 등급**

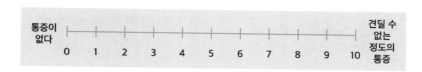

통증이 없다 0 1 2 3 4 5 6 7 8 9 10 견딜 수 없는 정도의 통증

통증 조절을 위해 사용되는 진통제들은 여러 종류가 있다. 대표적으로 진통 및 해열 효과가 있는 아세트아미노펜(Acetaminophen)과 진통, 해열뿐만 아니라 소염 효과도 있는 비스테로이드성 소염진통제(NSAID: nonsteroidal antiinflammatory drugs)가 있으며 심한 통증에 사용하는 마약성 진통제 등이 있다.

표 3-6 **진통제 종류**

	성분명	대표적 상품명
비마약성	아세트아미노펜(Acetaminophen)	타이레놀(Tylenol®)
	비스테로이드성 소염진통제 (NSAIDs) ＊ 이부프로펜(Ibuprofen) ＊ 나프록센(Naproxen) ＊ 세레콕시브(Celecoxib) ＊ 록소프로펜(Loxoprofen)	애드빌정(Advil®) 낙센에프정(Naxen-F®) 쎄레브렉스캡슐(Celebrex®) 록소펜정(Loxofen®)
약한 마약성	트라마돌(Tramadol)	트리돌정(Tridol®)
	코데인(Codeine)	코데인정(Codeine®)

췌장암의 수술 이야기

강한 마약성	모르핀(Morphine)	모르핀주(Morphine®)
	펜타닐(Fentanyl)	듀로제식 패치(Durogesic patch®) 펜토라박칼정(Fentora buccal®) 앱스트랄설하정 (Abstral Sublingual®)
	페티딘(Pethidine)	페티딘주(Pethidine®)
	옥시코돈(Oxycodone)	옥시콘틴 서방정(Oxycontin CR®) 오코돈정(Ocodone®) 타진 서방정(Targin PR®)
마약성과 비마약성 복합제	아세트아미노펜-트라마돌	울트라셋(Ultraset®)

췌장 수술은 복부 수술 중에서는 비교적 큰 수술에 해당하기에 수술 통증은 있지만, 수술 방법에 따라 통증 정도는 다를 수 있다. 최근에는 췌장 머리에 암이 발생해도 복강경 혹은 로봇수술이 늘어나고 있다. 복강경 혹은 로봇수술은 개복술에 비해 통증이 적고, 회복이 빠르며 입원 기간이 짧은 것이 장점이다. 수술 후 단기적인 통증은 대부분 마약성 진통제로 조절하게 된다. 자가조절진통(PCA: patient-controlled analgesia)을 통해 환자가 스스로 휴대용 전자약 주입 장치에 연결된 단추를 눌러서 미리 정해진 용량으로 진통제를 투여받을 수 있다. 일회 투여량이 정해져 있고 시간 조절 장치가 있어 일정한 시간이 지나기 전에는 추가로 진통제가 주입되지 않아 진통제의 과용을 막는 장점도 있다. 주입경로는 정맥 내,

경막외강 내, 피하, 척수강 내 등 네 가지 방법이 있으며 보통 정맥 내 또는 경막외강 내 경로를 사용한다. 정맥 내 경로는 정맥 주사를 통해서 진통제를 주입하고 경막외강 내 경로는 마취통증의학과 의사가 약물 주입 카테터를 경막외강 내에 무균적으로 설치한 후 연결하여 진통제를 주입하는 방법으로, 정맥으로 투여하는 것보다 비교적 적은 양의 진통제로도 통증 조절 효과를 볼 수 있는 장점이 있다.

그러나 마약성 진통제의 사용이 많을수록 이에 따른 부작용의 위험이 있어 주의가 필요하다. 마약성 진통제의 부작용은 잠재적 마약 의존, 호흡 억제, 메스꺼움, 구토, 졸음 및 장 기능 회복 지연 등이 있다. 특히 장 기능 회복 지연으로 인해 식이 진행이 늦어지면서 입원 기간이 길어질 수 있다. 최근 마약성 진통제의 사용을 줄이기 위해 다른 약제를 병합하는 방법을 사용하고 있으나 근본적으로는 진통제 사용이 불가피할 정도로 심한 통증이 아니라면 진통제의 남용은 피하는 것이 좋다. 특히 마약성 진통제는 정해진 용량 이상은 되도록 피해야 한다. 만약 추가적인 진통제 사용이 필요하다면 의존성, 중독성이 없는 비마약성 진통제를 병합하여 사용한다.

이렇듯 췌장암 수술 후에 통증이 있을 수 있으나 적절한 진통제 사용으로 충분히 조절할 수 있으므로 췌장암 치료에서 수술 후 통증을 두려워하지 말고 수술을 진행하는 것이 좋다.

그림 3-11 자가조절진통

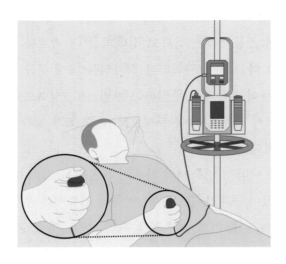

그림 3-12 경막외강 자가통증조절장치

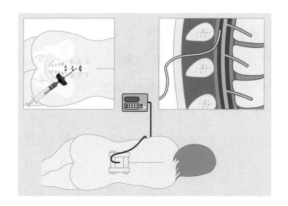

췌장암 수술을 받으면
당뇨병이 생기나요?

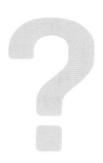

 췌장은 혈당 조절 호르몬인 인슐린을 분비한다. 음식물로부터 당이 혈액으로 흡수되면 췌장에서 인슐린이 분비되어 혈액 속의 포도당을 우리 몸의 각 부분(세포)에 넣어주어 에너지원으로 사용할 수 있게 해주는 역할을 한다. 그러나 췌장암 수술을 받게 되면 췌장의 일부 혹은 전체를 절제하게 되면서 인슐린을 분비하는 세포가 줄어들게 된다. 이에 따라 췌장 내 호르몬 분비량이 감소하고 췌장 호르몬과 관련된 장기들의 반응이 변하면서 혈당 대사에 변화가 일어나게 된다. 이러한 과정을 통해 당뇨병이 발생할 수 있다.

 췌장의 질환과 수술의 종류에 따라 당뇨병이 발생하는 빈도에는 차이가 있다. 만성췌장염이 동반되었다면 췌장 기능이 많이 감소한 상태이기 때문에 수술 이후 당뇨병의 발생 빈도가 더 높다. 췌장의 원위부절제는 원인질환에 따라 절제 범위의 차이가 있다. 췌장암 환자에서 원위췌장절제를 받았다면 약 5~9%에서 당뇨병이 발생할 수 있지만, 만성췌장염이 동반되었다면 25~50%에서 당뇨병이 발생할 수 있다. 췌장 종양으로 췌장 두부를 절제하는 췌십이지장절제를 받은 경우는 18~27%에서 발생할 수 있다고 보고되어 있지만, 만성췌장염이 동반되면 15~50%에서 당뇨병이 발생할 수 있고, 췌장전절제술의 경우에는 남아 있는 췌장 세포가 없어 모두 당뇨병이 발생하게 된다. 수술 이전 기존에 당뇨병이나 내당능장애를 가진 경우 수술 이후 혈당 조절 상태가 악화될 수도 있다.

반면 새롭게 당뇨병이 발병했던 췌장암 환자 중 60%가 췌장암 수술 후 당뇨병이 호전되었다는 보고도 있다. 이것은 췌장암 환자에서 새롭게 발병한 당뇨병은 췌장암 자체에 의해 유도될 가능성이 있음을 시사한다. 수술 후 장기적인 당뇨병의 경과에 대해서는 아직 명확히 밝혀지지 않았다.

췌장암 수술을 받게 되면 당뇨병 발생을 확인하기 위해 주기적으로 혈당검사를 받는 것이 좋다. 만약 당뇨병이 발생하더라도 심하지 않다면 식이조절, 운동 등으로 충분히 조절이 가능하다. 하지만 실제 많은 경우에서 약물치료가 필요하다. 췌장의 인슐린 분비 기능이 남아 있으면 경구용 혈당강하제를 사용하게 된다. 만약 인슐린 분비 기능이 없거나 경구혈당강하제에 반응이 없는 경우에는 인슐린 요법을 시행하게 된다.

하지만 췌장암 수술 후 혈당이 높을 때 혈당조절도 중요하지만, 첫 2~3개월 동안은 식사를 제대로 못 하는 경우가 많아 혈당 조절의 목표를 일반적인 당뇨병 치료의 목표보다는 다소 느슨하게 공복 혈당을 200mg/dL 미만으로 정하고 식사량을 늘리고 컨디션을 회복하는 것이 더욱 중요하다.

그림 3-13 **췌장의 인슐린 분비**

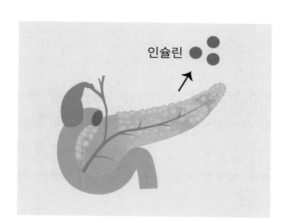

수술 후 얼마나
자주 병원에 가야 하나요?

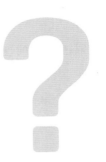

　　췌장암 환자에서 약 15~20%만 수술받을 수 있고 수술을 받더라도 약 75~80%에서 재발하기 때문에 수술 이후의 추적관찰도 중요하다. 수술 이후 2년 동안은 3~6개월마다 혈액검사 및 CT 촬영을 통해 재발 여부를 확인한다. 첫 2년 이후에는 6~12개월마다 검사를 진행한다.

　　추적관찰 중에는 외래에서 증상 발생 여부 및 신체검진을 진행하고 CA 19-9 수치를 포함한 여러 항목의 혈액검사를 진행하게 된다. 재발 시 원격전이가 되는 경우도 있어 복부 영상검사를 포함하여 흉부 영상검사도 병행한다.

　　CA 19-9는 현재까지 알려진 췌장암의 유일한 바이오마커다.

양성 예측률이 낮아 검진 목적으로의 사용은 제한적이나 수술 전후 예후예측인자로는 유용하게 사용된다. CA 19-9를 이용하여 CT 또는 MRI 등의 영상검사에서도 확인되지 않은 조기 재발 소견을 예측할 수 있어 재발 후 조기 치료에 도움이 된다. 그리고 췌장암은 높은 재발률로 인해 대부분 수술 후에 보조치료를 시행하게 된다. 보조치료 방법은 수술 전의 병기 및 수술 소견 등에 따라 결정되고 항암치료 혹은 항암방사선치료 등이 있다. 이러한 수술 후 추적검사와 보조치료 일정에 따라서 자주 병원에 방문해야 할 수 있다.

수술 후 보조항암 및 방사선치료 외에 어떤 관리를 받나요?

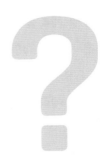

수술 후 정해진 계획에 따라 병원에서 보조항암치료, 방사선치료 등의 관리를 받게 되지만 그 이외에 자가 관리도 필요하다. 대표적으로 영양 관리, 수술 상처 및 배액관 관리, 백신 접종 등이 있다.

영양 관리

췌장암 수술은 수술 이후 영양 결핍이 발생할 수 있고 체중 감소가 동반되는 경우가 많다. 따라서 수술 후 영양 관리를 통해 적절한 체중을 유지하는 것이 중요하다. 물, 건더기 없는 달지 않은 음료부터 시작하여 미음, 죽, 밥 순으로 서서히 식사를 진행한다. 소량씩 나눠서 여러 번 먹고, 2~3시간 간격으로 하루 5~6회 식사한다. 체중 유지를 위해 단백질 식품 섭취가 필요하며 채소는 초기에는 충분히 푹 익혀서 먹는다. 추후 적응된 후에는 평소와 같이 식사가 가능하다.

췌장은 탄수화물을 분해하는 아밀라아제, 지방을 분해하는 리파아제 등의 소화효소를 분비하는 외분비 기능이 있다. 그러나 췌장암 수술 이후에는 이러한 소화효소 분비가 감소하면서 소화 장애 및 흡수 장애가 발생할 수 있다. 췌장암의 위치와 수술에 따라서 췌장의 외분비 기능 장애의 빈도가 차이가 있으며 췌장 머리를 수술받은 경우 더 흔하다. 췌십이지장절제의 경우 약 74%, 원위췌장절제의 경우에는 67~80%에서 외분비 기능 장애가 보고된 바 있다. 일반적으로 췌장 머리를 수술받았다면 췌장효소제를 보충하는 치료가 필요하다. 췌장 꼬리를 수술받았다면 대변의 elastase 1(FE-1: Fecal elastase-1)을 측정하여 췌장의 외분비 기능을 평가 후 200ug/g 미만일 경우에는 췌장효소제를 보충한다. 이외에도 지방변 및 체중 감소 등 소화, 흡수 장애가 의심되는 증상이 있다면 췌장효소제를 사용할 수 있다. 임상적으로 의미 있는 췌장 외분비 기능 부전은 췌장 기능이 90% 이상 손상되고 췌장효소 분비가 정상의 10% 미만으로 감소하였을 때 발생하게 된다. 이 경우 췌장효소 특히 지방분해효소의 보충을 위한 췌장효소제를 사용하는 데 장용코팅 미세과립제(enteric coated microsphere)가 추천된다.

수술 후 상처 와 배액관 관리

췌장암 수술을 하게 되면 수술 부위, 즉 기존에 췌장 등 장기가 있던 빈 공간에 염증성 액체가 차는 것을 막기 위해 복강내 배액관을 거치한다. 수술 후에는 절개 부위 상처 관리와 더불어 배액관 관리가 중요하다. 배액관은 배액량이 감소하고 CT 검사 등의 영상검사에서 남은 복강내 액체가 없으면 입원 중에 제거하는 것이 보통이다. 절개 부위를 꿰맨 실은 약 1주가량 후에 제거하게 되며 일찍 퇴원하면 외래에서 제거하게 될 수 있어 퇴원 전에 소독 방법을 교육받을 필요가 있다. 수술 부위 소독은 보통 이틀마다 시행한다. 다만 췌장 누공과 같은 심한 합병증이 심하게 발생한다면 추가적인 경피적 배액관 삽입이 필요할 수 있다. 이러한 경우 보통 입원해서 치료를 진행하게 되고, 장기적인 배액이 예상되는 경우 배액관을 가지고 퇴원 후 외래에서 관리하는 경우도 있다. 퇴원 후에는 움직이면서 배액관이 빠지지 않도록 주의하고 정기적으로 내원하여 의료진에게 소독을 받는 것이 중요하다.

백신 접종

췌장 꼬리에 대한 수술은 췌장 꼬리와 비장을 함께 절제한다. 비장은 면역 기능을 담당하는 장기로 비장절제술을 시행 받으면 면역 기능이 감소한다. 드물지만 심한 감염증이 발생할 수 있어 백신 접종이 필요하다. 세 가지의 백신 접종이 필요하며 폐렴 구균(Streptococcus pneumoniae), 헤모필루스 인플루엔자(Hemophilus influenzae type B), 수막 구균(Neisseria meningitidis)이 있다. 접종은 비장 절제술 전에 필요하고 최소한 수술 15일 전에 접종하는 것이 권장되나 그러하지 못할 경우 수술 2주 경과 후 접종하기도 한다. 수술 이후에도 5년마다 재접종이 필요하다. 이외에도 규칙적으로 독감에 대한 예방접종을 해야 한다.

수술 후에
어떤 운동이 좋은가요?

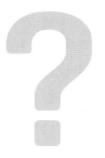

　　췌장암 수술은 수술 시간도 오래 걸리며 상당 기간의 회복 기간이 필요한 큰 수술이다. 또한 보통 수술 후에 암의 재발을 막기 위하여 보조적 항암치료가 필요하게 된다. 따라서 수술 후 적당한 운동은 수술 후 항암치료를 위한 체력의 유지 및 건강한 생활 습관 유지에 도움이 된다. 일반적으로 췌장암 수술을 받고 항암치료를 받게 되면 식욕이 저하되는 경우가 많은데, 규칙적인 운동은 식욕을 촉진하는 효과가 있다. 췌장암 수술 후 당뇨병이 발생하기도 하는데, 운동은 혈당 조절에도 도움을 줄 수 있다. 그 외에도 규칙적인 운동은 암으로 인한 우울한 기분을 나아지게 하며, 암 치료로 인한 피로감 개선에도 도움을 줄 수 있다.

췌장암 수술을 받은 환자들은 보통 수술 이후 약 6개월 정도 보조적 항암치료를 받게 되는 경우가 많다. 따라서 수술 후 처음 6개월 정도는 가벼운 운동을 하는 것이 좋다. 운동은 유산소운동, 근력운동, 유연성운동으로 나눌 수 있다. 유산소운동은 운동하는 동안 우리 몸속의 세포가 산소를 필요로 하는 운동으로, 수술 후에는 걷기, 가벼운 등산, 고정식 자전거 타기 등이 적합하다. 근력운동은 근육에 일정한 과부하(무게)를 주는 운동으로, 근력운동은 근육량을 유지해 주고 힘과 근육의 지구력을 키울 수 있게 해준다. 근력운동은 웨이트 기구를 이용하거나, 자신의 체중을 이용하는 운동을 할 수 있으며, 수술 후에는 되도록 가볍게 하는 것이 좋으며, 수술 부위에 압력을 주는 운동은 하지 않는 것이 좋다. 유연성 운동은 관절의 움직임을 개선하고, 근육을 부드럽게 해주는 운동으로, 스트레칭 등이 대표적인 유연성 운동이며, 유산소운동이나 근력운동 전에 5~10분 정도 시행하는 것이 좋다. 수술 직후에는 수술 부위 통증이 발생할 수 있으므로 주의해야 하며, 침대에서 가벼운 스트레칭을 하거나 병실을 걷는 것만으로도 충분한 운동이 된다.

수술 후 일반적으로 처음 한 달은 유산소운동, 근력운동, 유연성운동을 몸 상태에 따라 무리하지 않는 상태에서 가볍게 늘려가고, 2~3개월이 지나서 문제가 없다면 강도와 시간도 늘려 갈 수 있다. 운동은 일반적으로 1주일에 3회 이상, 한 번에 30~40분 정도 하는 것이 적당하나, 몸 상태에 따라 시간을 조절해야 한다. 운동 중 어지러움을 느끼거나, 두통, 호흡곤란 등이 발생한다면 운동을 일단 중단하고, 담당 의사와 상담하는 것이 좋다.

수영, 자전거, 등산, 헬스, 골프 등은 수술 부위에 압력을 줄수 있으니, 수술 후 6개월 정도는 가급적 하지 않는 것이 좋으며, 이후에는 회복 상태에 따라 조절해야 한다. 일반적으로 수술 받은지 1년이 지나면 본인이 평소 즐겨 하던 어떤 운동도 가능하다. 하지만 항암화학치료나 방사선치료 등을 받고 있다면, 전신 상태에 맞춰서 운동 방법을 조정하는 것이 필요하다.

수술 후 식단 관리는
어떻게 하나요?

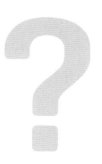

　　췌장암 수술 이후에는 신체 장기의 많은 기능이 상실되면서 이렇게 중요한 식사에 큰 제한이 생긴다. 게다가 수술 이후에도 췌장암에 대한 다른 치료가 남아 있기에, 적절한 식단 관리를 통한 영양 섭취가 매우 중요하다.

　　췌장암 수술에서는 수술 종류에 따라 췌장이 부분적 또는 모두 절제된다. 췌장은 우리 몸에서 크게 두 가지 기능을 가지고 있다. 먼저 탄수화물, 단백질, 지방 3대 영양소의 소화를 모두 담당하는 소화효소를 위장으로 분비한다. 둘째로, 인슐린과 글루카곤이라는 호르몬을 혈관으로 분비하여 인체 내의 혈당 조절 기능을 담당한다. 수술 후 이 두 기능이 저하되면서 영양소 흡수 장애 및 혈당 조절 장애가 나타날 수 있다. 소화 기능이 떨어지면서 메스꺼움이나 복부 불편감, 소화불량, 조기 포만감이 있거나, 지방이 소화되지 못하면서 설사를 유발하기도 한다. 게다가 수술 시 위의 일부분이 함께 제거되기도 하는데, 이때 음식이 위에 머무르지 못하고 많은 양이 식도에서 위, 소장까지 한꺼번에 넘어가면서 식후 상복부 포만감, 복부팽만, 오심, 구토 등의 증상이 생기는 덤핑증후군이 발생할 수 있다.

췌장암 수술 직후에는 물부터 시작해서 미음이나 죽 형태의 유동식을 우선 섭취해야 하고 서서히 고형식으로 진행하여야 한다. 시간이 지나면서 양을 점차 늘리는 동시에, 영양분이 높고 소화가 잘 되는 고열량의 식품을 섭취해야 한다. 지방 함량이 높은 음식, 튀기거나 볶은 음식은 피해야 한다. 특히 지방을 소화시키는 소화 효소는 췌장에서만 분비되기 때문에 지방의 경우 식이 조절 외에 췌장소화효소제를 보충하는 것이 좋다. 한 번에 많은 양의 음식을 섭취하면 소화에 무리가 되니 과식을 피해야 하며, 하루에 6~8번 정도로 식사와 간식을 병행하면서 소량의 음식을 자주 섭취하는 것이 좋다. 주스나 스무디와 같이 영양분이 포함된 음료를 소량 자주 마시는 것도 좋은 방법이다. 간혹 췌장암 환자는 육류를 피해야 한다고 잘못 생각하는 경우가 있는데, 그렇지 않다. 수술 후 원활한 회복을 위해, 섭취할 수 있다면 살코기 위주의 육류와 같은 고단백의 영양분이 높은 음식을 많이 먹어야 한다. 차가운 음식을 갑자기 섭취하면 위장의 운동을 저하시키기 때

3장

문에 피하는 것이 좋다. 과도하게 맵거나 뜨거운 음식도 소화기계에 무리를 줄 수 있어 가능하면 간을 덜 하고, 식혀서 섭취하는 것이 좋다. 알코올 섭취는 물론 금해야 한다. 췌장암 수술 후, 췌장의 혈당 조절 기능이 저하되면서 당뇨병이 나타날 수 있다. 당뇨병으로 진단된 경우에는 담당의와 상의하여 적절한 치료를 받는 동시에, 식이요법을 병행해야 한다. 저지방 식단과 함께 젓갈이나 찌개와 같은 과도한 염분이 들어간 음식을 피해야 한다. 햄이나 통조림과 같이 가공 처리된 음식과 설탕이나 꿀과 같은 단순당의 섭취도 줄여야 한다. 식후 불편감이 없다면 잡곡, 채소처럼 식이섬유가 많은 식품을 섭취하는 것이 좋다. 다만 수술 직후에는 영양 불균형 상태에 빠질 수 있기 때문에 식이를 조절하기 위해 전체 식사량을 줄이는 일은 피해야 한다.

수술 후에 음식 일기를 쓰는 것을 추천한다. 하루 동안 섭취한 음식의 종류, 양, 시간 등을 기록하면 적절한 식이 섭취가 되지 않거나 영양 불균형 상태일 때 무엇이 문제인지 알아보기 쉽고, 수술 후 당뇨병으로 진단받은 경우에도 혈당 조절에 도움을 받을 수 있다. 췌장암 수술은 췌장암 치료에 있어 시작점이 되는 경우가 많다. 수술 이후에 적절한 영양분의 섭취를 통해 잘 회복하여야 다음 치료로 원활하게 진행할 수 있다. 수술 후 환자에게 가장 중요한 한 가지 원칙을 말하자면, "잘 먹는 것"이다. 잘 먹어야, 다음 치료도 잘 받을 수 있다.

췌장암의 항암치료 이야기

가장 효과적인
항암제는 무엇인가요?

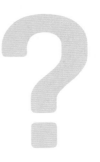

　　췌장암을 진단은 환자 중 15~20% 정도만 수술이 가능하다. 수술이 불가능한 국소진행의 III기 췌장암에서는 적극적인 항암치료가 필요하며, 일부 방사선치료를 추가하여 시행할 수 있다. 전이성인 IV기 췌장암의 치료는 전적으로 항암치료에 의존한다. 효과적인 항암제는 일반적으로 임상시험에서 생존 기간의 향상을 보여준 것으로 정의할 수 있다. 과거 2007년 임상연구에서 젬시타빈 항암제가 췌장암에서 생존 기간의 향상을 보여주어 10년 넘게 췌장암의 1차 항암제로 사용되었고, 젬시타빈 항암제와 비교하여 우월한 생존 기간의 연장을 보여준 항암제가 현재 췌장암에서 효과적인 항암제로 여겨지고 있다.

현재 전신상태가 양호한 수술 불가능한 췌장암에 1차 항암제로는 폴피리녹스 항암치료 또는 젬시타빈-알부민결합 파클리탁셀 병행요법을 추천한다. 전신상태가 양호하다는 것은 '어떤 제한 없이 병에 걸리기 전과 동일한 일을 수행할 수 있는 단계' 혹은 '거동이나 자가돌봄이 가능하며 깨어 있는 시간 중 50% 이상 일어나서 생활이 가능한 단계'로 판단한다. 폴피리녹스 항암치료는 플루오로우라실, 류코보린, 옥살리플라틴 및 이리노테칸(Irinotecan) 약제를 투여하는 4제 병합요법으로 효과는 가장 강력하나 부작용도 가장 많다. 보다 양호한 전신상태인 '육체로 힘든 일은 제한이 있지만, 거동이나 가벼운 일은 가능한 단계'인 환자들에게 추천하고 있다. 해당요법은 2주 간격으로 투여하게 되며, 류코보린, 옥살리플라틴 및 이리노테칸은 각 2시간 전후로 투약이 가능하지만, 플루오로우라실은 46시간 동안 주입되기 때문에 입원하여 진행하는 경우가 많다. 항암제 주입에 따른 부작용이 적은 경우, 46시간용 플루오로우라실을 자동주사펌프를 통해 주입할 수 있으므로 외래에서 항암치료를 진행하고 귀가하여 자동주입이 종료된 후 바늘을 제거하는 외래항암으로 진행할 수도 있다.

젬시타빈-알부민결합 파클리탁셀 병합요법은 비교적 부작용의 위험 부담이 적어 고령의 환자에게서도 1차 항암치료로 많이 사용하고 있다. 해당 2제요법은 1주일에 1회 30분씩 3주 연속 투여한 후 1주일 동안 휴식을 취하게 되기 때문에, 대부분 외래항암으로 진행한다. 전신상태가 다소 불량하거나 기저질환으로 폴피리녹스나 젬시타빈-알부민결합 파클리탁셀의 병합요법과 같은 적극적인 항암치료가 어려울 것으로 예상되는 환자에 대해서는 젬시타빈-엘로티닙(Tarceva®, 성분명: Erlotinib) 의 병합요법, 젬시타빈 단독요법이나 경구용 항암제인 티에스원(TS-1®, 성분: Tegafur, Gimetacil, Oteracil) 등의 항암치료가 가능하다.

앞서 언급된 항암치료의 경우 대형 상급종합병원에서만 가능한 요법은 아니며, 따라서 항암치료의 요건을 갖춘 연고지 병원에서도 의사의 진료 후 같은 방법으로 치료가 가능하다. 다만 임상시험의 경우 참여 병원이 상이하므로 병원에 따라 다른 임상시험 항암제를 투약하게 될 수도 있다. 다만 임상연구에서 생존 기간의 향상을 보여준 항암제가 언제나 환자에게 최적의 항암제는 아닐 수 있다. 환자의 조건에 따라 치료에 대한 반응은 각기 다양하게 나타나며, 환자의 상태와 치료에 따른 부작용 역시 상이하므로 환자의 상태를 고려하여 의사와 상의하여 항암제를 선정해야 한다. 또한 최근 분자표적치료제에 대한 연구의 발전을 토대로, 향후 췌장암 맞춤치료가 발전하면 환자의 유전자 변이 상태에 따른 표적 항암제의 선택을 통해 보다 적은 부작용과 효과적인 항암치료가 가능할 것으로 기대한다.

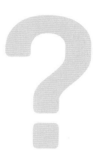

췌장암 항암치료에
돈이 많이 드나요?

항암치료의 비용은 해당요법에 따라 다양하다. 우리나라는 경제적 수준과 상관없이 암으로 진단받으면 '본인일부부담금 산정특례 제도'에 따라 외래 또는 입원 진료비 요양급여비용의 본인 부담률을 5%로 경감해 주고 있다. 1차 치료약제는 요양급여 적용이 가능하므로 어느 정도의 경제적 부담을 덜어주고 있다. 다음은 항암치료별 환자 부담금을 개략적으로 보여주는 표이다.

표 4-1 항암치료별 환자 부담금(1주기, 체표면적 1.6m² 기준)

항암치료	금액
Gemcitabine	17,000원
Gemcitabine and erlotinib(Tarceva®)	52,000원
Gemcitabine and nab-paclitaxel(Abraxane®)	82,000원
FOLFIRINOX (5- Fluorouracil/Leucovorin/Irinotecan/Oxaliplatin)	25,000원
NAPOLI-1(Liposomal irinotecan (Onivyde®)/5- Fluorouracil/Leucovorin)	105,000원
TS-1®	9,000원
Olaparib(Lynparza®)(전액본인부담)	6,500,000원

췌장암의 1차 항암치료로 보편적으로 사용되는 폴피리녹스와 젬시타빈-알부민결합 파클리탁셀병합요법은 한 달 치료 비용은 5~10만 원 내외이다. 일반적으로 폴피리녹스 항암치료는 입원해서 진행하는 경우가 많아 입원비용이 추가된다. 입원비용은 병실의 규모나 병원별 기준에 따라 달라진다.

항암치료의 대표적인 부작용 중의 하나인, 중성구감소증 예방을 위해서 사용하는 과립구집락자극인자(G-CSF) 주사제를 투여하는 경우 50~70만 원 정도의 비용이 추가로 발생할 수 있다. 2차 항암치료는 급여 혜택이 적용되지 않는 경우가 많아 경제적으로 부담이 될 수 있다. 전이성 췌장암의 2차 치료제로 사용되는 오니바이드주(나노리포좀이리노테칸)는 비급여로서 한 달에 2회 투여 시 500만 원 정도의 많은 치료 비용이 들었지만, 2021년 8월부터 급여적용이 가능해져 환자들의 진료비 부담을 줄일 수 있게 되었다. 급여적용 이후 환자 부담금은 10~20만 원 내외이다.

린파자(Lynparza®, 성분명: Olaparib)는 3세대 항암치료로 불리는 분자표적치료제로서, 백금기반 항암치료에 반응한 *BRCA* 변이 췌장암에서 우수한 결과를 보고하였다. 국내에는 임상시험 자격으로 투여를 받을 수 있으며, 비급여로서 한 달 600~700만 원이 소요된다.

췌장암 항암 투약 기간의 기준이 있나요?

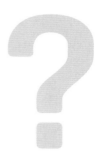

　　항암치료의 투약 주기는 항암치료에 따라 다양하다. 폴피리녹스 항암치료는 2주 간격으로 투약을 진행하며, 젬시타빈-알부민결합 파클리탁셀 병합요법은 연속 3주 동안 매주 1회 투여하고 1주는 쉰다. 젬시타빈-엘로티닙 병합요법은 4주의 투약 주기를 가진다. 대부분의 항암치료는 2~4주 간격으로 치료 주기가 정해져 있지만, 치료 반응이나 부작용 및 환자 상태에 따라 치료 주기는 달라진다. 예를 들어, 중성구감소증에서 충분히 회복되지 못했다면 예정된 항암제 투여가 1~2주일 정도 연기될 수도 있다.

　　또한 부작용이나 전신상태를 고려하여 항암제 용량의 감량이 필요하다. 따라서 항암치료의 각 주기의 치료를 시작하기 전에 진찰 및 혈액검사를 통해 충분히 체력이 회복되고 항암제 투여가 가능한 상태인지 확인한다. 폴피리녹스 항암치료를 받은 환자를 대상으로 진행한 한 국내연구에서는 복합항암제의 복잡한 누적 용량을 자동으로 계산하는 계산식(알고리즘)을 세계 최초로 확립하여 누적용량에 따른 치료의 효과를 분석하였다. 해당 연구에서는 누적 항암용량을 70% 이상 유지하는 것이 항암제에 따른 독성을 줄이면서도 종양의 크기를 감소시키는 효과를 유지하였다. 또한 50% 이상 유지하는 것은 종양 악화를 막는다. 즉, 현 상태를 유지하는 것이다. 따라서 부작용이 적고 체력이 유지되는 경우라면, 계획된 항암을 70%의 한도 내에서는 유지하는 것을 추천한다. 국소치료가 불가능한 국소진행, 전이성 췌장암의 경우 2~3개월 간격으로 반응평가를 시행하여 치료에 반응하는지 확인한다. 평가는 신체검진과 혈액검사, CT 등 영상검사를 통해 이뤄진다. 항암치료의 효과 평가에는 암의 모든 증상과 징후가 완전히 소실되는 '완전 관해', 치료 전 인지되었던 암의 크기가 30% 이상 크기가 감소하는 '부분 관해', 치료 전에 비하여 크기가 20% 이상 증가하거나 새로운 병변이 발생하는 '진행 병변'과 부분 관해와 진행 병변의 사이의 '안정 병변'이라는 용어가 사용된다. 완전 관해, 부분 관해 및 안정 병변을 포괄하는 상태를 질병통제(disease control)로 일컫는다. 환자가 항암제 독성을 못 견디거나 전신상태가 악화되지 않도록 유지하는 것을 원칙으로 하며, 질병 진행을 보이는 경우 약제의 변경이 필요하다.

고령 환자도 항암치료를
감당할 수 있을까요?

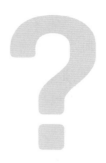

환자가 고령이라도 기저질환이나 현재 건강 상태에 따라서 항암치료를 문제없이 받을 수 있다. 생물학적 나이를 기준으로 한 일률적인 결정이 아니라, 담당 의사가 필요한 검사와 문진을 통해서 건강 나이를 기준으로 한 치료 방법 선택을 추천한다. 건강 나이가 젊다면 표준치료를 진행할 수도 있지만, 고령의 환자는 다양한 상황을 고려하여 표준 용량을 줄여서 치료를 진행한다. 혹은 표준치료는 아니지만, 부작용이 약하고 부담이 적은 항암제로 치료 여부를 결정할 수 있다. 치료 중 힘든 부분이 생기면 환자의 증상에 따라 대처하여 치료하는 대증요법을 통해 해결한다. 견디지 못하는 항암제 독성이 생긴다면 치료 간격을 늘리거나, 치료에 사

4장

용하는 약제의 용량을 줄이거나, 치료를 중단하고 보존치료만 하며 경과를 본다. 객관적인 판단을 위해 다음의 표를 살펴보자. 표에 관한 해석은 의료진과 함께 진행해야 한다.

표 4-2 환자 상태 파악하기

위험 인자	점수
72세 이상	2
암의 종류: 위장관(gastrointestinal tract) 혹은 비뇨생식기계(genitourinary system) 암	2
항암제 용량: 표준용량	2
하나 이상의 항암제를 사용하는 경우(병용항암치료)	2
빈혈(헤모글로빈 수치 기준) (남성: 11 g/dL 미만, 여성: 10 g/dL 미만)	3
크레아틴 청소율(creatinine clearance) (Jelliffe formula 기준), 34 ml/min 미만	3
청력 저하 소견	2
지난 6개월간 1회 이상 낙상 경험	3
약물 복용 시 도움이 필요	1
한 블록의 거리를 걷는 데 어려움을 겪음	2
신체적 혹은 정신적 건강 문제로 사회생활이 저하됨	1
합산 점수	
0~5 점	항암제 독성 저위험군
6~9 점	항암제 독성 위험군(50%에서 경험)
10~19 점	항암제 독성 고위험군(치명적 부작용 발생 가능)

췌장암의 항암치료 이야기

항암제 독성 고위험군에 해당한다면 환자와 가족들이 부작용이 적은 치료 방향을 선택함에 주저하지 말고 의료진과 상담하여 치료 방법을 결정하는 것이 좋다.

우리나라의 특수한 문화적 맥락으로 고령의 환자에게 췌장암을 알리지 않고, 정확한 병명이나 병기를 가족들만 알고 치료를 결정하는 경우를 여전히 진료실에서 종종 마주치게 된다. 다만 최근에는 본인의 병에 대한 정확한 병식을 알려주는 중요성이 대두되어 사회 전반적으로 인식이 변하고 있다. 췌장암이 예후가 좋지 않아 낙담하고 겁을 낼 것이라는 생각에 환자 본인에게 알리지 않고 싶어 하는 보호자도 있지만, 어디까지나 본인의 인생이며 70년 이상을 살아온 본인의 인생을 되돌아보고, 정리할 시간을 충분히 보장해 드리는 것이 매우 중요하다.

특히 가장 중요한 부분은, 질병에 대한 치료를 환자 본인이 결정할 권리가 있다는 것을 이해해야 한다. 치료 여부를 결정하는 것도 본인이 결정할 수 있어야 한다. 최근에는 고령의 환자도 무의미한 완화치료를 원하지 않는 경우가 많고, 치료 결정 과정에 적극 참여하곤 한다. 환자 및 가족들과 의료진이 암 진단 이후 의사결정을 해야 할 때, 본인의 의사를 모르고 결정하면 의견 일치가 어려워 많은 문제와 갈등의 소지가 된다. 자기 결정권을 보호하기 위한 방법으로는 사전의사결정을 미리 환자 본인과 의논하고 해당 내용을 가족들과 의료진과 공유함으로써, 향후 환자가 직접 의사결정이 어려운 상황이나 임종이 임박한 상황에서, 본인이 원하거나 원하지 않는 의료 행위에 대한 결정을 환자의 뜻에 맞추어 내릴 수 있다.

이는 환자 본인의 자율성에 대한 보장과 불필요한 완화치료에 대한 방지를 통해 존엄하게 죽음을 선택할 권리를 보장할 수 있다는 측면에서도 매우 중요하다. 췌장암 환자는 예후가 좋지 않은 경우가 대부분이므로, 언제든 찾아올 수 있는 임종에 대해 생각해야 한다는 점을 정확히 알아야 한다. 따라서 스스로 결정권을 존중할 수 있도록 환자 본인에게도 췌장암 진단 사실을 알리는 것이 필요하다. 객관적인 정보에 대해 인지한 이후 본인의 자율성을 보장받는 상황에서 의사결정을 내려 임종을 준비하고 삶을 정리할 수 있도록 도와드리는 것이 좋겠다.

표적항암제나 면역항암제로
췌장암을 치료할 수 있나요?

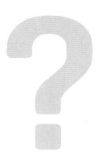

    췌장암은 수술 이외에 완치를 목적으로 하는 다른 치료는 없는 상태이다. 현재까지 다양한 암종에 대해서 표적치료나 면역치료 시도하고 있으며, 췌장암에서도 마찬가지이다. 표적 항체, 암백신, 입양면역치료, 면역조절제, 종양용해 바이러스요법 등이 대표적이며 이들을 기존 치료에 병합하거나, 이들 치료법을 병합하는 방식이다.

    효과가 증명된 표적항체 약제는 타쎄바(Tarceba®, 성분명: Erlotinib), 린파자의 두 약제가 있다. 타쎄바는 표피성장인자(epidermal growth factor) 수용체의 타이로신(tyrosine) 인산화효소(kinase)의 활성을 억제하는 경구용 표적항암제로 젬시타빈과 병용하여 국소진행 또는 전이성 췌장암 치료에 사용되어 온 약제이다. 이는 2007년 발표된 대규모 임상시험 결과에서 젬시타빈 단독 군에 비해서 약간 개선된 전체생존기간을 증명해냈다. 하지만 최근 실제임상자료(Real-World Data) 분석결과를 보면, 그 효과에 대해서는 추가 증명이 잘 되고 있지 않아 최근 미국종합암네트워크 가이드라인에서는 췌장암의 선호하는 치료에서 제외되었다.

린파자는 PARP(poly ADP-ribose polymerase) 억제제로서, 우리나라에서는 1차 백금 기반 항암치료를 최소 16주간 받은 후 진행하지 않은 *BRCA* 생식세포 돌연변이를 가진 전이성 췌장암 성인 환자의 유지요법으로 사용되고 있다. *BRCA* 생식세포 돌연변이 췌장암 환자에서 린파자정 유지치료의 효능을 평가한 2019년 발표된 임상 연구에 따르면, 무진행생존기간에서 위약 대비 2배 가까이 개선된 결과를 보였다.

하지만 *BRCA* 생식세포 돌연변이 췌장암 환자는 전체 췌장암 환자의 1~8% 정도로 대부분 환자는 린파자정 유지요법의 대상이 되지 않아 아쉬운 현실이다. 면역치료에 활용되는 항암제 중에서는 키트루다라는 PD-1 억제제를 일부 췌장암 환자에서 사용할 수 있다. 이는 현미부수체불안정(microsatellite instability)이 높거나(microsatellite instability high), 불일치복구유전자(mismatch repair gene)의 돌연변이가 있을 경우 사용이 가능하다. 다른 암종의 반응성에 비해서 췌장암의 경우 면역항암제에 대한 반응성이 많이 떨어지는 것이 사실인데, 최근 발표된 KYENOTE-158 연구 결과를 토대로 살펴보면, 해당 돌연변이가 있는 고형암 전체에 대해서는 객관적 반응률이 34.4%이고 중앙생존기간이 13.4개월이지만, 췌장암 환자들을 대상으로 하위군분석을 한 결과, 췌장암 환자들에게서는 객관적 반응률이 18.2%이며 중앙생존기간이 4개월에 불과했다. 더불어 현미부수체불안정이 높거나 복구유전자의 돌연변이를 가지고 있는 경우는 전체 췌장암 환자의 0.8~2%에 불과하므로 그 대상자도 매우 제한적이라 할 수 있다.

이 밖에 최근 췌장암에서 가장 흔하게 발견되는 돌연변이인 *KRAS*를 표적으로 하는 치료제가 개발되고 있다. *KRAS* 돌연변이에는 여러 아형(subtype)이 있는데 이 중 비소세포폐암에 비교적 흔한 *G12C* 변이를 표적으로 하는 루마크라스(Lumakras®, 성분명: Sotorasib), 크라자티(Krazati®, 성분명: Adagrasib)의 두 약제가 개발되어 3상 임상시험에서 유의미한 결과를 나타내었다. 하지만 *G12C* 변이는 췌장암 환자에서는 1~2% 내외로 드물게 발견되는데, 췌장암에서 흔히 발견되는 *G12D* 변이에 대한 억제제인 MRTX1133이 개발되어 동물실험을 완료하였고, 활성화된 *KRAS* 변이의 경우 아형에 상관없이 작용하는 KRAS-on inhibitor인 RMC6236의 개발이 이루어지고 임상시험에 돌입해 그 결과가 기대된다.

표 4-3 현재 진행 중인 표적항암제 및 면역항암제 연구

종류	기전	췌장암에서의 표적	
표적항체 (Targeted antibody)	표적항체는 암세포의 성장을 억제하기 위해 특정 단백질을 표적으로 하도록 만들어진 항체이다. 항체-약물 접합체(Antibody-drug conjugates)는 이러한 표적을 통해 종양에 전달할 수 있는 항암제가 항체에 장착되어있는 새로운 형태의 치료 약물이다.	EGFR	세포증식(proliferation) 조절
		HER2	세포증식 조절, 전이와 연관
		Mesothelin	전이와 연관
		PDGFR-a	세포증식에 관여하는 세포표면수용체(cell surface receptor)
		VEGF/VEGF-R	종양의 혈관신생(vascularization)에 관여
암 백신 (Cancer vaccine)	암 백신은 종양특이항원(tumor-specific antigen) 또는 종양관련항원(tumor-associated antigen)에 대한 면역반응을 유도하도록 설계된 것으로, 면역계가 이러한 항원을 가진 암세포를 공격하도록 만든다.	CEA	세포사이이음(intercellular junction) 관여 단백질, 전이와 연관
		Mesothelin	전이와 연관
		MUC1	암에서 발견되는 단백질의 당화(glycosylation)
		P53	종양억제유전자(tumor suppressor gene) 인자
		Ras	세포증식 및 세포분열(cell division) 신호의 핵심
		Survivin	세포사(cell death) 억제
		Telomerase	DNA 안정성(stability)에 기여
		Tumor-associated antigens	종양에서 과발현(overexpression)되고 정상세포에서는 정상 발현 (expression) 되는 단백질

췌장암의 항암치료 이야기

		CEA	세포사이이음(intercel-lular junction)관여 단백질, 전이와 연관
입양 면역치료 (Adoptive immuno-therapy)	입양면역치료는 환자 자신의 면역세포를 가져와 확장하거나 변형한 뒤 환자에게 도입하여 암세포를 찾아 제거하도록 만드는 치료이다. ＊ 키메라항원수용체 T세포(CAR-T:-Chimeric Antigen Receptors-T) 요법에서는 T세포에 키메라항원수용체 (CAR: chimeric antigen receptors)를 장착하게 된다. ＊ 자연살해세포 (natural killer cell)와 종양침윤림프구는 환자에서 획득 후 강화시켜 재주입시킬 수 있다.	Epstein-Barr virus related antigens	EBV 감염 암세포에서 발현
		EGFR	세포증식 조절
		Mesothelin	전이와 연관
		MUC1	암에서 발견되는 단백질 의 당화(glycosyl-ation)
		PSCA	암세포표면단백질
		ROR1	세포이동 연관, 세포사 방지 효소
		WT1	암에서 이상발현하는 단백질
면역 조절제 (Immu-nomodu-lator)	＊ 면역조절제는 면역체계의 활성화 혹은 억제를 조절한다. ＊ 관문억제제는 면역세포의 분자를 표적으로 삼아 암에 대한 새로운 면역반응을 일으키거나 기존 면역반응을 향상시킨다.	CD40	획득면역(acquired immunity) 반응 촉발
		CD73/ A2AR	면역억제 아데노신 발생 관여
		CSF1/CS-F1R	암연관 대식세포 (macrophage) 재구성에 관여
		CTLA-4	암대응 T세포(T cell) 다양화 및 팽창에 관여

		CXCR4	면역세포의 이동과 모집에 관여
	* 사이토카인(cytokine)은 면역세포의 성숙, 성장 및 반응성을 조절한다. * 보조제는 경로를 자극하여 더 긴 기간동안 방어를 하도록 만들거나, 더 많은 항체를 생성하도록 한다.	IDO	암대응 T세포 억제에 관여
		IL-2/IL-2R	암대응 T세포 다양화 및 팽창에 관여
		PD-1/PD-L1	암대응 T세포의 무력화 억제 및 회복
		STAT3	획득면역반응 활성화
		Toll-like receptors (TLR)	선천면역(innate immunity) 반응 활성화
종양용해 바이러스 요법 (Oncolytic virus therapy)	종양용해 바이러스요법은 종양세포를 감염시키고 세포자멸사(apoptosis)를 유발하기위해 바이러스를 활용한다. 감염된 암세포는 면역세포의 표적이 되어 전신에 있는 주요 종양과 잠재적인 다른 종양도 함께 제거할 수 있게 한다.	Adenovirus	
		Herpes simplex virus	
		Parvovirus	
		Reovirus	
		Vaccinia virus	

항암제 종류에 따른
부작용에는 무엇이 있나요?

종양세포는 정상세포에 비해 수백 배까지도 빠르게 자라는 특성이 있다. 일반적인 세포독성항암제는 이러한 세포 특성을 이용해 선택적인 항암효과를 얻는다. 그러나 정상세포 중에서도 종양세포만큼 빠르게 자라는 세포가 존재하는데, 항암치료로 인해 이런 세포들이 주로 손상을 입으면서 부작용이 나타나게 된다.

항암치료 후 머리카락이 빠지고, 입 안이 허는 이유도 모근의 세포와 입 안의 점막세포가 다른 세포보다 빠른 분열 속도를 가지고 있기 때문이다. 이러한 부작용은 피부와 점막, 폐, 심장, 위장관, 비뇨기, 신경, 뼈와 근육, 조혈 및 생식계통에 걸쳐 매우 다양하게 나타난다. 대부분 항암제에 공통적으로 나타나는 부작용이 있는가 하면, 특정 항암제에서 다른 약제보다 자주 나타나는 부작용이 있다. 그러므로 이에 대해 잘 알고 대처하는 것이 항암제 부작용에 의한 삶의 질 저하를 최소화하고, 장기적인 항암치료를 성공적으로 받는 데 있어 중요하다.

수술이 불가능한 췌장암에서 현재 1차 치료로 폴피리녹스 항암치료와 젬시타빈-알부민결합 파클리탁셀 병합요법을 사용한다. 주로 발생하는 항암제 부작용은 다음과 같다.

백혈구 수치 감소

여러 백혈구 중에서도 수명이 짧은 중성구(호중구) 숫자가 크게 감소한다. 중성구는 세균 감염을 방어하는 일차적인 역할을 하는 세포로서 중성구감소증이 발생하면 감염증에 취약해진다. 세균 감염이 발생해도 뚜렷한 증상 없이 발열만 지속될 수 있다. 항암치료를 시행하고 수일이 지난 다음에 고열을 동반한 이상증상이 발생하면 인근 병원을 방문하여 혈액검사와 항균제 치료를 포함한 조치를 받아야 한다. 중성구감소증 예방을 위해 항암치료 전, 후 조혈성장인자를 맞거나 예방적 항균제를 복용한다. 중성구 수치를 올리기 위해 환자 스스로 할 수 있는 조치는 거의 없지만, 손 씻기, 규칙적인 양치와 가글, 사람 많은 곳을 피하는 등 감염질환을 예방하기 위해 노력하는 것이 중요하다.

빈혈 발생

빈혈로 인해 숨이 차거나 기운 없음, 어지럼증이 유발될 수 있으며 충분한 영양과 철분 섭취를 통해 빈혈을 예방해야 한다. 빈혈이 심한 경우 정기적으로 조혈성장인자 주사를 맞거나 수혈을 받아야 한다.

혈소판 수치 감소

혈소판 수치가 감소하여 지혈이 잘 되지 않거나, 가벼운 자극에도 잇몸 출혈과 코피가 발생할 수 있다. 상처가 나지 않도록 주의하고 심한 출혈 시에는 응급실에 방문해야 한다. 치아 발치나 수술 등 출혈이 예상될 수 있는 상황에서는 미리 담당 의사와 상의해야 한다.

메스꺼움과 구토 발생

항암치료의 부작용으로 발생하는 구토는 항암제 투약 수 시간 내에 발생하는 급성 구토와 24시간 이후에 발생하는 지연성 구토로 구분한다. 급성 구토를 경험한 경우 지연성 구토의 발생 가능성이 커지고, 한 번 구토를 한 환자는 다음 항암 차수부터 예기성 구토의 가능성이 커지기 때문에 항암제 투약 전 적절한 항구토제를 함께 투약하여 이를 예방한다. 항암제는 종류별로 구토를 유발할 위험성에 따라 고위험군, 중등도위험군, 저위험군, 최소위험군으로 구분하는데 폴피리녹스 항암치료는 중등도위험군, 젬시타빈-알부민결합 파클리탁셀 병합요법은 저위험군에 해당하며 항암치료 전 적절한 주사 항구토제를 투약해야 한다. 그런데도 심한 구토가 발생한다면 강한 항구토제를 투약하거나 다른 종류의 항구토제를 얼마든지 병용할 수 있으므로, 담당 의사와 자주 상의하여 충분한 항구토제 투약을 통해 증상을 조절하는 것이 중요하다 (p. 245 참고).

입 안이 헐고 잇몸질환 발생

구내염은 입 안 점막에 염증이 생기는 것이다. 항암치료 후에는 구내염이 쉽게 발생하며 이는 심한 통증을 유발하고 식사량 저하, 출혈, 감염, 그리고 항암제 감량으로 인한 치료 효과 저하까지 이어질 수 있다. 치주 질환이 있다면, 항암치료를 시작하기 전 가능한 한 일찍 치과 진료를 본 후 필요한 처치를 받는 것이 좋다. 입술은 갈라지지 않도록 보습 제품을 사용한다(p. 245 참고).

설사 또는 변비

설사가 발생하는 이유는 소장 상피세포가 항암치료로 인해 손상되면 수분 흡수를 정상적으로 하지 못하기 때문이다. 반대로 원활한 장운동을 하지 못하면 변비가 발생할 수 있다. 잦은 설사나 변비는 항문 주위 상처를 유발할 수 있으며, 이는 세균 감염의 원인이 되므로 조절이 필요하다. 설사약과 변비약을 상비하고, 증상에 따라 스스로 조절할 수 있도록 복용법을 숙지해야 한다. 미지근한 물로 좌욕을 시행하는 것도 좋다. 폴피리녹스 항암치료에 포함된 플루오로우라실과 이리노테칸은 특징적으로 설사를 잘 유발한다. 이리노테칸에 의해유발된 급성 설사의 경우 콧물, 눈물, 타액분비 증가, 발한, 복통과 같은 증상이 특징적으로 동반되며 증상 발생 후 또는 투약 전 아트로핀(atropine) 주사를 맞는 것으로 조절하고 예방할 수 있다(p. 245 참고).

식욕 및 식사량 감소

식욕 감소는 탈수와 전해질 이상과 같은 신체의 불균형을 초래하기 때문에 적절한 식사량을 유지하는 것이 중요하다. 건강식을 먹는 것도 중요하지만 맛이 없어 먹는 양 자체가 감소하는 것은 오히려 해가 되므로 입맛에 맞는 음식으로 충분한 양을 먹어야 한다. 심한 구역, 구토로 인해 입으로 먹는 것이 불가능한 경우 주사 영양제가 도움이 될 수 있지만, 이는 항암치료를 받는 환자에게는 매우 위험할 수 있는 혈류감염 발생의 위험이 있으므로 꼭 필요한 경우에만 사용한다. 당뇨병 환자의 경우 항암제와 항구토제인 스테로이드 투약으로 인해 혈당 조절에 어려움이 생길 수 있지만, 고혈당은 적극적인 약물치료로 조절하면서 식사는 충분한 양을 유지할 수 있어야 한다(p. 245 참고).

탈모

현재까지 탈모를 예방하는 것으로 증명된 약제는 없으며, 효과가 있는 것으로 알려진 것은 두피 냉각법이다. 항암제를 투약하는 동안 냉각 모자를 쓰고 있는 방법인데, 국내에서는 거의 사용되지 않는다. 항암제에 의한 탈모는 항암치료가 끝나면 대부분 회복되며 일반적인 수준의 관리 외에는 뚜렷한 예방법이 없으므로 마음을 편히 가지고 자연스러운 과정으로 받아들여야 한다 (p.240 참고).

신경세포 손상

신경세포의 손상으로 손끝, 발끝의 감각 이상과 저림, 실조 및 보행 장애, 자율신경 장애 또는 근력 약화 등이 나타날 수 있다. 폴피리녹스 항암치료에 포함된 옥살리플라틴과 알부민결합 파클리탁셀이 신경독성이 높은 것으로 알려져 있다. 옥살리플라틴에 의한 급성 부작용은 대개 투약 수 시간에서 수일 내에 발생하며 차가운 물체를 만지거나, 찬 음료나 찬 음식을 먹을 때 이상 감각을 느낄 수 있다. 목의 불편감이나 근육 경련으로 나타나기도 하며, 대개 다음 항암 사이클까지 완전히 회복되는 편이다. 알부민결합 파클리탁셀에 의한 급성 부작용도 비슷하게 수일 내에 발생하지만 근육통, 관절통과 같은 급성통증이 자주 발생한다는 점에서 차이가 있다. 만성적인 신경독성은 두 약제 모두 공통으로 감각계통의 이상이 발생하여 감각이상, 저림, 또는 무감각을 느낄

수 있다. 이 또한 항암치료를 중단한 후 점차 호전되지만 옥살리
플라틴에 의한 경우 투약 중단 후에도 수 개월간 더 악화될 수 있
다. 저림 증상이 심하면 뉴론틴(Neurontin®, 성분명: gabapentin), 리리카
(Lyrica®, 성분명: Pregabalin), 심발타(Cymbalta®, 성분명: duloxetine)이나 센
시발(Sensival®, 성분명: nortriptyline) 등 신경통에 사용되는 약제를 복용
하는 것이 일부 환자에서 도움이 된다. 증상이 심한 경우 원인 약
제의 용량을 감량하거나, 투약을 중단하는 것을 고려한다.

　　부작용의 발생을 예방한다고 뚜렷하게 증명된 방법은 없으
나, 규칙적인 운동이 신경 손상의 빈도와 정도를 줄여줄 수 있다
고 하며 옥살리플라틴에 의한 신경손상의 경우 차가운 환경에 손,
발이 노출되는 것을 막는 것이 증상 개선에 도움이 된다. 알부민
결합 파클리탁셀은 신경병증 조절을 위해 용량을 줄이거나 투약
간격을 늘려서 항암치료가 중단되지 않도록 하는 것이 예후가 좋
다(p. 251 참고).

불면증

　　암 환자에서 불면증이 생기는 요인은 다양하다. 항암치료 중
나타나는 부작용(통증, 구토, 설사) 등으로 인해 잠들기가 어려워진다.
걱정, 우울, 불안 증세 등의 심리적인 이유로도 불면증이 생기기도
한다. 때로는 항암제 자체나 부작용을 감소시키려 투여하는 각종
약물로 인해 불면증이 생기기도 한다. 상대적으로 침대에 머무는
시간이 길어지면서 낮에 취하는 수면으로 인해 오히려 야간에 불

면증이 발생하기도 한다.

특히 암 환자에게 수면은 매우 중요한데, 수면은 면역기능의 유지나 회복에 도움이 되고, 각종 호르몬과 신진대사의 균형을 맞추는 데 도움이 된다. 면역세포가 가장 활발히 작용하는 것이 오후 11시부터 새벽 2시라는 사실을 고려해 보면 가급적 11시 이전에는 잠자리에 드는 것이 좋다. 잠이 안 온다고 하여 강박을 가지거나 불안해할 필요는 없지만, 이유 없이 불면이 지속되는 경우는 일부 수면유도제나 수면제를 처방받아 복용하는 것이 오히려 불면에 시달리는 것보다 암 치료나 건강 유지에 더 도움이 될 수 있다고 하겠다. 다만 습관적인 남용은 내성 등의 부작용을 불러올 수 있으므로 담당 의사와 상의하여 투여량을 적절히 조절해야 한다. 필요하다면 정신건강의학과 의사의 도움을 받는 것도 필요하다.

이외에도 항암제의 피부 외 누출, 과민반응, 피부 발진 등의 다양한 부작용들이 존재하며, 췌장암에서는 아직 잘 사용되지는 않지만, 면역항암제의 경우는 또 다른 고유한 부작용들이 있다. 환자 스스로 모든 부작용을 알고 대비하는 것은 사실상 불가능에 가깝기 때문에, 가장 중요한 것은 부작용 발생 시 담당 의사와 충분한 상의하여 적절한 처치와 예방 교육을 받는 것이 중요하다.

항암치료 중 탈모 관리는
어떻게 하나요?

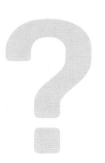

　　탈모는 신체적인 고통보다 환자에게 주는 심리적인 영향이 큰 부작용이다. 모공세포는 암세포처럼 빠르게 성장하기 때문에 쉽게 항암제에 영향을 받는다. 탈모는 항암치료를 받는 환자분의 절반 이상에서 발생하는데, 그 정도는 약물마다 차이가 있을 수 있다. 췌장암에서 사용하는 항암제 중 파클리탁셀, 이리노테칸은 대개 탈모를 유발하며, 젬시타빈, 플루오로우라실은 일부 유발하며, 젤로다(Xeloda®, 성분명: Capecitabine), 시스플라틴은 드물게 유발한다.

　　대개 항암치료 후 2~3주 안에 탈모가 시작되며, 머리카락뿐만 아니라 신체 다른 부위에서도 일어날 수 있다. 항암제에 의한 탈모는 한시적인 부작용이며 약물 투여가 종료되면 대개 1~2개월 후부터 회복되며, 3~6개월이 지나면 육안으로도 머리카락이 자라난 것을 확인할 수 있다. 새로 나는 머리카락은 이전보다 다소 가늘고 곱슬거릴 수 있다. 일부 암종에서의 연구에 따르면, 항암치료로 유발된 탈모는 항암제의 치료 반응과 연관이 있다고 보고하였다. 난소암 환자에게서는 조기 탈모가 생존기간의 향상과 관련이 있었고, 림프종에서도 탈모는 좋은 예후와 관련이 있다. 따라서 항암치료 유발 탈모에 대해서 이해하고 적응하기 위한 노력이 중요하다.

탈모 외에 두피에 염증이 생기거나 가려움증을 동반하기도 하며, 이로 인해 이차적으로 탈모가 악화될 수도 있다. 항암치료에 의해 두피와 머리카락이 평소보다 약해져 있는 상태이다. 빗질은 빗살이 적고 부드러운 빗을 사용하며, 순하고 부드러운 샴푸를 사용하고 두피를 청결하게 관리한다. 헤어드라이어 사용 시 뜨거운 바람보다 시원한 바람으로 머리를 말리고, 고데기나 롤러 등은 가급적 사용하지 않는 것이 좋다. 자극을 줄 수 있는 파마나 스프레이, 젤, 염색은 가능한 피하는 것이 좋다. 꼭 필요한 경우라도 최대한 피부에 자극을 덜 일으킬 만한 제품으로, 짧은 시간만 노출될 수 있도록 해야 한다. 두피 및 머리카락 손상을 줄이고 예방하기 위해서는 두피에 혈액순환을 유지하는 것이 중요하다. 외출 시에는 햇빛에 의한 자극으로부터 두피를 보호하기 위하여 모자나 스카프를 사용하고, 자외선 차단제를 바르는 것이 좋다.

항암치료 중 피부 관리는
어떻게 하나요?

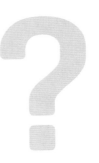

　　항암제 투여 시 피부가 약해지는 원인은, 피부세포도 암세포처럼 빠르게 분열하기 때문에 항암제에 의해 손상을 받기 때문이다. 항암제의 종류에 따라, 개개인의 피부 특징에 따라, 다양한 형태의 피부 문제가 발생할 수 있다. 건조증이나 색소침착과 같은 가벼운 피부 증상은 항암치료를 받는 거의 모든 환자에게 발생한다. 심한 경우 붉은 발진과 같은 항암제피부특이반응이 발생할 수 있으며, 해당 피부이상이 발생한 경우 담당 의료진과 상의하여 피부과 진료를 받는 것이 좋다. 다만 항암제로 인해 발생하는 대부분의 피부 문제는 항암제 투약에 따른 한시적 증상으로, 항암제 중단 후 일정한 시간이 지나면 원래의 피부 상태로 거의 다 회복되며 영구

4장

적인 이상을 남기는 경우는 드물다.

항암치료 중 약해진 피부의 관리를 위해서는 보습제를 충분히 발라 줌으로써 외부의 자극으로부터 연약해진 피부를 덮어주는 역할을 할 수 있다. 손발, 팔다리의 바깥 면 등 쉽게 건조해지거나 벨트 부위 등 자극을 받기 쉬운 부위를 신경 써야 한다. 스킨, 로션, 바디로션 등 평소 사용하는 보습제에도 건조증이 해결되지 않으면 크림 형태의 보습제를 사용하는 것이 도움이 된다. 장시간 뜨거운 목욕이나 찜질방은 피부를 더욱 건조하게 만들 우려가 있어 피하는 것이 좋고, 목욕은 미지근한 물로, 가능한 한 짧게, 샤워 형태로 하는 것이 좋다. 피부에 직접 닿는 옷은 부드러운 면 소재가 좋으며, 과다한 자외선은 모자, 소매가 긴 옷, 자외선차단제를 통해 피하는 것이 좋다. 충분한 수분과 영양 섭취, 적절 실내 습도를 유지하는 것이 피부의 회복과 건조증 예방에 도움이 된다.

항암제피부특이반응의 가장 흔한 형태는 발진성 약진으로, 약간 도드라진 붉은 반이 몸통을 중심으로 대칭적으로 넓게 발생하며 가려움증을 동반하는 경우가 많다. 증상을 동반하지 않는 국소부위 발진은 관찰하며 지켜보면 된다. 피부가 가려울 경우 피부 병변을 짜거나 긁지 않는 것이 중요하고, 가려움증에 처방된 약을 먹는다. 알코올이나 카페인이 많이 함유된 커피, 홍차, 초콜릿 등은 가려움증을 악화시키므로 피하고, 물을 자주 마셔 수분을 보충하는 것이 도움이 된다.

수족증후군은 주로 손발에만 국한되어 붉은 반, 부종, 통증,

이상은 가려움증을 악화시키므로 피하고, 물을 자주 마셔 수분을 보충하는 것이 도움이 된다.

수족증후군은 주로 손발에만 국한되어 붉은 반, 부종, 통증, 이상감각, 표피탈락, 물집 등이 발생하는 다소 독특한 형태의 피부특이반응으로 플루오로우라실, 젤로다, 티에스원, 타쎄바 등의 약제에 의해 발생할 수 있다. 손, 발바닥에 압력을 가하는 행위나 피부 마찰을 피하며, 부드러운 슬리퍼나 털양말, 쿠션이 편한 신발을 통해 자극을 피하고 페트로리움 젤리, 라놀린, 락틱엑시드 등이 포함된 보습제를 충분히 사용한다.

그림 4-1 발진성 약진(좌), 수족증후군(우)

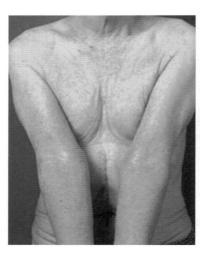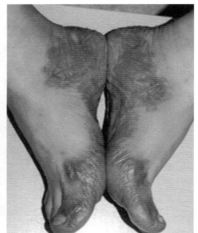

항암치료 중 소화기계
증상 관리는 어떻게 하나요?

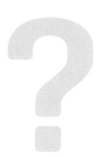

　　소화기계 증상은 항암치료를 받는 환자들 중 ⅔ 이상이 경험하는 매우 흔한 부작용이다. 대표적인 증상으로 식욕부진, 메스꺼움과 구토, 체중 감소, 구내염, 설사 및 변비가 있으며 이들에 대한 관리 방법을 자세히 알아보자.

식욕부진

　　식욕부진이 발생하는 원인은 암 자체, 항암치료, 심리적 요인 등 다양하지만 원인을 해결하기 어려운 경우가 많다. 영양불균형을 방지하기 위해서는 식욕을 돋울 수 있도록 음식의 종류를 제한하지 않고 환자가 평소 좋아하던 음식을 먹을 수 있도록 하고, 다양한 양념과 소스를 곁들여 먹는 것이 도움이 된다. 환자가 먹고 싶지 않을 때 억지로 먹는 것은 피해야 하고, 스스로 마음에 드는 것을 먹을 수 있도록 한다. 적은 양이라도 자주 먹을 수 있도록 가까운 곳에 여러 가지 간식을 준비해 둔다. 그럼에도 불구하고 식사량이 너무 적다면 영양보충음료(그린비아, 뉴케어, 메디웰 등)을 사용해 볼 수 있고, 메게이스(Megace®, 성분명: megestrol acetate)와 같이 암 환자들의 식욕 증진을 위해 만들어진 식욕촉진제를 처방받아 복용할 수 있다. 식욕부진은 다른 소화기계 증상들이 함께 동반되었을 때 심한 영양불균형으로 이어질 수 있으니 동반증상에 대한 관리도 중요하다. 주사 영양제는 혈류감염 발생의 위험이 있으므로 꼭 필요한 경우에만 사용하고, 입으로 충분한 양을 먹을 수 있도록 증상 조절에 힘써야 한다.

메스꺼움, 구토

메스꺼움과 구토는 항암제로 인한 예측하기 쉬운 부작용이다. 일반적으로 항암제 투약 전, 후 특정한 구토방지제를 투약하도록 되어 있다. 병원에서 받은 구토방지제를 잘 복용하는 것이 첫 번째 예방법이며 메스꺼운 느낌이 들면 긴장을 풀고 심호흡을 하여 증상을 조절해 본다. 꽉 조이지 않는 옷을 입도록 하고 음악이나 TV 시청 등을 통해 다른 곳에 집중하면 메스꺼움을 줄이는 데 도움이 된다. 메스꺼움과 구토가 있을 때 식사는 하루에 6~8회 정도로 나누어 소량씩 자주 섭취하고, 냄새가 강한 음식이 구토를 유발하므로 향이 강하지 않은 음식을 먹고, 음식을 식히고 환기를 시켜 냄새를 줄인 후 먹는 것이 좋다. 토스트, 누룽지, 과자와 같이 건조한 음식, 그리고 신맛이 나는 레몬이 들어간 음식이 도움이 될 수 있다. 구토가 너무 심하여 거의 먹지 못하거나, 탈수 증상이 있거나, 약을 먹을 수 없는 경우 등에는 의료진과 상담이 필요하다.

체중 감소

체중이 감소한다는 것은 영양상태가 악화됨을 의미한다. 영양상태가 부실하면 항암치료의 예후와도 밀접한 관련이 있으므로 체중을 잘 관리하여야 한다. 적절한 양의 식사를 하는지 식사량을 점검하고, 병원에서 제공해 주는 영양상담을 통해 전문가와 상담을 해야 한다. 열량을 충분히 섭취할 수 있도록 조리 시에 기름을 충분히 사용하고, 목이 마를 때는 물 대신 우유나 주스를 섭취한다. 채소에는 드레싱, 빵에는 각종 잼이나 치즈, 달걀 등을 곁들여 먹는다. 미숫가루와 같은 선식이나 영양보충음료도 도움이 될 수 있다.

구내염

구내염 예방을 위해서는 매일 부드러운 솔의 칫솔로 양치하여 구강 청결을 유지하고, 증류수나 물로 하루에 4회 이상 가글을 하는 것이 좋다. 틀니를 사용 중이라면 세척액으로 매일 세척해야 한다. 가능하다면 항암치료 시작 전, 치과 진료를 받아야 한다. 적절한 치과 진료는 구내염의 발생 위험을 25% 이상 줄여주는 것으로 알려져 있다. 폴피리녹스 항암치료에 포함된 플루오로우라실이 구내염을 잘 유발하는데, 투약 초기 30분간 얼음을 물고 있으면 입으로 가는 혈류량이 감소하여, 항암제로 인한 구내염을 예방하는 데 도움이 된다. 구내염이 발생한 경우에는 염증을 줄여주는 가글이나 진통 효과가 있는 가글을 사용하고, 감자칩과 같이 날카롭고 거친 음식, 맵거나 산도가 높은 음식은 가급적 피해야 한다. 구내염이 발생했다면 담당 의사를 통해 적절한 치료를 받아야 한다. 술이나 담배는 구내염을 악화시킬 수 있으므로 금해야 한다.

설사

췌장암의 항암치료 후에는 설사 예방을 위해 로프민(Lopmin®, 성분명: loperamide)이라는 지사제가 주로 처방된다. 로페라마이드는 설사 발생 시 바로 2캡슐을 복용하고, 이후 설사가 멈출 때까지 2시간마다 1캡슐씩 추가 복용하며 하루에 최대 8캡슐까지 복용할 수 있다. 비상용으로 사용할 약제가 부족하지는 않은 지 확인하여 미리 처방받아야 한다. 설사가 생긴다고 식사를 줄일 필요는 없으나 부드러운 음식을 먹고, 소량씩 자주 먹는 것이 도움이 된다. 수분은 충분히 섭취해야 한다. 잡곡, 콩, 생양파, 유당이 포함된 유제품, 사과, 배, 복숭아와 같은 포드맵(FODMAP) 음식은 과도하게 섭취하면 설사를 유발할 수 있으므로 주의해야 한다. 포드맵 음식은 장에서 잘 흡수되지 않으면서 쉽게 발효되는 탄수화물이 포함된 음식으로, 과도한 섭취는 장내 수분량을 늘리고 장운동을 촉진하여 설사를 유발한다. 김치나 된장, 고추장 등 한국 음식은 포드맵 함량이 높은 음식이 많아 식단을 잘 조절하는 것만으로도 효과적으로 설사를 줄일 수 있다. 설사로 인해 항문 주위에 상처가 나고 감염이 발생할 수 있으므로, 배변 후에는 항문 부위를 물티슈로 닦은 후 건조하게 유지하도록 한다. 지사제를 충분히 복용해도 설사가 멎지 않거나, 심한 복통이나 열이 동반되면 의료진과 상담이 필요하다.

그림 4-2 저 포드맵 식이

권장식품	종류	제한식품
쌀, 귀리, 퀴노아, 감자	곡물	밀, 호밀, 보리, 콩, 잡곡
상추, 당근, 오이, 토마토, 숙주, 콩나물, 시금치, 가지, 호박	야채	양배추, 마늘, 양파, 버섯, 브로콜리, 아스파라거스
바나나, 딸기, 오렌지, 귤, 키위, 포도, 파인애플	과일	수박, 복숭아, 사과, 배, 망고
유당제거 우유와 요거트, 하드 치즈(에멘탈, 체다 등)	유제품	우유, 요거트, 아이스크림, 부드러운 치즈(리코타, 크림 등)
닭고기, 달걀, 생선, 두부, 식용유, 버터	단백질 및 지질	반죽된 육류(생선튀김, 돈까스 등), 소시지, 아몬드, 아보카도

변비

    변비를 예방하기 위해서는 적당한 활동과 운동량을 유지해야 한다. 기운이 너무 없거나 움직일 수 없는 경우라면 복부가 편안한 자세를 유지하고, 다리를 움직이는 운동을 하는 것이 도움이 된다. 식사량이 적은 경우에도 변비가 생길 수 있으니 적정 수준의 식사량을 유지한다. 채소와 과일 등 섬유질이 많은 음식을 먹고, 수분을 충분히 섭취하는 것이 부드러운 대변을 만드는 데에 도움이 된다. 무리하게 힘을 주어 변을 보는 것은 피해야 한다. 처방받은 변비약이 있다면 복용하고, 변비약 복용에도 1~2일 이내에 대변을 보지 못하거나 심한 복통이 동반되는 경우 의료진과 상담해야 한다. 대변뿐 아니라 가스 배출도 되지 않고, 배가 빵빵하게 불러오며 구토가 동반되는 경우 장폐색이 의심되는 상황으로 응급 진료가 필요할 수 있다.

항암치료 중 신경 증상은
어떻게 관리해야 하나요?

항암치료 시 신경증상, 다시 말해 항암제 유발 말초신경병증이란 항암제의 신경독성으로 인해 말초신경계가 손상을 받아 생기는 감각과 운동기능의 이상증상을 뜻한다. 췌장암 환자의 항암치료로 흔히 사용하는 폴피리녹스 항암치료에 포함된 옥살리플라틴, 젬시타빈-알부민결합 파클리탁셀 병합요법에 포함된 알부민결합 파클리탁셀의 두 가지 약제가 주로 말초신경병증을 유발한다. 이 약제들은 말초신경계를 구성하는 감각신경, 운동신경, 자율신경 모두에 영향을 미칠 수 있지만, 주로 감각신경계에 증상을 유발한다. 첫 번째 주기의 항암치료 후 1주일 내의 기간에 주로 발생하는 급성 신경병증과 항암제를 수개월간 지속적으로 투여하면서 서서히 악화되는 만성 신경병증으로 구분할 수 있다.

옥살리플라틴에 의한 급성 신경병증은 약제 투여 후 수 시간에서 수일 내에 발생하는 입 주변과 목구멍의 불편감이나 손과 발의 매우 시리고 저린 증상을 특징으로 한다. 심할 경우 숨쉬기 불편하거나 삼키기 어려운 증상, 경련 증상이 나타나기도 한다. 차가운 물이나 공기에 노출될 경우 발생하거나 악화될 수 있으니 따뜻한 물과 음식을 먹고, 목도리, 마스크, 장갑 등을 이용해 찬바람과 차가운 물건을 피하고, 따뜻한 환경을 유지하는 것이 도움이 된다. 이러한 증상들은 2~3일 이내에 회복되기 시작하여 다음 주기 전까지 좋아지지만, 완전히 호전되지 않기도 하고, 다음 주기에서 재발하는 경우도 있으므로 해당 부작용을 겪었다면 담당 의사와 상의해야 한다.

알부민결합 파클리탁셀에 의한 급성 신경병증은 약제 투여 수 시간에서 수일 내에 발생하며, 주로 하지의 쑤시는 듯한 심한 관절통과 근육통을 특징으로 한다. 증상 발생 후 3~4일째에 가장 심하고, 이후 점차 회복된다. 비스테로이드성 소염진통제 등의 약제들이 증상 조절에 도움이 될 수 있으니 담당 의사와 상의하며 미리 처방받는 것이 도움이 된다.

반복하여 항암치료를 받는 췌장암 환자들이 늘어나면서 많은 환자가 만성 신경병증으로 인한 삶의 질 저하와 일상생활의 불편감을 호소한다. 만성 신경병증은 손끝, 발끝부터 시작하여 심해지면 점차 몸통으로 올라오는 무감각, 저림, 화끈거림, 통증 등의 증상을 특징으로 한다. 손과 발의 감각이 둔해지면 내 살이 아닌 것 같은 느낌이 든다. 물건을 집거나 단추를 채우는 등의 미세한 작업과 걷거나 균형을 잡는 데에 지장이 생긴다. 또한 쥐가 난 것 같은 저림과 화끈거림, 찌르는 듯한 통증이 발생하고, 이는 차가운 것에 노출될 경우 더욱 악화된다.

만성 신경병증은 옥살리플라틴이나 알부민결합 파클리탁셀 모두 유발이 가능하며, 서서히 발생하여 투약이 반복될수록 악화된다. 원인 항암제를 중단하거나 감량하면 서서히 좋아지는 것이 일반적이나, 일부 환자에게는 증상이 부분적으로만 호전되거나 오랜 기간 호전되지 않는 경우도 있다.

이러한 만성 신경병증의 예방을 위한 방법은 현재까지는 알려지지 않았다. 따라서 항암치료 전에 미리 부작용에 대해 파악하여 신경증상 발생 시 담당 의사와 상의하고, 심발타 등의 증상조절제를 처방받거나 항암치료제를 감량, 중단, 변경하는 등 중증으로 악화되기 전에 조치를 받는 것이 중요하다. 그외의 만성 신경병증 관리법은 다음과 같다.

표 4-4 항암제 유발 말초신경병증 관리법

차가움으로 인한 불편감과 통증 줄이기	* 찬물을 마시거나, 찬물로 양치하지 않기 * 외출 시 목도리, 마스크, 장갑, 양말 등을 착용해 몸을 따뜻하게 유지하기 * 주먹을 쥐었다 폈다 하는 운동이나 걷기 운동으로 근육을 강화하기
둔해진 감각에 유의하기	* 날카로운 물건으로 인한 외상, 뜨거운 물건으로 인한 화상 조심하기 * 목욕, 세수 전 물 온도를 확인하기 * 손과 발을 깨끗이 씻고, 상처가 있는지 자주 확인하기 * 상처 예방을 위해 손발톱을 길지 않게 하고 작업 시 보호장갑 착용하기 * 편한 신발을 신고, 맨발로 다니지 않고 부드러운 양말을 신기 * 사고위험이 높아지므로 직접 운전하지 않기
떨어진 운동능력을 보조하기	* 전기면도기나 전동칫솔 이용하기 * 단추보다는 벨크로를 사용하거나, 신발끈이 없는 신발 착용하기 * 계단을 오르내리거나 샤워할 때 미끄러지지 않도록 조심하고 난간, 손잡이 이용하기

항암치료 후 종양의 크기가 줄었는데, 계속 항암치료를 받으면 수술할 수 있을까요?

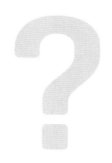

췌장암은 병기와 무관하게 진단 당시부터 전신에 파급되는 경우가 많고, 적절한 조기검진 도구가 없어 많은 환자가 수술이 불가능한 병기에서 진단된다. 대부분 환자는 항암화학치료를 먼저 시작하게 되는데, 수술이 불가능한 병기에서 진단되어 항암화학치료를 우선적으로 받는 환자 중 항암치료에 반응이 좋다면, 수술적 치료를 시행 받을 수 있다. 기관이나 의사에 따라 세부적인 기준에 차이가 있을 수 있으나, 대략 다음과 같은 조건을 만족하는 경우 절제 수술의 고려 대상이 된다.

표 4-5 절제 수술의 고려 대상

* 타 장기나 원격 임파선에 전이 병소가 없을 것
* 췌장암이 주변의 동맥(복강동맥, 위창자간막동맥, 간동맥)을 침윤하지 않을 것
* 췌장암이 간문맥, 위창자간막정맥에 일부 닿아 있거나 국소적 침윤 소견을 보이더라도 수술로 재건이 가능할 것
* 환자의 전신상태가 수술에 적합할 것
* 종양의 생물학적 특성이 공격적이지 않을 것

항암치료에 반응이 좋은 환자에서 위와 같은 조건을 만족하는지 평가한다. 수술을 결정하는 데에는 여러 난관이 있다. 충분한 기간 항암치료를 시행하였다 하더라도 미세잔존암이 남아 있을 가능성이 있는데 현재까지의 의학기술로는 이를 정확하게 평가하기가 어렵다. 또한 수술 전 영상검사에서 종양과 혈관 사이의 연접, 침윤 정도를 파악하는 데에도 어려움이 있다. 이는 CT나 MRI에서 암조직과 섬유조직(치료 후 암세포가 변화된) 간에 정확한 구별이 어렵기 때문이다. 따라서 CT 검사나 MRI 검사를 통한 종양 크기 감소여부를 확인하면서 PET 검사나 종양표지자 검사를 추가적으로 시행하여 종양의 생물학적 활성도를 평가함으로써 수술 여부와 범위를 결정한다.

최근 항암치료와 보존적 치료의 발전으로 원격전이가 동반되지 않으면 혈관 침윤 여부에 따라 항암치료 후 수술을 받는 환

자의 비율이 국소진행 췌장암 환자에서 약 20~25%, 경계절제가능 췌장암 환자에게서는 약 60~85%로 보고되고 있으며, 당시 원격전이를 동반하고 있다 하더라도 전이병소의 위치와 개수가 제한된 경우, 항암치료반응이 좋다면 전이병소에 대한 방사선치료 및 고주파소작술과 함께 췌장암의 근치적 절제를 위한 수술을 시행할 수 있다.

체력이 떨어져 항암치료를 중단하면 바로 암이 더 나빠지나요?

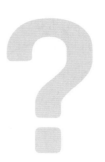

       수술이 불가능한 국소진행 췌장암의 경우 전신상태나 기저질환으로 체력이 저하되어 항암치료의 진행이 어려운 경우 방사선치료만 시행하기도 하지만 암을 완전히 제거한 상태가 아니고, 암의 크기를 줄이고 암의 진행을 늦추는 효과를 노리는 것이기 때문에 암의 진행에 대한 면밀한 추적관찰이 필요하다. 항암치료는 수술 불가능한 췌장암에서는 암의 크기를 줄이고 생명을 연장하며, 통증과 같은 암에 의한 증상을 완화하기 위한 고식적 목적이기 때문에 전신상태가 허락하는 한 항암치료를 계속 유지하는 것을 추천한다.

       그렇지만 암 치료는 정상세포와 조직의 손상 없이 암세포만을 치료하는 것은 거의 불가능하다. 그렇기에 치료 과정에서 여러 부작용이 발생할 수 있고, 전신상태가 저하되어 항암치료 유지가 어려울 수 있다. 미국종합암네트워크 가이드라인에서는 전이성 췌장암에서 최소 4~6개월 항암치료에도 질병의 진행이 확인되지 않으면 현재 항암치료를 유지하거나, 비교적 수월한 다른 항암치료로 변경하여 유지하거나, 임상시험에 참여하거나 항암치료 휴지기를 고려할 것을 권고한다.

항암치료를 중단하였을 때 종양의 크기가 커지지 않고 유지되는 기간은 환자마다 다르다. 기존 항암치료에 암이 잘 조절되었던 경우, 한두 달 이내로 갑자기 암이 진행되는 일은 드물지만, 항암치료의 중단이 전체적인 암의 조절 측면에서 악영향을 주는 것은 부인할 수 없다. 또한 치료중단 이외에도 다른 요법으로의 전환 역시 고려할 수 있어, 항암치료의 중단에 대해서는 담당 의사와 충분히 상의한 후 결정한다. 항암치료 휴지기를 가질 때에도, 종양 진행여부 평가를 위해 2~3개월 간격으로 영상검사를 포함한 추적관찰은 지속되어야 한다.

항암치료가 효과가 없어요.
다른 방법은 없나요?

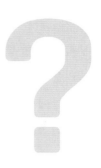

　　암이 진행된 상태에서 발견되어 근치적인 수술을 받지 못하는 환자에게 두 가지의 치료 방법이 있다. 첫 번째는 항암치료와 같이 생존기간을 연장시키는 적극적인 치료이고, 두 번째는 삶의 질 유지를 목적으로 하는 보존적 치료이다. 새로운 항암제가 등장하면서 췌장암의 치료 성적이 예전보다는 나아지고 있지만, 여전히 항암치료의 효과를 보지 못하는 환자들이 많다. 아울러 처음에는 항암치료에 호전을 보이다가도 암세포에 항암제 내성이 생기면서 암 덩어리가 다시 커지거나 다른 장기로 침범하는 일이 발생할 수 있다. 이렇게 항암제 치료에 처음부터 호전을 보이지 않는 경우와 치료 중인 항암제에 내성이 발생하였다고 판단된 경우에는 항암제의 종류를 바꾸어 치료를 이어가게 된다.

항암제의 종류는 가급적 과거에 사용한 항암제의 성분이 중복되지 않는 항암제 종류를 선택하여 치료한다. 예를 들어 〈그림 4-3〉에 묘사한 것처럼 젬시타빈 기반의 항암치료에 효과가 없는 경우 플루오로피리미딘 계열의 항암제를 사용하고, 플루오로피리미딘 기반의 항암치료에 효과가 없는 경우에는 반대로 젬시타빈 기반의 항암치료를 시행하는 것이 보통이다.

그림 4-3 **진행암의 항암치료 예시**

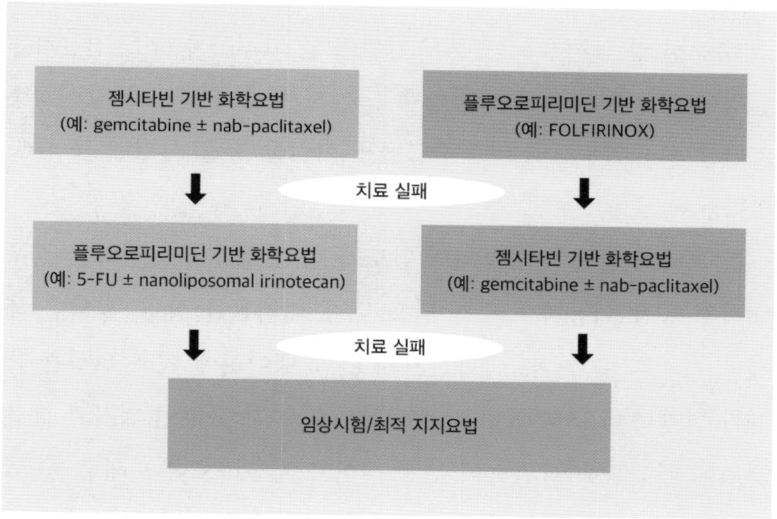

만약 최근에 도입된 새로운 치료 방법이 있고 이 치료 방법에 대한 임상시험이 진행 중이라면, 그 대상자가 될 수 있는지 확인하고 담당 의사와 상의하여 임상시험에 참여함으로써 새로운 치료법의 효과를 보는 것도 기대할 수 있다. 항암치료와 같이 생존기간을 연장시키는 적극적인 치료 외에 삶의 질 유지를 목적으로 하는 보존적 치료는 통증을 줄이고 황달이나 구토, 복수 등 환자를 불편하게 하는 증상을 줄일 수 있는 여러 치료법을 뜻한다.

췌장암 환자의 대부분 통증이 발생하므로 적극적인 통증 치료는 중요하다. 통증 조절을 위해서는 주로 마약성 진통제를 사용하며 암 통증을 조절하기 위해 사용하는 경우 중독되지 않기 때문에 충분한 양을 사용하는 것이 원칙이다. 그리고 통증을 전달하는 신경에 약물을 주입하여 통증을 느끼지 못하게 하는 복강신경총 차단술이나 척수강내 약물주입펌프 이식술 등을 시행해 볼 수도 있다(p.318 참고).

그리고 암덩어리에 의해 담도가 막혀 황달이 발생하는 경우 내시경 등을 이용하여 막힌 담도 내에 배액관을 삽입, 황달을 해결할 수 있다(p.313 참고). 마찬가지로 암 덩어리에 의해 위장관 폐쇄가 발생하여 구토가 반복되고 입으로 먹지 못하면 위장관 폐쇄 부위에 배액관을 삽입하여 경구 식이가 가능하도록 도와줄 수 있다. 이러한 치료는 항암치료에 대한 반응과 무관하게 시행할 수 있고 성공률도 낮지 않다.

항암치료로
식사를 제대로 못 하는데
췌장효소제를
복용해도 되나요?

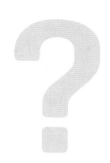

췌장 자체가 소화효소액을 분비하는 곳이므로 췌장암 수술을 받았거나 종양으로 효소 분비가 원활하지 않으면 지방흡수장애 등의 소화장애가 발생할 수 있다. 항암치료 부작용으로 식사를 제대로 못 하는 경우는 대개는 소화효소의 부족 때문이 아니라 항암으로 인한 구토, 오심과 관련이 있다. 이전의 구토 경험과 심리적인 불안이 증상의 악화에 영향을 주기도 한다.

항암치료 후 식사량 저하의 또 다른 원인으로는 설사나 그로 인한 복통이 있다. 항암치료로 인한 구토, 설사, 복통 등의 문제가 해결되고도 식사 후 소화장애가 지속된다면 췌장의 외분비기능 장애로 인한 증상일 가능성을 고려해야 한다. 췌관에서 흘러나온 외분비 소화액은 아밀라제, 트립신, 키모트립신, 리파아제 등으로 구성되어 있는데 기저질환이나 만성화에 따라 췌장암 환자의 외분비 기능 저하의 정도가 다양하다. 가령 만성췌장염이나 관내유두상점액 낭종, 특히 주췌관형으로부터 비롯된 췌장암은 외분비 기능이 저하될 수 있으며 증상에 따라 적절한 외분비효소제의 사용은 도움이 된다. 비교적 단기간에 기저질환 없이 생긴 췌장암의 경우는 외분비 기능이 유지가 되는 경우가 많은데 이러한 경우라도 수술 후 추가 항암치료를 하는 상태라면 수술로 인한 외분비 기능 저하는 있을 수 있다. 외분비 기능 저하로 인한 증상은 대표적으로 지방변과 체중 감소, 흡수장애와 영양실조를 들 수 있는데, 이러한 증상은 단기간에 형성되지는 않으며 외분비 저하의 만성화 정도에 따라 서서히 발현되는 것이 일반적이다.

임상적으로 의미 있는 췌장 외분비 기능부전은 췌장 기능이 90% 이상 손상되고 췌장효소 분비가 정상의 10% 미만으로 감소하였을 때 발생한다. 췌장효소 특히 리파아제의 보충을 위한 여러 제제가 출시되었는데 국내에서는 비교적 근래에 출시된 장용코팅 미세과립인 노자임(한국팜비오제약)이나 보다 입자를 작게 해서 이동 속도나 효능의 안정화를 향상시킨 크레온(한국애보트제약)이 충분한 양의 췌장효소 함량을 함유하고 있다고 알려져 있다. 다만 두 약이 모두 아직 급여로 인정받지 못하여 비싼 가격이 다소 부담이 되는 것은 사실이다. 크레온 40000은 1캡슐 기준 500~800원이다.

표 4-6 췌장효소캡슐 비교

상품명	노자임 캡슐	크레온 캡슐 25000
식별		
성분	지방소화력 25,000 FIP단위 전분소화력 22,500 FIP단위 단백소화력 1,250 FIP단위	지방소화력 25,000 EP단위 전분소화력 18,000 EP단위 단백소화력 1,000 EP단위
효능 효과	췌장 외분비 기능장애	췌장 외분비 기능장애
용법 용량	1-2 ⓒ tid	1 ⓒ tid * 일반적 용량: 지방소화력단위 20,000~40,000 EP단위/식사) * 낭성 섬유증 환자: 지방소화력단위 15,000~20,000 EP단위/kg 초과하지 않도록
특징	미립정 하나하나를 장용코팅하여 판크레아틴이 위산에 의해 불활성화되지 않고 음식물과 완전히 혼합되어 십이지장에서 최대의 소화력을 발휘하도록 함	캡슐을 개봉할 경우 효능이 감소될 수 있지만 부득이한 이유로 캡슐 개봉이 필요할 때에는 액체나 부드러운 음식과 함께 섞은 즉시 복용하되, 씹지 않는 것을 권고함
	* 위를 지나 십이지장으로 빠르게 전달하는 배출 정도는 효소제의 효능에 큰 영향을 끼침 * 배출 정도는 과립 크기와 상관관계를 가짐 * 1mm 미만 과립 vs 2.4mm 과립: 작은 과립의 배출 속도가 더 빠름	
보험	비급여	비급여

FIP(Federation Internationale Pharmaceutique: 국제제약연맹)는 1분 동안에 1마이크로당량의 특정물질을 분해시키는데 필요한 효소의 양을 1 FIP 효소역가단위로 정해서 사용한다. 나라마다 시험법에 따라 다른 단위를 쓰고 있으며 FIP는 EP(European Pharmacopoeia: 유럽약전)와 같은 단위이다.

만일 환자의 영양상태가 매우 불량하여 이화(catabolic) 상태로 인해 근육과 지방의 손실이 일어난다면, 때때로 영양제의 공급이 도움이 된다. 최근에는 암 환자의 영양제 공급이 보험 급여로 적용되어 일부 영양제는 비용의 부담이 줄었다. 췌장 환자라고 해서 꼭 지방 성분을 제한한 수액을 투여할 필요는 없으며 설사 췌장염이 동반되는 경우일지라도 지질을 포함한 영양수액의 공급이 가능하다. 암으로 인한 종말증(cachexia)이 동반되어 있다면 글루타민이 혼합된 영양제가 도움이 될 수 있으며 항산화 작용을 하는 셀레늄 등도 도움이 될 수 있다고 알려져 있다. 그러나 필요 이상의 영양제의 사용은 때때로 간 기능을 악화시키며 황달이나 감염 유발, 혈당 악화를 일으키는 등 역기능이 있을 수 있으므로 담당 의사와 상의하여 본인의 신체 상태나 칼로리의 균형을 감안하여 사용하는 것이 적절하다.

식사를 중단하면서 칼로리를 온전히 영양제로 공급하는 성인에서는 두 달 정도 영양제를 지속하였을 때 대략 절반에서 담즙정체성간질환이나 간 기능 악화가 일어난다고 알려져 있으며, 지나친 칼로리의 공급이나 지질의 투여가 원인 중 하나가 된다. 따라서 영양제를 공급하더라도 총 칼로리를 하루에 kg당 30kcal 이하로 제한시키는 것이 바람직하며 지질(지방산)도 kg당 3g 이하로 투여하도록 권장되고 있다.

항암치료 중에
예방주사를 맞아도 되나요?

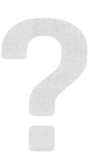

　항암치료를 받는 환자는 감염에 의한 중증도 및 사망률이 상대적으로 높아 감염성 질환에 대한 예방이 중요하다. 예방접종은 감염성 질환의 발생을 방지하는 데에 분명하고 효과적인 방법이지만, 항암치료로 인한 면역력 저하를 고려하여 시행해야 한다. 구체적으로 면역력 저하는 예방접종의 효과를 감소시킬 수 있으며, 약독화 생백신 내의 균주에 대한 인체의 대응력을 떨어뜨려 오히려 질병을 유발할 수 있다. 이러한 제한점을 고려해서 항암치료가 예정된 환자에게는 불활성화 백신의 경우에는 항암치료 2주 전에, 생백신의 경우에는 4주 전에 완료하는 것을 권고한다.

　만일 항암치료를 이미 시작해서 투여하고 있는 환자에게는 생백신이 아닌 불활성화 백신 투여를 권고하고 있다. 불활성화 백신은 사백신이라고도 불리는데, 병원체를 열, 방사선, 약품 등으로 사멸시키거나 병원체의 일부를 재조합해서 만들기 때문에 감염성이 없다. 따라서 항암치료로 인해 면역 저하 상태가 된 환자에게 생백신에 비해 안전하게 사용할 수 있다. 구체적으로 대한감염학회에서 항암치료 중인 고형암 환자에게 권고하는 불활성화 백신은 다음과 같다. 다만, 각 예방접종에 대해 권고되는 횟수와 간격 등은 종류와 기존 백신 접종력, 과거 감염력 또는 항체검사에 따라 달라, 접종 전에 담당 의사와 상의가 필요하다.

인플루엔자(생백신은 금기), 폐렴사슬알균(Streptococcus pneumoniae), 파상풍-디프테리아-백일해, A형간염, B형간염, 인유두종바이러스, 수막알균 (Neisseria meningitidis), 일본뇌염, b형 헤모필루스 인플루엔자(Hemophilus influenzae type B)

또한 아래의 생백신의 접종은 항암치료 중에는 피해야 한다.

인플루엔자 생백신, 수두, 홍역/유행성이하선염/풍진(MMR), 대상포진 생백신

2019년 이후 전세계적으로 유행하고 있는 코로나19에 대해서도 이와 같은 사항이 동일하게 적용된다. 2021년 발표된 대한내과학회 코로나19 백신 접종 권고안에 따르면, 현재 시행되는 암 치료의 종류나 치료 여부와 상관없이 백신의 우선적 대상자로 고

려하도록 되어 있다. 특히, 항암치료를 받고 있거나 종료한 지 6개월 이내의 환자, 그리고 암 치료를 계획하고 있는 환자들은 우선적으로 백신 접종을 고려하도록 권고하고 있다. 2022년까지 코로나19에 대한 약독화 생백신이 개발된 것은 없다. 현재 사용 가능한 코로나19 백신 내에도 감염성이 있는 코로나19 바이러스는 함유되어 있지 않다. 앞서 언급한 바와 같이 췌장암 환자들은 전신상태 및 항암치료로 인해 면역력이 저하되었는데, 이로 인해 코로나19 감염에 취약하고 예방접종의 효과가 일반인구에 비해 떨어진다. 질병관리청에서는 중증사망 예방을 위해 3회 접종을 기초접종으로 권고하며, 3회 접종 후 4개월 경과 후 4차 접종도 권고하고 있다.

항암치료 중 당뇨병은
어떻게 관리해야 하나요?

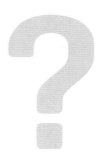

 췌장암 환자에서의 당뇨병은 일반적인 당뇨병 치료의 목표와 차이가 있다. 병기에 따라 차이가 있지만 80% 이상에서 수술이 불가능하기 때문에 대부분의 췌장암 환자들은 항암치료를 받더라도 췌장암의 기대 여명이 1~2년 정도로 길지 않다. 하지만 당뇨병에 의한 합병증은 수년에서 수십 년에 걸쳐 나타나기 때문에 당뇨병의 합병증을 예방하기 위한 치료가 췌장암의 치료에 우선되기는 어렵다.

 당뇨병의 엄격한 혈당 관리를 위해서는 식이 조절, 운동 요법, 혈당조절 약제, 인슐린 등의 치료를 한다. 그러나 췌장암 환자는 일반인에 비해 식사량이 적고 체중 감소가 심해 엄격하게 혈당 관리를 하면 체중 감소를 심화시켜 전신상태의 악화를 유발할 수 있다. 이러한 전신상태 악화는 항암치료의 중단으로 이어질 수 있으니 주의가 필요하다.

따라서 본래 당뇨병 혈당 조절 목표인 식전 혈당 80~130mg/dL, 식후 180mg/dL의 기준을 완화하여 식전 혈당 200mg/dL 미만으로 유지하면서 식이 제한은 되도록 하지 않는 것이 좋다. 그러나 혈당이 400mg/dL 이상이 유지되는 심한 고혈당은 이로 인한 합병증이 발생할 수 있으니 피해야 한다. 또한 식사량이 매우 적을 경우에는 저혈당이 발생할 수 있어 약제의 조절이 필요하다.

저혈당이 의심되는 증상 발생 시 빠른 시간 내에 혈당 확인 및 사탕 등 당질을 함유한 음식을 섭취하고 휴식을 취하는 것이 중요하다. 저혈당의 증상으로는 떨림, 식은땀, 현기증, 흥분, 불안정, 가슴 두근거림, 공복감, 두통, 피로감 등 다양하며 심할 경우 의식 저하가 발생할 수 있다. 의식 저하가 생기면 음식 섭취 시 음식물이 기도에 걸려 위험할 수 있으므로 응급실로 내원하여 적절한 치료가 필요하다. 저혈당은 증상 식사를 거르거나 불규칙한 식사 및 음주 등이 원인이 될 수 있어 평소 규칙적인 식습관을 가지고 섭취량을 극단적으로 줄이는 것은 삼간다.

항암치료 시
피해야 할 식품이 있나요?

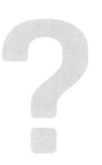

항암치료 중 발생하는 영양 불균형을 고려한다면 탄수화물, 지방, 단백질을 포함한 균형 잡힌 영양소의 식단이 필요한데 지방 섭취로 인한 복통이나 설사가 있지 않다면 지방섭취를 엄격히 제한할 필요는 없지만, 가능한 식물성 지방 위주의 식단이 추천된다. 항암치료로 인한 금지 식품이나 제한 식품이 따로 있진 않으며 특정 식품이 항암치료의 효과를 높이지도 않는다.

다만 위장장애나 소화장애로 인해 한 번에 소화가 어려운 경우 4~6회 정도로 나누어 소량씩 자주 섭취하는 것이 좋으며 충분한 단백질 섭취를 위해 지질을 제거한 부드러운 살코기, 생선, 두부, 달걀 등 양질의 단백질 식품을 추천된다. 만일 설사 증세가 있다면 수분을 충분히 섭취하는 것이 좋고 튀김이나 볶음 등 고지방 음식은 피하는 것이 좋다. 알코올, 카페인, 향신료 등 자극적인 음식도 주의하는 것이 바람직하다.

고기나 육류는 양질의 단백질로 빈혈의 개선과 면역력 개선에 도움이 되므로 제한할 필요는 없다. 다만 훈제과정에서 생기는 발암물질을 고려한다면 향후 2차암 예방 측면에서도 직화구이나 훈제류는 피하는 것이 바람직하다. 지질을 제거한 삶은 고기는 소량씩 꾸준한 섭취를 권장한다. 혈당 조절에 문제가 없다면 당류도 제한할 필요는 없다. 적당한 섭취는 열량의 보충에 도움이 되며 음식에 가미된 꿀, 물엿, 미숫가루나 두유 등의 섭취가 가능하다. 생선회나 날음식도 섭취는 가능하다. 다만 항암치료로 면역이 저하된 상태에서는 감염의 위험성으로 무균 상태를 유지하는 것이 중요하므로 충분히 익힌 음식만 복용하는 것이 바람직하다. 항암치료 중 급성위장염이 발생하게 되면 항암치료로 의한 설사와 감별이 어렵고, 감염되면 합병증 발생이 높으니 이런 문제를 유발할 수 있는 음식, 가령 숙성이 많이 된 젓갈류나 자극이 심한 음식은 피하는 것이 좋다.

간혹 입증되지 않은 식품이나 즙, 민간건강식품을 복용하는 경우가 있는데 각종 액기스, 붕어나 장어를 달인물, 동충하초 등의 버섯류, 녹용, 녹즙, 개소주 등은 오히려 간 기능을 악화시켜 항암치료에 부정적인 영향을 줄 수 있다. 비타민이나 영양제는 복용이 가능하지만, 필요 이상의 복용은 역시 간 기능 악화를 유발할 수 있으므로 담당 의사와 상의하는 것이 좋다.

표 4-7 암 환자를 위한 서울대학교병원 추천 식단

구분	1일	2일	3일	4일	5일
조식	오곡밥/버섯죽 북어채국 조기양념구이 고구마비타민 샐러드 &유자소스 브로콜리가 지글소스볶음 &삼색채소 포기김치 과일	오곡밥/녹두죽 열무된장국 돈사태찜 깻잎찜 감자깨즙 오븐구이 포기김치 과일	오곡밥/누룽지 쇠고기탕국 고등어녹차구이 연두부앙금- 소보로 열무된장지짐 석박지 과일	오곡밥/채소죽 미역국 바비큐폭찹 흑미두부단호 박조림 미나리무우 비트생채 포기김치 과일	오곡밥/누룽지 얼갈이국 연북어양념구이 단호박계란찜 치커리겉절이 깍두기 과일
10시 간식	녹차두유	딸기연두부 쉐이크	홍시음료	고구마쉐이크	두부미숫가루
중식	오곡밥 대구매운전골 새우살애호박전 &백김치전 시금치나물 포기김치	보리생채소- 비빔밥 청국장 표고버섯찌개 가자미양념구이 풋고추장떡 석박지	쇠고기버섯- 오므라이스 맑은우동국물 도라지사과생채 그린샐러드 &고구마드레싱 포기김치	오곡밥 미역국 모듬쌈밥정식/ 더덕구이 닭꼬치채소구이 황태포 &닭살불고기 과일&견과 쌈장 석박지	오곡주먹밥 브로컬리 메밀소바 닭꼬치칠리 채소구이 참나물초장 콩가루무침 깍두기
15시 간식	호이호떡 &사과미나리 주스	브로콜리 유부초밥 &오미자주스	마늘바게트 &석류주스	딤섬 &복분자주스	달콤레몬머핀 &수정과

| 석식 | 단호박영양밥
미역국
제육고추장볶음
흑임자도라지-
채전
두부카프라제
샐러드
석박지 | 오곡밥
아욱단호박
수제비국
갈치무조림
블루베리
토마토샐러드
열무김치 | 오곡밥
배추국
병어무조림
가지홍초
구이무침
쑥갓적채
채소겉절이
깍두기 | 오곡밥
버섯된장찌개
들깨쇠고기
찹쌀구이
&채소무침
실곤약&녹차면
채소무침
모두부
&볶음김치
깍두기 | 오곡밥
호박고추장찌개
소고기전
&묵은지
/부추무침
두부견과까스
유자청
채소샐러드
알타리김치 |

항암치료 중에
수혈을 받아도 되나요?

암 환자에서 빈혈, 혈소판감소증이 생기는 원인은 매우 다양하기 때문에 우선 그 원인을 명확히 파악하고, 교정 가능한 요인이 있는지를 확인한다. 항암제는 적혈구와 혈소판을 생성하는 골수의 기능을 억제하기 때문에, 일반인과 비교하여 적혈구와 혈소판의 생성 속도가 느려지게 되고 결과적으로 빈혈과 혈소판감소증이 발생한다. 빈혈의 대표적인 증상으로 피로감, 무기력함, 창백함, 두통이 가장 흔하며 빈혈이 심한 경우 가벼운 운동에도 숨이 차거나 어지럼, 두근거림, 흉통 등을 경험할 수 있다. 가만히 있어도 숨이 차다면 빈혈의 정도가 매우 심한 것이므로 응급실 진료를 받아야 한다.

혈소판감소증은 가벼운 충격에도 쉽게 멍이 들고 다리에 반점 양상의 출혈 발진이 발생할 수 있다. 쉽게 피로해지며, 코피나 잇몸 출혈이 쉽게 발생한다. 또는 혈뇨나 혈변을 보거나, 여성의 경우 생리 양이 증가할 수 있다. 눈에 보이는 부위의 출혈이라 하더라도 지혈이 되지 않거나, 대변이 검게 나오거나 붉게 나오는 경우, 소변이 붉게 나오는 경우 등 내장출혈이 의심되는 경우는 응급실로 내원해야 한다. 뇌출혈은 드물지만 심각한 부작용으로, 갑작스러운 심한 두통 및 구토, 의식 저하, 말이 잘 나오지 않거나 팔다리에 힘이 빠지는 경우 이를 의심하고 응급 진료를 받아야 한다.

빈혈 또는 혈소판감소증으로 인한 증상이 발생하거나, 수치가 매우 낮아 합병증이 예상되는 경우에는 수혈을 받아야 한다. 항암치료를 받는 환자라고 하여 수혈을 받지 못할 이유는 없다. 철분과 비타민, 단백질과 같은 영양소가 조혈작용에 중요한 역할을 하며 암 환자는 불충분한 영양 섭취, 흡수 장애, 종양 출혈 등의 이유로 철 결핍, 비타민 결핍 등이 자주 발생한다. 이를 예방하기 위해서는 충분한 양의 식사를 잘 챙겨 먹도록 해야 하며 결핍 소견이 관찰될 경우 철분제, 종합비타민제 등을 복용하는 것이 도움이 된다. 붉은 살코기는 철분과 단백질이 풍부해 빈혈 예방에 좋은 것으로 알려져 있으며 달걀, 생선, 해산물, 콩류, 녹황색 채소 등을 섭취하는 것도 좋다. 미역이나 시금치, 브로콜리와 같은 녹황색 채소에는 엽산과 조혈작용에 필요한 비타민이 풍부하게 들어 있어 역시 도움이 된다. 신선한 생 채소나 과일 주스는 비타민 C 섭취에 좋다.

병원에서 정기적인 혈액검사를 시행하여 혈구수치를 자주 확인하고, 필요한 경우 조혈성장인자 등을 투약받도록 하자. 다만 조혈성장인자는 빈혈에는 도움이 되지만 혈소판 생성을 촉진하는 성장인자는 아직 없다.

항암치료 후
고혈압, 고지혈증 약은
계속 복용해도 되나요?

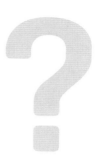

  항암치료 중 고혈압이나 고지혈증약은 항암치료와 관계없이 복용할 수 있다. 다만 식사를 잘하지 못하고 체중이 빠지는 상태라면 혈압이 평소보다는 저하되기 쉬운데 수축기 혈압을 기준으로 혈압이 110mmHg 이하이거나 현기증 등의 증세가 동반된다면 복용 중인 혈압약의 용량을 줄이거나 잠시 중단하는 것이 좋다. 혈압약은 항암치료와 무관하게 당시에 측정된 혈압이 그 복용기준이 된다. 아무리 식사를 못 하는 상태라도 혈압이 기준치 이상으로 높다면 혈압약의 복용은 필수다. 고지혈증약도 마찬가지이다. 식사를 잘 못 하지만 콜레스테롤 기준치가 저밀도 콜레스테롤을 기준으로 160mg/dL 이상이거나 중성지방이 400mg/dL를 웃

돈다면 가급적 고지혈증약을 복용하는 것이 좋다. 그러나 일반적으로는 식사량이 떨어지면 콜레스테롤이나 중성지방도 낮아지게 되므로 항암치료의 부작용으로 식사를 제대로 하지 못하고, 구토를 지속하는데 약물을 억지로 권유하는 것은 바람직하지 않다. 이러한 경우에도 약물 복용의 기준은 항암치료와 무관하게 체내 콜레스테롤 측정치를 기준으로 하는 것이 더 바람직하다.

일생 암을 겪는 사람들의 비율이 대략 ⅓에 이를 정도로 많아지는데 이러한 암 경험자들이 암을 제외하고 가장 흔히 겪는 주된 건강문제는 심혈관질환 등의 만성질환이다. 그도 그럴 것이 암과 관련된 위험 인자들이 흡연, 음주, 비만, 고혈압, 당뇨병 등이며 이러한 위험 인자는 심혈관질환의 발생과도 관련이 깊다. 따라서 암의 치료에만 집중하다 보면 자칫 만성질환이나 심혈관질환의 관리나 예방에 소홀해지기 쉬운데 암이 치료가 되어도 만성심혈관질환이 악화된다면 애써 치료받느라 고생한 것이 소용없게 된다.

일부 연구에서는 항고혈압제가 췌장암 환자의 사망 감소에 도움이 되거나 항암치료 효과를 높일 수 있다고 보고되었다. 안지오텐신차단제를 사용하면 암을 먹여 살리는 혈관을 수축시키고 암성장경로에 작용하는 안지오텐신계에 영향을 주어 췌장암의 성장 속도를 늦출 수 있는 것으로 확인되었다. 효과가 있다고 연구된 안지오텐신차단제 혈압약은 아타칸(Atacand®, 성분명: candesartan), 로살탄(Losartan®, 성분명: losartan), 카프릴(Capril®, 성분명: captopril), 에나

프린(Enaprin®, 성분명: Enalapril) 등을 들 수 있다. 고지혈증약인 스타틴의 경우에도 아직 논란이 분분하지만 항암치료의 효과를 증진시키고 일부암세포들을 직접 괴사시키며 종양이 증식하는 데 필요로 하는 혈관의 생성을 막는다는 사실도 입증된 바 있다. 아직 혈압약이나 고지혈증약의 항암 보조효과에 관한 대규모 연구가 부족하여 좀 더 조사를 해봐야 하겠지만 특히 만성질환자에서는 이러한 약물의 복용이 추가적인 도움이 될 가능성이 있다.

항암치료 중
치과 치료는 가능한가요?

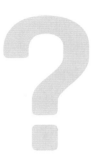

　　항암치료 중에도 치과 치료는 가능하다. 하지만 다음과 같은 사항을 염두에 두어야 한다. 항암제는 백혈구와 혈소판을 생성하는 골수의 기능을 억제하기 때문에 일반인과 비교하여 백혈구와 혈소판의 생성 속도가 느려지게 되고 결과적으로 백혈구감소증과 혈소판감소증이 발생하게 된다. 그중 수명이 짧은 중성구 수치가 많이 감소하는데, 이는 세균 감염을 방어하는 일차적인 역할을 하는 세포로 중성구감소증이 발생하면 세균 감염에 대한 면역력이 크게 떨어지게 된다. 또한, 혈소판 수치가 감소하게 되면 출혈 발생 시 지혈 기능이 떨어지게 된다. 일반적으로 췌장암에 대한 항암제 투여 후 1~2주 후 백혈구와 혈소판 수가 가장 많이 감소하는 것으로 알려져 있다. 이때 세균 감염에 대한 면역력과 지혈 기능이 가장 떨어지는 시기이다. 하지만 그 시기는 항암제의 종류에 따라 차이가 있어 치과 치료가 필요하면 담당 의사와 그 시기를 상담하는 것이 필요하다.

치과 치료의 경우 종류에 따라 다르지만, 대표적인 치과 치료인 발치와 임플란트 시술의 경우 치료 중 출혈의 위험과 치료 후 이차적인 세균 감염의 위험이 적지가 않은 것으로 알려져 있다. 따라서 가능하면 백혈구와 혈소판 수치가 정상으로 회복된 후에 시행하는 것이 좋으며 일반적으로 다음 주기의 항암치료 시작 직전에 시행하는 것이 좋다. 췌장암으로 항암치료 중이라는 것을 치과 의료진에게 알려야 하고 가능하면 항암치료를 처방한 의사로부터 환자의 의학적 상태와 항암치료 병력을 기술한 소견서를 미리 발부받아서 치과 의료진에게 제출하면 좋다. 치료 후에는 수일간 항생제를 복용하는 것이 좋다.

만일 치과 치료를 응급으로 시행해야 한다면 반드시 혈액검사를 통해 백혈구와 혈소판 수치를 확인하고 시행해야 하며 가능하면 항암치료를 시행 받은 병원에서 시행하는 것이 좋다. 또한, 치과 치료 후 38℃ 이상의 발열이 있거나 미열만 있어도 오한이 동반되면 한밤중이라도 반드시 응급실에 방문해야 한다.

항암치료 중 생기는
복수는 어떻게 치료하나요?

    췌장암 환자에서 복수가 생기는 이유는 몇 가지가 있다. 췌장암의 복막 전이가 가장 흔하고, 큰 종양 크기로 인해 췌장 주변의 혈관이 압박되거나 혈전으로 인해 혈관이 막혀서 생기는 것이 그다음으로 많다. 다발성 간 전이로 인해 간경화와 유사한 환경이 초래되어 복수가 발생할 수도 있다. 따라서 췌장암에서 항암치료 중 복수가 차면 대개 복막 전이나 간 전이와 같은 원격 전이가 발생하거나 췌장 주위로 암이 확장됨을 의미하기에 좋지 않은 예후가 발생할 수 있다.

    복막 전이로 인해 암성 복수가 발생하면 췌장암을 완치하기는 어렵고 항암치료와 같은 수단으로 암이 더 진행하지 않도록 억

4장

제하고 암의 크기를 줄이는 것이 목표가 된다. 항암치료의 효과로 복강 내 전이된 암세포의 숫자가 감소하고 비정상적인 혈관이 감소하면 복수가 차는 양도 줄어들게 된다. 단기간에 복수의 양을 줄이는 방법은 바늘을 통해 복수를 빼는 것이 유일하다. 대개 안전하고 통증도 심하지 않으므로 숨이 차거나, 식사하기 어렵거나, 통증과 팽만감 등의 증상이 있다면 주기적으로 복수를 뽑아주는 것이 증상 개선에 도움이 된다. 다량의 복수를 뽑은 후에는 소실된 단백질을 보충하기 위해 알부민 주사를 투약해야 한다. 복수가 차는 양이 매우 빠르고 거동이 제한되어 주기적인 복수 천자가 어려운 경우에는 복강 내로 가느다란 관을 거치하고 주머니를 연결하여, 주머니만 가득 찰 때마다 비워주는 방법을 고려할 수 있다. 다만 이런 경우 거치된 관을 통해 세균 감염이 일어날 가능성이 크기 때문에 꼭 필요한 경우에만 선택해야 하는 방법이고, 소독 등 적절한 관리 방법을 숙지해야 한다.

복강 내 혈관이 압박되거나, 다발성 간 전이로 인해 복수가 발생하면 간경화 환자들과 유사한 환경이 조성되어 복수가 발생한다. 복강 내 장기의 혈관은 간을 거쳐 심장으로 돌아가는데, 이 과정 중 어느 한 군데의 흐름이 원활하지 않으면 교통체증이 발생한 것과 같이 압력이 높아지게 되고 복강에는 복수가 차게 된다. 이 경우는 간경화 환자들과 유사한 방법으로 복수를 조절해 볼 수 있는데, 암성 복수처럼 바늘로 복수를 뽑는 것 이외에도 식욕이 떨어지지 않는 범위 내에서 저염식으로 식단 관리를 하고, 이뇨제를 복용함으로써 복수가 차는 속도를 늦출 수 있다. 이뇨제는 수분과 염분 배출을 촉진하므로 탈수, 전해질 이상으로 인해 어지럼, 두통, 근육 경련, 통풍과 같은 증상이 발생할 수 있다. 담당 의사와 자주 상담하여 적정량의 이뇨제를 사용한다. 췌장암으로 인해 간문맥 압박이나 협착이 발생한 경우는 혈관 내로 스텐트를 삽입하여 폐색을 예방할 수 있다. 복수뿐만 아니라 간경화 환자들과 같이 자발성세균성복막염, 정맥류출혈, 간성뇌증(문맥전신순환뇌병증, portal systemic encephalopathy)과 같은 합병증이 발생할 수 있으므로 이에 대해 주의하는 것이 필요하다.

항암치료 통증이 너무 심해서
진통제도 안 들어요.
어떻게 하죠?

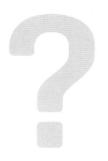

　　모든 암 환자를 진료할 때 통증 유무를 체계적으로 평가한다. 암성 통증 환자에게서는 통증 강도가 어느 정도이든 마약성 진통제를 사용해서 통증 조절을 시도할 수 있다(p. 192 참고). 경도의 통증에서 비마약성 진통제를 사용해도 통증이 조절되지 않는다면 재평가를 통해 마약성 진통제로 전환하는 것을 고려해야 한다. 중등도 이상의 통증에 대해서는 처음부터 마약성 진통제를 사용하여 통증 조절을 시도한다. 죽는 것보다 더 무서운 것은 통증이라는 말이 있다. 통증을 충분히 조절하지 못하면 고통으로 인해 삶의 질이 감소하고, 질병에 맞서는 신체적 능력이 떨어진다.

　　통증으로 인해 입원 기간이 연장되기도 하고, 항암치료를 예정대로 투약하지 못하여 효과적인 치료를 받지 못하게 될 수도 있다. 진통제를 사용한다고 해서 암이 악화되거나 치료에 방해가 되는 경우는 없다. 또한 환자의 걱정과는 달리 통증 조절을 위해 마약성 진통제를 투여하는 경우 중독은 드물다. 하지만 부작용 발생이 흔해, 이에 대해 미리 알고 관리하는 것이 중요하다. 대표적인 부작용으로는 변비, 구토, 진정과 호흡 억제, 섬망 등이 있으며 이 중 변비는 다른 부작용들과는 달리 내성이 생기지 않기 때문에 증상이 지속되고, 진통제를 증량함에 따라 더 악화될 수 있다. 진통제는 속효성과 지속형 두 가지를 함께 사용하며, 지속형 진통제로 기저 통증을 조절하고 간헐적으로 발생하는 돌발 통증이 있을 때 (또는 예상될 때) 속효성 진통제를 복용하여 통증을 조절하면 된다. 입으로 약을 삼킬 수 없는 경우에는 피부에 붙이는 패치형 제제나 입으로 녹여 먹는 제형을 사용한다.

그림 4-4 **돌발통증과 기저통증**

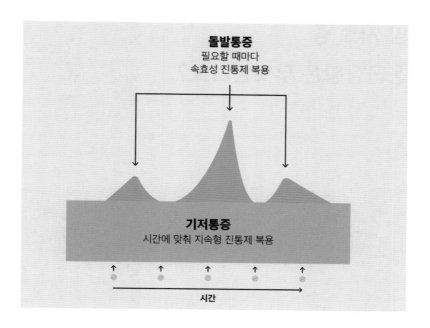

항암치료로 인해 발생한 말초신경통이나 다른 종류의 신경통
에는 마약성 진통제의 효과가 떨어지기 때문에 이에 맞는 진통제
를 사용한다. 충분한 양의 마약성 진통제 사용에도 통증 조절이 잘
되지 않으면 복강신경총 차단술과 같은 신경차단술을 시도해 볼
수 있다(p. 318 참고).

암 치료 중
응급상황은 무엇인가요?

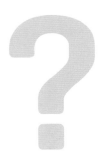

황달이 생기거나 간 수치가 상승한 경우

    간 수치가 상승하는 원인은 매우 다양한데, 항암제 자체로 인한 간독성이 발생하거나 항암치료 중 환자가 다른 약제나 한약, 건강 보조 식품 등을 새로이 복용하는 경우 간 수치가 상승할 수 있다. 하지만 췌장암에서는 췌장 종괴나 간 종괴, 림프절 전이로 인한 담관 폐색이 발생할 수 있으므로 항암치료 중 간 수치가 상승하면 이러한 담관 폐색의 가능성을 항상 염두에 두어야 한다. 특히, 눈이 노래지는 황달이 발생하거나 소변 색깔이 갈색 또는 붉은색으로 바뀌는 경우 담관 폐색의 가능성이 매우 높으므로 조속히 병원에 방문해서 상담받아야 한다. 보통 소변 색의 변화가 피부나 눈의 변화보다 빨리 나타나기 때문에 췌장암 환자는 본인의 소변 색깔 변화에 주의를 기울여야 한다.

　　담관 폐색이 발생하여 간 수치가 상승하거나 황달이 발생하면 전신쇠약감, 피로감, 식욕 부진 등이 동반되는 경우가 많고 이차적인 세균 감염인 담관염이 발생할 위험이 커진다. 따라서 항암치료를 중단하고 내시경역행담췌관조영술, 경피경간경유담관배액 또는 초음파내시경 등을 통한 담관배액술을 반드시 시행해야 한다. 담관배액술 후 간 수치 상승과 황달이 호전되면 항암치료를 재개하는 것이 가능하다.

열이 발생

　　항암제는 백혈구를 생성하는 골수의 기능을 억제하기 때문에 백혈구의 생성 속도가 느려지게 되고 결과적으로 백혈구감소증이 발생한다. 그중 수명이 짧은 중성구 수치가 크게 감소하는데, 이는 세균 감염을 방어하는 일차적인 역할을 하는 세포로 중성구감소증이 발생하면 세균 감염에 대한 면역력이 크게 떨어지게 된다. 일반적으로 췌장암에 대한 항암제 투여 후 1~2주 후 백혈구와 중성구 수가 가장 많이 감소하므로 이때가 세균 감염에 가장 취약한 시기가 된다. 백혈구와 중성구가 감소한 상태에서 세균 감염이 발생하게 되면 뚜렷한 다른 증상 없이 발열만 발생할 수 있으며, 갑작스럽게 패혈증 또는 패혈성 쇼크로 진행해서 의식 저하, 심정지 등의 위중한 상태로 진행될 수 있다.

췌장암에서는 복통, 황달, 갈색뇨 등의 증상이 동반된 담관염에 의한 발열 이외의 다양한 이유로 열이 날 수 있다. 항암치료 중에 38℃ 이상의 발열이 있거나 미열만 있어도 오한이나 배뇨 시 통증, 심한 기침이나 복통, 설사 등이 동반되면 한밤중이라도 반드시 응급실에 방문해서 항생제 치료를 받아야 한다. 고열이나 오한 증상으로 힘들 경우에는 응급실 방문 전에 해열제를 복용해도 무방하지만, 해열제 복용 후 일시적으로 증상이 호전되어도 응급실 방문은 반드시 이루어져야 하고 해열제를 복용하였다는 사실을 의료진에게 알려주어야 한다.

한쪽 손에 힘이 빠지고 어지럼증 발생

일반적으로 암과 뇌졸중(뇌출혈과 뇌경색)은 발생 위험 인자가 겹치는 경우가 많아 암 환자에서 뇌졸중 발생 위험이 증가할 수 있고, 또한 암 자체가 혈관 침범과 혈전, 그리로 이차적인 응고장애를 통해 뇌졸중을 일으킬 수 있는 것으로 알려져 있다. 또한 플루오로우라실(5-FU)이나 씨스플라틴(cisplatin)과 같은 일부 항암제의 경우 혈관내피 손상과 응고인자 장애를 일으킬 수 있고 이를 통해 뇌졸중 발생 위험을 높이는 것으로 알려져 있다. 실제로 스웨덴에서 시행된 대규모 인구를 통한 한 연구에서는 암으로 진단된 후 첫 6개월 동안 뇌출혈과 뇌경색이 발생할 위험이 일반 인구에 비해 각각 2.2배, 1.6배 높음을 보고하였다. 특히 전이가 동반된 암의 경우 뇌졸중 발생 위험이 더 높아지는 것으로 보고하였다.

일반적으로 암 환자에서 뇌졸중은 다발성으로 발생하는 경우가 많고 암의 진행 정도가 높을수록 뇌졸중의 중증도도 심해진다. 암이 없는 환자에 비해 뇌졸중으로 인한 후유증이 심하므로 항암치료 중 뇌졸중이 발생하게 되면 전신기능 저하로 이어져 항암치료를 지속할 수 없게 되는 경우도 있으므로 췌장암으로 항암치료 시행 중 한쪽 상지나 하지에 힘이 빠지는 증상 또는 어지럼증 증상이 나타나면 한밤중이라도 반드시 응급실에 방문해야 한다.

숨이 차는 경우

갑자기 숨이 차면 폐색전증일 수 있으므로 응급실로 바로 방문해야 한다. 췌장암은 위암과 함께 기타 다른 암종에 비해 혈전이 발생할 위험도가 가장 높은 것으로 알려져 있다. 보통 폐색전증은 다리 정맥에서 발생한 혈전이 갑자기 이동하면서 폐동맥을 막아서 발생하게 된다. 폐색전증은 치료하지 않는 경우 사망률이 매우 높은 질환이므로 빠른 조치가 필요하다. 먼저 CT 검사를 시행하여 폐색전증을 진단받으면 적절한 산소공급 및 항응고치료를 시행하는 것이 중요하다. 폐색전증을 예방하기 위해서는 평소에 다리가 많이 붓는 경우 하지 깊은정맥혈전증이 있을 가능성이 있으므로, 주치의와 상의하여 필요한 검사 및 항응고치료를 시작하는 것이 좋다. 한편, 췌장암 수술을 하면 깊은정맥혈전증이 발생할 위험이 더 증가하므로, 압박스타킹을 신는 것이 깊은정맥혈전증의 예방에 도움이 될 수 있다.

그림 4-5 **급성폐색전증의 발생기전**

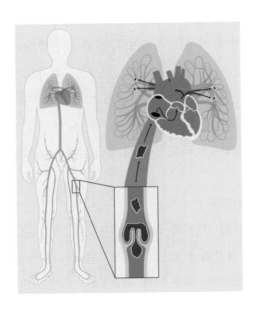

　폐색전증 이외에도 숨이 찰 수 있는 문제로 빈혈이나 흉수, 다발성 폐전이, 폐렴 등의 문제가 있다. 한편 검은색 변이나 혈변이 있으면 출혈로 인한 빈혈이 발생할 수 있다. 내시경 등을 통해 출혈병소를 확인하는 것이 중요하다. 그리고 흉부촬영을 통해 흉수나 다발성 폐전이, 폐렴 등의 문제를 확인해 보는 것이 좋다. 결론적으로 천천히 진행하는 호흡곤란의 경우에는 주치의와 상의하여 필요한 검사 및 처치를 고려할 수 있지만, 갑자기 발생한 호흡곤란은 폐색전증 등의 심각한 질환일 수 있으므로 바로 응급실을 방문해야 한다.

항암치료 중 어떤 운동을
하는 게 좋을까요?

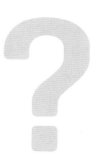

암 치료와 운동의 관계

항암치료로 인해 면역 저하 상태나 신체영양, 전해질 불균형 상태가 아니라면 적당한 운동은 오히려 도움이 될 수 있다. 운동이 암을 재발시키거나 더 아프게 만든다고 생각하는 것은 편견이며 오히려 적당한 운동은 근력과 심폐기능이 저하되는 것을 막고 피로감을 줄이며, 심리적인 면에서도 안정을 준다. 또한 암 치료를 잘 받을 수 있도록 체력을 길러주기도 한다. 암 환자는 통증뿐만이 아니라 무기력, 체력 저하, 일상생활 수행능력의 저하 등이 문제가 되는데, 이것을 암환자의 90%가 겪고 있다는 '암피로'라고 한다. 이러한 암피로의 원인은 암으로 인한 신체의 면역반응으로 생기는 염증 물질들 때문 이기도 하며, 항암치료 후 부작용으로 나타나는 빈혈, 심폐기능장애, 감염으로 인해 나타나기도 한다. 운동은 이러한 암피로를 감소시켜주며 체중 관리, 심폐기능 향상, 면역력 향상, 우울감 극복에 다양하게 도움이 된다. 근래에는 근육량에 따라 췌장암의 예후가 달라진다는 연구 결과가 다수 보고되며 근력운동을 통해 적절한 근육량을 유지한 환자가 수술 후나 항암치료를 받으면 양호한 경과를 가진다고 확인되었다.

운동의 종류, 시기, 강도

항암치료를 받은 며칠 동안은 면역력이 저하되고 다른 세균의 공격에 취약할 수 있어 무리한 운동은 피하고 충분한 안정 및 휴식을 취해야 한다. 항암제 치료 수일 후부터는 운동을 시작할 수 있는데 환자의 체력이나 신체 상태에 따라 조금씩 운동량을 늘려 나간다. 운동은 유연성운동, 근력운동, 유산소운동으로 나뉘며 산책이나 가벼운 등산 등의 유산소운동과 스트레칭, 맨손체조 등의 유연성운동을 병행하여 시작하는 것이 바람직하다. 유산소운동의 종류로는 적절한 중간강도의 운동 효과를 기대하는 운동으로 빠르게 걷기, 고정식 자전거 타기, 탁구나 배드민턴, 가벼운 계단 오르기 등을 들 수 있다. 이러한 운동은 몸 안에 많은 산소를 공급하여 심장과 폐의 기능을 향상시키며 지구력향상을 통해 체력을 증진시키는 효과가 있다.

표 4-8 운동 자각 측정도

구분	운동 강도	
20	최대로 힘들다	
19	매우 매우 힘들다	
18	매우 힘들다	
17		
16		
15	힘들다	최대 심장
14		박동수
13	조금 힘들다	50~80% 강도
12		
11	가볍다, 혹은 알맞다	
10	매우 가볍다	
9		
8	매우 매우 가볍다	
7		
6		
5	전혀 힘들지 않다	
4		
3		
2		
1		
0	수면 상태	

췌장암의 항암치료 이야기

운동의 강도는 개인에 따라 차이가 있지만 일반적으로는 '약간 힘들다'로 느껴질 정도가 좋다. 12~13 정도의 강도로 조금 힘들고 숨은 약간 차지만 옆 사람과 대화는 가능한 정도로 시행한다. 운동 시간은 일반적으로 일주일에 3일, 한 번에 20~30분이 바람직하며, 체력에 따라 10분 운동 후 5분 휴식을 반복하는 식으로 시행한다. 운동 중 수분의 공급을 충분히 하는 것이 중요하며 건강 상태에 따라 휴식시간을 늘리거나 열이 나는 날에는 운동을 중단하는 것이 바람직하다.

유연성 운동은 근골격계 합병증을 예방하고 수술이나 방사선치료로 생길 수 있는 관절구축이나 근육통 예방에 효과가 있다. 대표적으로는 근육과 인대를 신전시켜 주는 스트레칭이 있는데 유산소운동이나 근력운동 전에 5~10분 정도 시행해 주는 것이 바람직하다. 항암, 방사선치료가 근력을 떨어뜨릴 가능성을 감안한다면 적절한 근력운동도 관절과 연골, 근육 기능의 유지에 도움이 된다. 근력 운동은 0.5~2kg짜리 아령을 드는 수준으로부터 시작하고 주 3회, 운동 시간은 5~10분으로 하는 것이 적당하다. 무리한 근력운동은 관절과 연골 손상을 악화시킬 수 있으므로 무리가 안 되는 약한 수준으로부터 시작해서 점진적으로 늘려나가는 것이 중요하다.

만일 항암치료로 인해 중성구나 혈소판, 빈혈이 악화된 상황이라면 운동을 수일간 중단하고 충분히 안정을 취하는 것이 바람직하다. 대개 항암치료 후 1~2주 때 가장 심해지는데, 중성구감소

(1,000/uL 이하), **혈소판 감소**(50,000/uL 이하)나 **빈혈**(8g/dL 이하)이 있으면 과도한 신체활동이 오히려 감염이나 합병증의 발생을 높일 수 있으므로 안정을 하며 회복 때까지 운동을 미루는 것이 좋다.

항암제로 인해 말초 감각신경과 운동신경이 손상을 받게 되고, 손과 발끝이 저리고 화끈거리며 통증을 느끼거나 움직임 기능이 저하되는 말초신경병증이 비교적 흔하게 관찰될 수 있다. 심한 경우 다리에 힘이 없고 발바닥의 감각이 둔해져 있을 수 있으니 낙상, 골절 위험이 있는 환자는 운동 시 주의를 요한다. 격렬한 신체 운동은 지양하고 근력과 인대의 기능을 회복하여 통증감소에 도움이 되는 방향으로 하는 것이 좋다. 발이 저린 경우는 주로 걷기나 수중재활운동이 좋고, 손이 저린 경우는 미세운동 기능 향상을 위한 동작(바둑알, 콩, 팥, 쌀 집기 등)이 도움이 된다. 점차적으로 감각에 자극을 주어 적응하도록 하는 탈감작요법은 기능 유지와 걷기 능력 향상에 유용하다.

췌장암의 다양한 치료 이야기

방사선치료는
어떻게 진행되나요?

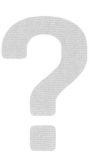

췌장은 주변에 방사선에 민감한 장기들이 위치해 췌장암에서 방사선치료의 역할과 그 적응증은 아직도 정립되지 않았다. 하지만 국소적으로 암을 조절하기 위한 치료법으로 수술 이외에 방사선치료가 유일하며 입자방사선치료 혹은 체부정위방사선치료 같은 고강도 고정밀 방사선치료가 안전하게 시행됨에 따라 췌장암에서 방사선치료의 역할이 다시 부각되고 있다.

췌장암에서 효과적인 방사선치료와 항암치료의 병합요법에 대한 연구도 활발히 진행되고 있어 방사선치료의 새로운 역할 확립이 기대된다. 췌장암에서 방사선치료 시행 시점 및 목적에 따라 근치절제 확률을 높이기 위한 수술 전 방사선치료, 근치절제 후 재발을 막기 위한 보조요법, 그리고 증상의 경감 및 암의 진행을 막기 위한 완화 목적으로 구분된다.

수술 전 치료법

진단 당시 영상검사에서 수술이 가능한 경우는 20% 미만이며 이마저도 수술 시 절제부위에 미세잔존암이 남아 있을 수 있다. 따라서 수술 전 방사선치료는 췌장암의 국소조절을 통해 병기를 낮추고 근치절제 가능성을 높이기 위해서 시행한다. 2018년 발표된 경계성 절제가능 췌장암 환자를 대상으로 한 국내 다기관 2, 3상 임상연구에서 수술 전 선행항암방사선 병행치료를 시행한 환자군이 수술을 바로 시행하는 것보다 더 좋은 치료 성적을 보였다. 2022년 네덜란드에서 발표된 PREOPANC 임상연구에서도 절제가능 또는 경계성 절제가능 췌장암을 대상으로 수술 전 젬시타빈 기반 선행항암방사선병행치료 후 수술을 시행한 군과 곧바로 수술을 시행한 군을 비교하였을 때 5년 생존기간이 20.5%/6.5%로 수술 전 선행요법을 시행한 군이 월등하게 높게 보고되었다.

수술 후 보조요법

췌장암은 근치절제 후에도 수술 주위 및 림프절에서 재발이 50% 이상으로 흔하게 발생하기 때문에 재발을 막기 위한 방법으로 수술 후 항암방사선병행치료가 30년 이상 연구되었다. 그러나 여러 2상, 3상 임상시험에서 항암방사선병행치료가 췌장암 재발을 예방하는 데 충분한 효과를 보여주지 못했다. 단, 수술 후 절단부위에 미세잔존암이 있으면 방사선치료가 효과가 있는 것으로 보고되었고, 항암방사선병행치료가 국소재발을 유의미하게 낮추어 준다는 연구 결과도 있어 방사선치료의 국소적 암조절 효과는 어느 정도 입증되었다. 또한 기존의 연구가 시행될 당시에는 췌장암에서 방사선 조사의 강도, 스케줄 등 표준치료법이 정립되어 있지 않았기 때문에 방사선치료의 품질 관리가 이루어지지 못했다. 현재는 수술 후 방사선치료의 효과에 대한 대규모 전향적 연구가 미국 국립암연구소에서 진행되고 있어 이에 대한 결과가 기대된다.

완화치료

췌장암의 국소적 조절 및 생존기간의 연장을 위한 목적으로 방사선치료를 고려해 볼 수 있다. 참고로 수술 또는 지속적인 항암치료가 어려워도 같은 이유로 방사선치료를 시행할 수 있다. 또한 간 등의 장기에 원격 전이가 있더라도 개수가 많지 않으면 전이 부위에 대한 방사선치료를 시도해 볼 수 있으나 아직 임상적 근거가 충분치 않다. 췌장암은 통증의 조절이 매우 중요한데, 진통제 및 신경차단술 등으로 통증의 호전이 없으면 췌장종양에 대한 방사선치료를 고려해 볼 수 있으며, 일부 환자에서 통증의 호전 및 진통제 감량의 효과를 기대할 수 있다. 일반 방사선치료보다는 체부정위방사선요법 같은 고강도 방사선치료가 좀 더 좋은 효과를 나타내는 것으로 알려져 있다. 전이성 췌장암에서 뼈 또는 뇌와 같은 장기 등으로 전이되면 해당 부위의 통증 경감 및 신경학적 증상의 호전 등을 위해서 전이 부위에 방사선치료를 시행할 수 있다.

부작용

방사선치료의 부작용은 조사 부위와 선량에 따라 다르게 나타난다. 먼저 복부에 방사선이 조사될 경우 치료 2~3주 뒤부터 복통, 구역, 구토, 위장관염증 및 궤양이 발생할 수 있다. 특히 위장관은 방사선에 취약한 장기로 위장관궤양이 심해지면 출혈이나 천공 등의 심각한 합병증이 발생할 수 있고, 향후 점막의 섬유화로 인해 장협착이 발생하기도 한다. 간에 다량의 방사선이 조사되면 간염으로 인한 간 수치 상승이 발생할 수 있다. 이외에 담도 출혈 및 협착, 신장기능 저하 등도 발생할 수 있다. 방사선치료로 인한 위장관 염증에 대해서는 식이요법과 함께 설사가 심한 경우 지사제, 구토가 심한 경우 항구토제를 사용할 수 있고, 직장염이 동반되면 설파살라진(sulfasalazine)과 같은 예방적 경구약제도 투여한다.

머리에 방사선 조사를 받게 되면 일시적으로 뇌가 붓게 되어 두통, 구역, 구토, 피로감, 식욕저하, 청력저하, 기저 신경 증상의 악화 등이 발생하며, 드물지만 급성 뇌염도 발생할 수 있다. 머리에 방사선치료를 받으면 초기에 뇌가 부어올라 발생하는 증상을 줄이기 위하여 뇌압을 낮추는 약제를 같이 병용하여 치료한다. 또한 두피의 발적, 가려움과 함께 탈모가 생기기도 한다. 장기적인 신경학적 합병증으로 피로감, 인지기능 저하, 기억력 감퇴, 학습 능력 저하 등 뇌의 기능 저하와 뇌혈관계 합병증, 뇌종양 등도 발생할 수 있다. 척추 전이로 허리 및 골반 등에 방사선치료를 받으면 피부의 발적, 가려움, 건조증, 표피 박리, 궤양 등이 발생할 수 있다. 방사선 조사로 인한 피부 손상 시 뜨거운 물이나 물리적 자극을 피해야 하고 충분한 보습을 해주는 것도 필요하며 심하면 국소 스테로이드 도포제를 사용해 볼 수 있다.

방광 및 대장 등이 방사선에 의해 손상을 받아 혈뇨, 빈뇨, 배뇨 곤란 및 배뇨통, 설사, 혈변, 대변을 보고 나서 또 대변을 보고 싶은 느낌, 대변을 참기 어렵고 배변을 하더라도 시원하지 않고 뒤가 묵직한 느낌 등이 동반될 수 있다. 방사선 유발 방광염이 있을 때는 충분한 수액공급과 함께 출혈이 있으면 고압 산소요법이 도움이 된다. 척수 자극으로 'Lhermitte 증후군'이라고 불리는 급성 일과성 골수증(myelopathy)이 발생할 수 있으며 장기 합병증으로 매우 드물지만 감각 이상부터 사지 마비 등의 신경 증상을 일으킬 수 있다. 앞서 언급한 복부와 마찬가지로 이런 다양한 부작용은 방사선 조사 선량이 부작용을 초래하는 수준 이상인 경우 종종 발생하며, 수술 및 항암치료에 따른 부작용과 유사한 점이 있기 때문에 조사 부위와 선량을 고려하여 신중한 진단과 적절한 치료가 요구된다. 방사선치료 중 발생하는 우울감, 피로감에 대해서는 항우울제, 수면위생, 인지치료, 운동 등으로 극복할 수 있다.

방사선치료는
어떤 방법이 있나요?

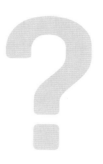

      방사선치료는 X선을 이용하여 세포의 DNA를 파괴하여 종양의 성장을 억제하고 사멸을 유도하는 원리를 이용한다. 분할 조사를 통하여 암 조직이 정상 조직보다 더 많은 손상을 입게 된다. 일반적인 방사선치료는 매일 1.8~2.0Gy를 5~6주간 분할 조사를 시행하여 정상 조직에 대한 손상을 최소화한다. 그러나 췌장 주변에는 방사선에 민감한 위, 십이지장, 소장, 대장 등의 장기가 위치해 고선량의 방사선치료가 쉽지 않다. 그리고 X선은 종양 주위의 정상 세포 DNA에 손상을 주어 부작용이 발생할 수 있으며 드물게 또 다른 종양을 유발할 수 있다. 이러한 방사선치료로 인한 부수적인 피해를 줄이기 위해 방사선을 여러 각도에서 다양한 강도로 조사하여 암 조직에만 방사선이 집중적으로 조사하는 기술이 개발되었고 이것이 체부정위방사선요법이다.

췌장암을 포함한 체부의 종양은 호흡 또는 주위 정상 조직의 움직임 때문에 종양을 정확히 표적하여 방사선을 조사하는 데 어려움이 있다. 또한 치료를 반복하면서 기계 및 인력에 의한 오차도 발생할 수 있다. 이러한 오차들을 줄이기 위하여 초정밀 정위좌표계의 개발, 종양 내 표지자 삽입, CT, MRI, PET 등을 병합하여 종양을 정확하게 표적, 선형가속기의 개발 등이 이루어진다. 수술 전에 통증의 경감, 생존기간의 향상, 전이 또는 국소 재발의 조절 목적으로 강한 방사선을 5회 정도 조사하는 체부정위방사선요법을 시도한다. 종양의 국소적 치료에서 체부정위방사선요법의 효과는 항암방사선병행치료와 비슷한 효과를 나타내는 것으로 알려져 있고 최근 우수한 연구 성적들이 발표되고 있어 향후 추가 연구 결과가 기대된다. 또한 체부정위방사선치료는 방사선치료로 인한 피부, 위장관, 혈액부작용의 발생을 감소시킬 수 있다.

정상 조직의 손상을 줄이고 치료 효과를 높이기 위하여 X선 대신 수소 원자의 핵을 구성하는 소립자인 양성자를 이용한 양성자치료나 탄소입자를 이용한 중입자치료가 개발되었다. 양성자 치료 및 중입자 치료에서 이용되는 하전입자(charged particle)는 에너지를 축적했다가 어느 지점에 도달하면 축적된 에너지를 집중적으로 발산하는데, 이 지점을 1903년에 이것을 발견한 물리학자인 윌리엄 헨리 브래그(William Henry Bragg)의 이름을 따 '브래그 피크(Bragg Peak)'라고 명칭한다. 결국 브래그 피크가 종양에 위치하도록 하면 모든 에너지를 종양 부위에만 특이적으로 전달하고 소멸하여 정상 조직에는 최소화하게 된다. 그러나 이러한 정상 조직을 보호하는 하전입자의 급격한 에너지 전달은 양날의 검으로 작용할 수 있는데 빔의 말단에서 범위 불확실성으로 인해 표적 및 말단 기관에 예상치 못한 선량계측 편차가 발생할 수 있다. 이로 인해 필드 말단에서 상당한 목표 범위 손실 또는 과다 선량이 발생할 수 있으며, 특히 움직이는 표적 및 불안정한 빔 경로와 관련된 경우 치료 계획에서 범위 불확실성을 줄이기 위해 특별히 주의해야 한다.

그림 5-1 체부정위방사선치료

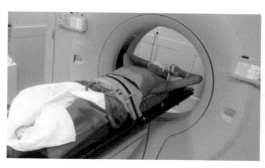
SBRT 시행 시 환자 자세

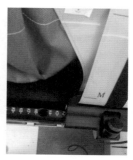
SBRT 시 호흡에 따른 움직임을
보정하기 위한 호흡벨트

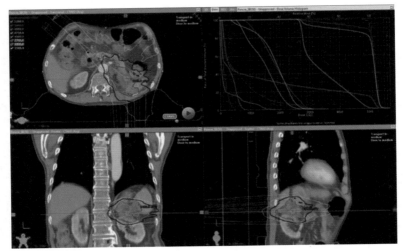

SBRT 치료 계획 시뮬레이션

그림 5-2 **브래그 피크**

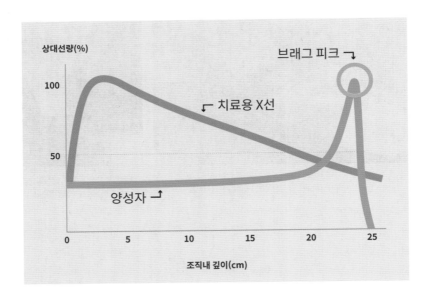

양성자는 종양세포에 미치는 영향이 X선과 거의 비슷하나 탄소이온은 종양세포에 약 2~3배 더 치명적인 것으로 알려져 있다. 최근에는 탄소 이온뿐만 아니라 헬륨, 리튬, 산소 이온 등을 이용한 중입자치료법도 개발되고 있다. 하전입자가 기존의 X선보다 종양세포에 더 효과적인 또다른 이유는 종양이 진행하면 일반적으로 산소가 부족해지기 때문에 X선에 의하여 세포 및 조직 내 물에서 형성되는 유리기(free radical)가 부족해지고, 결국 효과적으로 종양세포를 파괴하지 못하고 방사선치료에 내성이 발생하게 되는데, 중입자치료와 같은 입자선치료는 저산소 상황에서도 효과가 유지될 것으로 기대된다.

그림 5-3 **종양 세포 DNA에 손상을 주는 강도: X선 ≒ 양성자 〈 중입자**

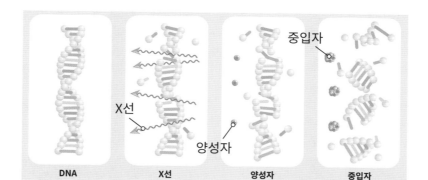

아직까지 양성자가속기 시설은 방사선치료기보다 비용이 비싸기 때문에 많이 보급되지 않고 있으며, 중입자가속기 시설

의 경우 탄소이온이 양성자보다 더 무겁기 때문에 양성자가속기보다도 훨씬 더 비싸다. 양성자치료기는 2007년 국립암센터에서 국내 최초로 도입하였으며, 현재 국립암센터를 포함하여 국내 2개의 병원에서 운영 중이다. 중입자치료기는 현재 국외 6개 국가에서 14개 시설에서 운영 중이다. 국내에서도 가동을 시작하였고 조만간 췌장암 치료에도 도입될 예정이다. 이처럼 비용적인 문제로 양성자치료와 중입자치료가 아직 보편화된 치료법이 아니라 기존의 방사선치료와 비교하여 어느 정도 우월한 효과를 보이는지에 대한 추가 임상자료도 필요하다. 정상 조직에 대한 손상을 최소화할 수 있기 때문에 췌장암이 소장 바로 뒤에 위치하는 경우 양성자치료나 중입자 치료가 기존의 방사선치료보다 우월할 것으로 기대된다.

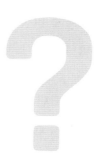

췌장암 때문에
황달이 생겼어요.
어떻게 치료하나요?

      황달은 몸에 빌리루빈이라고 하는 진한 노란색의 색소가 축적되면서 눈의 흰자와 피부가 노랗게 변하는 현상이다. 정상적으로 빌리루빈은 대부분 오래된 적혈구가 파괴되면서 생성되며, 황달은 체내에서 만들어지는 빌리루빈이 충분히 배설되지 않을 때 발생하게 된다. 따라서 빌리루빈이 배설량보다 많이 생성될 때, 만들어진 빌리루빈이 간세포에서 적절히 분비되지 못할 때, 담관이 막혀 빌리루빈이 체외로 적절히 배출되지 못할 때 발생한다. 따라서 황달은 여러 원인으로 인해 발생할 수 있으며, 췌장암은 담관을 막아 빌리루빈의 배출을 저해시켜 황달을 일으킨다. 실제로 황달이 발생하면 흔히 눈의 흰자위라고 불리는 공막과 피부가

췌장암의 다양한 치료 이야기

노랗게 변색되며, 피부에 문제가 없더라도 전신의 가려움증이 나타나게 된다.

혈액 내의 빌리루빈이 유로빌리노겐으로 바뀌어 소변으로 배출되면 소변 색이 갈색으로 변하게 된다. 그리고 담관의 폐쇄로 담즙이 소장으로 배출되는 양이 감소하면서 대변의 특징적인 갈색을 띠게 하는 빌리루빈의 분해산물도 줄어들게 되는데, 이 때문에 대변의 색이 회색으로 변하게 된다. 췌장암 환자의 55~75%에서는 종양이 담관을 침범하여 황달을 일으킨다고 알려져 있다. 이렇게 발생하는 황달은 적절한 담관 배액술로 치료해야 하며, 그 종류는 다음과 같다.

내시경역행담췌관조영술을 통한 배액관 삽입

십이지장경을 통해 담관의 십이지장 쪽 개구부를 확인하고 유도 철사 및 카테터를 이용해 담관을 선택적으로 삽관한다. 이후 담관조영술을 통해 종양에 의한 담관 협착 부위를 확인하고 담관 내에 스텐트를 삽입하여 저류되어 있는 담즙을 배액하는 시술이다. 내시경을 이용하고, 담즙이 배출되는 간에서 십이지장 방향과 반대로 유도철사 등을 삽입하기 때문에 내시경역행담췌관조영술이라고 불린다. 사용하는 스텐트의 소재에 따라 플라스틱 스텐트, 금속 스텐트로 분류되며, 각각의 장단점이 있어 환자와 종양의 상태 등을 고려하여 사용한다.

그림 5-4 내시경역행담췌관조영술

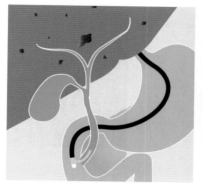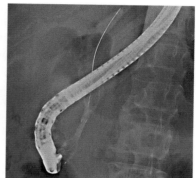

경피경간경유담즙배액

  종양에 의해 담관이 막히면 막힌 부위의 담관은 담즙 저류로 인해 확장하게 된다. 이렇게 확장된 담관은 간초음파검사에서 뚜렷하게 보일 수 있다. 따라서 간초음파검사를 통해 간내의 확장된 담관을 확인하고, 피부를 통해 담관을 천자하여 담즙을 배액하는 방법을 경피경간담즙배액이라고 한다. 경피적 배액술은 내시경을 통한 스텐트 삽입과 달리 피부 바깥으로 배액관을 유지하고 있어야 하기 때문에 불편할 수 있지만, 이전 복부 수술력 등 내시경으로 담관에 접근하기 어려울 경우 유용하게 사용될 수 있다.

췌장암의 다양한 치료 이야기

그림 5-5 **경피경간경유담즙배액**

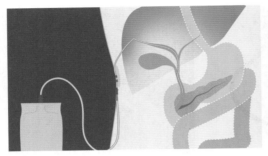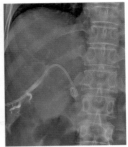

초음파내시경을 통한 담관배액술

초음파내시경은 내시경 끝에 초음파 계측기구가 달려 있는 검사 장비이다. 초음파 계측기구는 초음파를 체내로 발산하고, 다시 체내에서 반사되는 초음파를 검출할 수 있는데 초음파내시경을 이용하면 위장관 내부에 계측기구를 삽입시킬 수 있어 복부 초음파에서 확인하기 어려운 총담관과 췌장을 평가할 수 있다. 초음파내시경으로 확장된 간내담관 혹은 총담관을 확인하면 확인과 동시에 이를 천자하여 적절한 배액관을 삽입할 수 있는데, 이러한 방법을 초음파내시경 유도 담관배액술이라고 한다. 이전 복부 수술력 등으로 해부학적인 이상이 있어 내시경역행담췌관조영술이 어려운 환자들에게 비교적 불편한 경피경간경유담즙배액을 하지 않고, 위장관 내부로 담즙을 배출할 수 있어 환자의 불편감을 줄여줄 수 있다.

그림 5-6 초음파내시경 유도 담관배액술

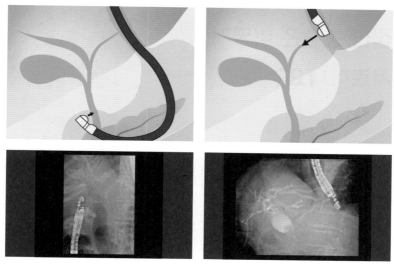

총담관십이지장 연결   간위 연결

약으로 조절되지 않는 심한 통증은 어떻게 치료하나요?

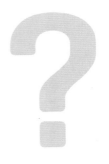

췌장암에 의한 통증으로 고통받는 환자를 위해, 약물치료뿐만 아니라 다양한 시술을 시행한다. 대표적인 시술로 복강신경총 차단술(celiac plexus block)이 있으며 이외에도 췌관 스텐트 삽입술, 척수강내 약물주입펌프 삽입술 등이 있다. 이러한 시술은 일반적으로 약물치료를 적절히 시행함에도 불구하고 조절되지 않는 통증을 완화하기 위한 최후의 방법이라고 생각하기 쉬우나, 시술의 적응증이 된다면 병의 진행 과정 중 언제든지 시행할 수 있다. 그러므로 통증이 있다면 시술적 치료가 필요한 통증인지 담당 의사와 상담하여 결정해야 한다.

췌장암은 췌장과 췌장 주변의 내장을 침범하여 통증 신호를 유발하고, 이 신호는 복강동맥 주위에 분포하는 신경조직인 복강신경총을 통해 뇌로 전달된다. 복강신경총 차단술은 초음파가 장착된 내시경으로 위에 진입한 뒤, 초음파를 통해 복강신경총의 위치를 확인하고 알코올을 주입하여 신경조직을 파괴하는 시술이다. 신경조직이 파괴되면 이를 통해 췌장암으로 인한 통증 신호가 전달되는 것을 줄일 수 있다. 한 연구 결과에 따르면 시술을 시행한 췌장암 환자 중 약 80%에서 통증이 감소하였고, 마약성 진통제 요구량이 줄어 진통제 사용에 따른 부작용을 줄이는 효과도 기대해 볼 수 있다. 시술의 합병증으로는 시술과 관련된 일시적 통증, 일시적인 기립성 저혈압, 복막뒤공간 출혈 등이 있을 수 있다. 초음파내시경을 이용한 방법 이외에도 엎드린 자세에서 등 쪽 피부를 통해 접근하여 알코올을 주입하는 경피적 복강신경총 차단술도 있다.

그림 5-7 초음파내시경 유도 복강신경총 차단술

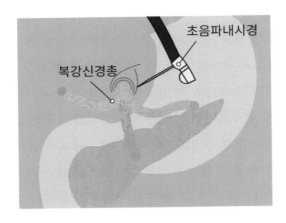

그림 5-8 경피적 복강신경총 차단술

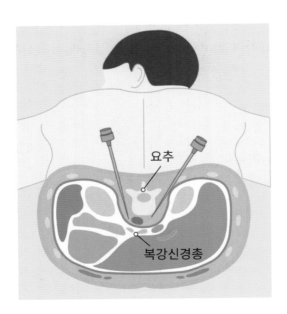

췌장암이 췌관을 막아 통증을 유발할 수 있다. 췌관은 췌장에서 만드는 소화액을 위장관으로 내보내는 역할을 하는데 췌관이 막히면 소화액의 배출이 원활하지 않아 통증이 유발된다. 특히 식후에 통증의 강도가 급격히 악화된다면 췌관 폐쇄로 인한 통증을 의심할 수 있다. 이러한 증상에는 췌관 스텐트 삽입술을 통해 췌관 폐쇄를 해결해 주면 통증이 호전될 수 있다.

그림 5-9 **췌관 스텐트 삽입**

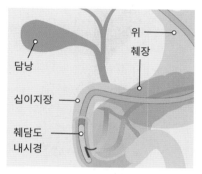

내시경역행담췌관조영술을 통해
췌관에 접근하는 모습

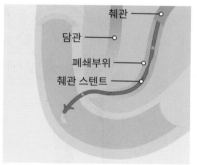

췌관 폐쇄 부위에 췌관 스텐트를 삽입하여
폐쇄를 호전시킨 모습

척수강내 약물주입펌프 삽입술은 인체의 통증 신호가 전달되는 척수강 안에 약물 주입관을 삽입하고, 약물 주입량을 조절하는 약물 펌프를 복부 쪽에 이식하는 시술이다. 펌프에 들어 있는 약물을 리모컨 조절을 통해 조금씩 척수강으로 주입할 수 있다.

환자 본인이 느끼는 통증에 따라 용량을 조절해 가며 부작용은 줄이고 효율적으로 통증을 관리할 수 있다. 척수강 내로 투입된 약물은 먹는 진통제의 300분의 1의 용량만으로 비슷한 효과를 낼 수 있어서 통증 조절이 잘되지 않거나, 마약성 진통제로 인한 부작용이 심한 환자에게 추천되는 시술이다.

그림 5-10 척수강내 약물주입펌프 삽입술

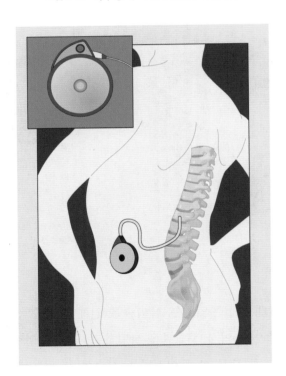

임상시험에
꼭 참여해야 하나요?

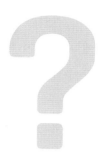

      임상시험은 임상시험용 의약품의 안전성과 유효성을 증명할 목적으로 해당 약물의 약동학, 약력학, 약리학적, 임상적 효과를 확인하고 이상 반응을 조사하기 위하여 사람을 대상으로 실시하는 시험 또는 연구를 말한다. 임상시험은 건강한 지원자 또는 환자를 대상으로 하며 과학적으로 타당하여야 하며 국제 윤리규정, 국내 임상시험관리기준을 준수하며 수행되며, 신약의 개발 단계에 따라 전임상 단계 및 1상부터 4상 임상시험으로 분류된다. 전임상 단계는 임상시험을 시작하기 전 연구실에서 세포실험, 동물실험을 통해 신약 후보물질이 사람에게 적용할 만큼 안전성과 유효성을 가진 것인지 검사하는 단계이다.

전임상 단계를 거쳐 임상시험 계획서를 식품의약품안전처에 제출하여 허가를 받아야만 사람을 대상으로 임상시험을 진행할 수 있다. 1상 임상시험은 건강한 지원자를 대상으로 약물의 흡수, 분포, 대사, 배설 및 이상 반응 등 안전성을 검증하고 최대 투약 용량을 결정하는 단계이다. 2상 임상시험은 특정 질환의 환자를 대상으로 효과를 처음으로 확인하는 단계로 소수의 환자를 대상으로 약물의 적응증과 함께 적정용법 및 용량을 확인한다. 3상 임상시험은 다수의 환자를 대상으로 약물의 안전성과 함께 효과를 확증하는 단계이며, 마지막으로 4상 임상시험은 시판 후 약물의 장기간 안전성 및 유효성을 평가한다.

그림 5-11 **임상시험의 단계**

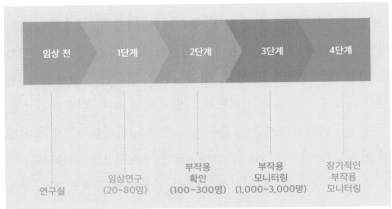

임상 전	1단계	2단계	3단계	4단계
연구실	임상연구 (20~80명)	부작용 확인 (100~300명)	부작용 모니터링 (1,000~3,000명)	장기적인 부작용 모니터링

따라서 임상연구는 윤리적, 과학적으로 타당한 근거가 있는 신약을 실제 사람에서 안전한 범위에서 효과가 있는지를 검증하기 위하여 실시되는 것으로 식품의약품 안전처와 임상연구윤리센터 등의 허가와 감독하에 진행되고 있다. 임상연구는 반드시 의료윤리 선언인 '헬싱키 선언'을 준수해야 하므로 임상연구에 참여하기 전에는 반드시 연구자는 연구대상자에게 충분한 설명을 할 의무가 있고 연구대상자의 동의를 필수적으로 받아야 하며, 연구대상자는 연구 도중에 동의를 철회할 수 있다. 임상시험 시 연구대상자를 보호하기 위하여 여러 제도와 대책이 마련되어 있기 때문에 담당 의사가 권유하는 임상연구에 안심하고 참여하되, 반드시 연구설명문과 동의서를 정독하고 궁금한 점은 문의하여 해결하는 것이 중요하다. 또한 연구대상자도 임상연구에 참여하겠다고 동의하였으면 성실하게 연구에 참여할 의무가 있고, 참여 도중 발생하는 사건이나 문제에 대해 연구자에게 보고할 의무도 있다.

항암제 임상시험에 참여함으로써 얻게 되는 장점은 신약이나 새로운 치료법을 받을 기회가 주어지고, 의료진이 좀 더 자주 면밀히 건강상태를 살펴보게 되며, 암 치료 방법의 발전에 도움을 줄 수 있고, 임상시험에 따라 약제 및 검사에 대한 비용을 감면 혹은 면제받을 수 있다는 점이다. 그러나 신약이나 새로운 치료법이 항상 표준치료보다 좋은 결과를 가져오는 것이 아니며, 신약이나 새로운 치료법이 있다고 해도 임상시험에 참여한 모든 환자에게 적용되지 않을 수 있고, 예상치 못한 부작용이 나타날 수도 있으며, 기존의 표준치료를 받을 때보다 좀 더 자주 병원을 방문해야 할 수도 있다는 단점도 있다. 항암제 임상시험은 일반적인 의약품에 비해 약제 독성이나 부작용의 발생 가능성이 더 크기 때문에 건강한 지원자를 대상으로 안전성을 평가하는 1상 임상시험을 하기 어렵다. 최근에는 암 치료제로 다양한 표적 치료제, 면역 치료제가 개발되어 임상연구가 활발히 진행되고 있으나, 췌장암의 경우에는 아직 효과적인 표적치료제나 면역치료제가 거의 없다. 췌장암 관련하여 현재 다양한 임상연구가 진행 중이거나 계획되고 있으며, 일부 연구는 기존의 표준 항암치료에 실패했거나 특정 유전자변이 등이 있는 경우에만 참여할 수 있다. 더 이상 국내 허가 항암치료에 반응이 없거나 차세대 유전자 염기서열 분석을 통하여 일부 췌장암에서 치료 표적이 될 수 있는 드문 유전자 변이가 있는 경우에는 임상연구를 통하여 좋은 치료 효과를 기대해 볼 수 있으니 담당 의사가 임상연구에 대해 권유 시 거부감을 갖지 말고 충분히 설명을 듣고 임상연구에 참여할지 결정하는 것을 추천한다.

최근 새로 도입되는
약물치료는 무엇인가요?

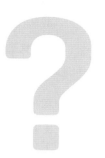

　　췌장암이 나쁜 예후를 가지는 이유 중 하나는 췌장 종양미세환경 때문이다. 이는 췌장 주위에 비정상적인 결합조직형성(Desmoplasia)으로 세포 외 기질의 침착, 섬유화가 형성된다. 이 때문에 항암제가 종양까지 충분히 도달하지 못하며, 저산소 환경으로 방사선치료의 효과도 약화된다. 또한 췌장 종양미세환경에는 종양세포들을 공격하는 면역세포도 부족하여 최근 각광을 받는 면역항암제도 췌장암에서는 큰 효과가 없다. 이를 극복하기 위하여 다양한 약물 치료법이 개발되고 있으며 T세포 주입, 면역관문억제제(Immune Checkpoint Inhibitor)와 항암제의 조합, 암 백신 등이 있다.

T세포 주입치료

종양세포를 공격하는 면역세포를 주입하는 방식의 치료법으로, 환자의 T세포를 이용한 항암면역세포 치료제는 종양침윤림프구(TIL: tumor infiltrating lymphocyte)와 이뮨셀(Immuncell-LC)이 있다. TIL은 종양 DNA를 인식하는 수지상 세포(dendritic cell)를 T세포와 함께 체외에서 배양하여 만들어진다. 배양된 TIL을 항암 면역작용을 증강시키는 사이토카인(cytokine)인 IL-2와 함께 환자에게 주입하면 TIL이 종양세포를 공격하게 되어 항암 효과를 나타나게 된다.

그러나 아직 췌장암에서 TIL은 췌장 종양 미세환경의 특수성 때문에 그 효과를 기대하기 어렵다. 또한 TIL과 함께 주입되는 IL-2는 발열, 오한 등의 독감 유사 증상, 호흡곤란, 발진, 근육통, 관절통 등의 증상을 유발하고 저혈압, 빈맥, 부정맥 등 심장에 심각한 부작용을 일으킬 수 있기 때문에 실제 임상에서 사용하는 데 제한점이 있다. 그 외 종양 특이적 항원을 인식할 수 있는 T세포를 유전공학적으로 제작하여 주입하는 키메라항원수용체(CAR: chimeric antigen receptor) T세포 치료도 개발 중이다.

이뮨셀은 환자 말초혈액의 단핵구를 추출하여 항-CD3와 IL-2 사이토카인으로 동시에 자극하여 2주 이상의 체외배양하여 제조한다. 이뮨셀은 세포독성 T세포와 사이토카인 유도 살해세포(CIK: cytokine-induced killer) 두 종류의 면역 세포가 혼재되어 있는데, T세포와 CIK세포는 각각 다른 방식으로 암세포를 인식하지만 인식 후에 암세포를 괴사시키거나 암세포의 자살을 유도하는 방식은 동일하다. 이뮨셀은 TIL과 달리 IL-2를 환자에게 투여할 필요가 없어 심각한 부작용이 없다는 장점이 있고, 2007년에 간세포암 수술 후 재발을 막기 위한 보조요법으로 식품의약품안전처로부터 허가받았다. 이뮨셀은 아직 췌장암에서 그 효과가 입증되지 않은 상황으로 현재 국내에서 췌장암으로 수술받은 환자를 대상으로 재발 예방 효과를 확인하기 위한 다기관 3상 임상시험이 진행 중이다.

그림 5-12 T세포 주입치료

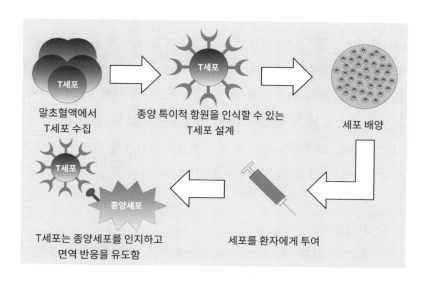

말초혈액에서
T세포 수집

종양 특이적 항원을 인식할 수 있는
T세포 설계

세포 배양

T세포는 종양세포를 인지하고
면역 반응을 유도함

세포를 환자에게 투여

면역관문억제제

　종양세포는 면역세포가 종양세포를 인식하여 공격하지 못하도록 회피하는 다양한 기전을 가지고 있다. 면역관문억제제는 이러한 종양의 면역 회피 기전을 무력화시켜 면역세포가 종양세포를 인식하고 공격하여 종양세포를 괴사시키거나 스스로 사멸되도록 유도한다. 그러나 앞서 말했듯이 췌장암은 특수한 종양미세환경으로 인하여 종양 주변에 면역세포가 부족하여 대체로 면역관문억제제의 효과가 좋지 않다. 단, 유전자검사에서 불일치 복구결핍(mismatch repair deficiency)이나 높은종양 변이부담(tumor mutational burden)이 있으면 면역관문억제제의 효과가 좋을 것으로 기대된다. 최근에는 면역관문억제제와 세포독성항암제 및 표적항암제를 조합하여 투여하는 치료법들이 소개되는데, 이는 종양 미세환경을 표적으로 하여 췌장암에 많은 면역세포가 동원될 수 있도록 변화시켜 줌으로써 면역관문억제제의 효과를 증가시킨다. 최근 이러한 개념으로 기존의 항암제에 면역관문억제제를 조합하여 다양한 1상, 2상 임상연구가 진행되고 있다.

암 백신

　암 백신의 원리는 종양세포에서 종양과 관련한 항원, 종양의 특이적 DNA 변이, 수지상세포 등을 추출하여 이에 대한 면역체계를 활성화시켜 우리 몸의 세포독성 T세포가 종양세포를 공격하도록 만든 것이다. 2000년 초에 췌장암에 대한 암 백신 효과가 보고되었으나, 2014년에 항암제에 텔로머레이스(telomerase)를 표적으로 한 암 백신인 GV1001을 추가한 대규모 3상 임상시험이 진행되었지만, 그 효과를 입증하지 못했다.

그림 5-13 암 백신 제작 과정

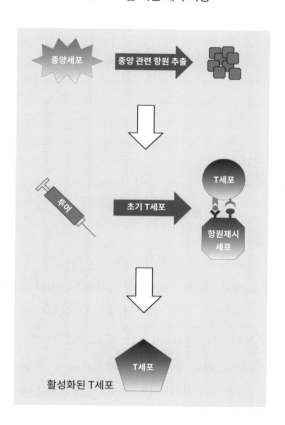

최근 새로 도입되는
비약물 치료법이 있나요?

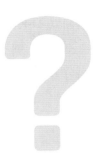

췌장암의 좋은 치료 성적과 긍정적인 예후를 위해 새로운 치료법들이 도입되고 있다. 면역관문억제제제나 표적치료제를 이용한 새로운 약물요법, 방사선 투여의 정밀도를 높이는 체부정위방사선치료, 로봇과 복강경을 이용한 최소침습수술이 대표적인 치료법이다. 이 밖에 최근 고강도 집속형 초음파 수술기(HIFU: High Intensity Focused Ultrasound)와 비가역적 전기천공법(IRE: Irreversible Electroporation)이 췌장암의 치료를 위해 새롭게 도입되어 임상 현장에서 활용되고 있다.

하이푸(HIFU)는 무엇인가요?

하이푸는 체외에서 초음파를 이용하여 주변 장기 및 조직의 손상 없이 신체 내부의 병변을 소멸시키는 비침습적 의료기기로 자궁섬유종, 전립선암, 간암과 같은 양성 및 악성 종양 치료에 주로 적용되고 있다. 하이푸는 초음파를 끊임없이 연속적으로 주는 'continuous HIFU'와 맥박과 같이 주기적으로 강도를 조절해 주는 'pulsed HIFU'로 나눌 수 있다.

그림 5-14 HIFU 치료에 사용되는 의료기기 ALPIUS 900(제허14-3227호)

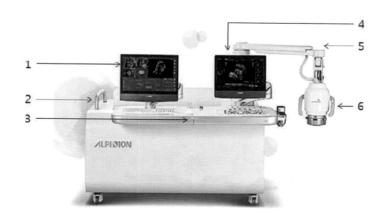

췌장암 치료에서 HIFU의 활용에 대한 연구는 독일, 스페인, 중국 등에서 발표되었으며, 최근에는 목표하는 종양 조직의 열 발생 없이 세포장벽에만 변형을 주는 pulsed HIFU를 이용한 항암

제 병행치료 연구가 활발하게 보고되고 있다 하이푸와 항암제 병행요법은 항암제의 작용을 췌장암 부위에만 특이적으로 작용하게 하여 항암제의 부작용을 최소화하고 암세포 사멸에 대한 항암제의 효과를 상승시킬 수 있다. 해당 연구 보고에 따르면 하이푸는 초음파천공법(Sonoporation)을 통해 목표하는 암세포의 세포막을 깨뜨려 항암제가 암세포 내로 전달될 수 있도록 돕는 작용을 한다. 하이푸가 세포막을 깨뜨리고 결과적으로 암세포의 사멸을 유도하는 주 원리는 다음과 같다.

그림 5-15 하이푸에 의한 종양세포 내부로의 약물전달 모식도

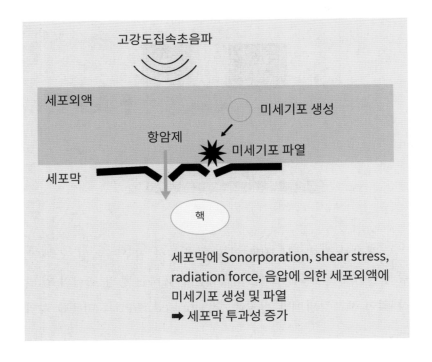

국내 연구진에 의해서도 하이푸와 항암제의 융합효과를 증명하기 위한 다양한 전임상 연구들이 이루어졌으며, 하이푸와 항암제의 병행치료가 췌장암 세포의 자가사멸률을 증가시키고 췌장암 조직의 성장을 저하시키는 데 효과적이라고 보고되었다. 현재 서울대학교병원에서는 국소진행 췌장암 및 경계절제가능 췌장암 환자에서 폴피리녹스 항암치료와 하이푸 병행요법의 유효성과 안전성 평가를 위한 전향적 임상시험을 시행하고 있어 그 결과가 기대된다.

IRE는 무엇인가요?

IRE란 종양 내부에 최대 3000V의 고전압을 전달하여 종양의 괴사를 유발하는 새로운 치료법이다. 시술 방법과 원리를 간단히 살펴보면, 먼저 개복술이나 경피적 시술 또는 초음파내시경 중재시술을 통해 종양 내부 및 종양 주변에 단극(unipolar) 혹은 양극(bipolar) 전극침(electrode probe)을 삽입하고, 환자의 심전도를 모니터하며 매우 짧은 시간(70~90μs) 동안 1,500~3,000V의 고전압을 발생시켜 25~45A의 고전류를 조직에 전달하게 된다. 복수의 단극 전극침 사이나 양극 전극침에 90회의 펄스(pulse)를 발생시켜 종양 세포막에 여러 개의 구멍을 만들고, 세포의 항상성 유지 기전을 손상시켜 결과적으로 세포사멸(괴사)을 유도하게 된다.

그림 5-16 IRE Generator 와 Probes

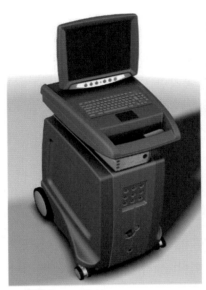
IRE Generator

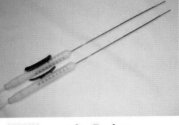
19G Monopolar Probes

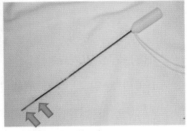
16G bipolar Probe

　　IRE는 RFA 등 다른 소작 기법에 비해 시술에 의한 고열로 주변혈관이나 결합조직의 손상을 초래하지 않기 때문에, 수술적 절제가 불가능한 국소 진행형 췌장암 환자에게 매우 좋은 치료법이 될 수 있을 것으로 기대된다. 국내외 의료진에 의해 췌장암 환자에서 IRE의 실제 임상 적용의 연구 결과를 바탕으로, 한국보건의료연구원 신의료 기술평가위원회에서는 표준 항암치료에도 불구하고 주요 혈관, 담관 구조물 또는 인접한 장기에 근접하여 근치적 절제술이 불가능하거나 부적합한 국소진행성 췌장암 환자를 치료하는 데 있어 IRE가 안전하고 유효한 기술임을 확인하였다(보건복지부 고시 제2021호 - 295호). 앞으로 대규모 전향적 무작위 연구를 통해 안정성 및 유효성을 정립하기 위한 추가적인 연구가 이루어질 것으로 기대된다.

통합 암치료는 무엇이며, 면역력 향상을 위한 약을 먹어도 되나요?

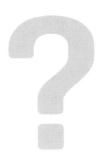

포털에 '통합 암치료'를 검색하면 수많은 광고와 함께 다양한 치료 방법이 나온다. 그러나 이러한 치료는 대부분 근거가 매우 제한적이다. 통합 암치료로 알려진 최근 알려진 몇 가지 대체치료를 알아보자.

온열 치료

종양이 있는 특정 신체 부위의 온도를 40~45°C로 상승시켜 종양 부위에 혈류 공급이 늘어나게 함으로써 항암제의 전달과 방사선치료의 효과를 향상시킨다는 개념으로 시행되는 치료이다. 몇몇 보고된 연구를 찾아보면, 동물 실험이나 소규모 케이스에서 효과를 보였다는 주장을 찾을 수 있다. 그러나 이러한 연구에서는 암의 치료 성적에 영향을 주는 다른 인자들이 잘 통제되지 않았고, 포함된 환자의 수도 적었다. 결론적으로 현재 시행되는 온열치료는 종양이 있는 특정 신체 부위의 온도를 높이는지에 대한 근거가 미약하고, 췌장암은 몸의 가장 깊은 장기에 위치하기 때문에 기술적으로 해결할 문제도 남아 있어서 췌장암의 표준치료로 선택할 만한 수준의 근거는 없다. 더하여, 간혹 허가받지 않은 기구를 사용하여 화상이나 통증 등의 부작용이 생기기도 하니 주의해야 한다.

비타민 C 치료

비타민은 에너지를 내는 영양소는 아니지만 신체 기능 조절에 있어 필수적인 영양소이다. 고용량 비타민 C 복용이 암의 치료에 효과가 있을지에 대해 예전부터 여러 연구가 있었고, 특히 1970~80년대에 잘 설계된 무작위 대조 연구 두 가지가 진행되었다. 그러나 이 연구에서 비타민 C의 복용이 암 환자의 생존율이나 삶의 질 향상에 효과가 없다는 것은 확인되었다. 경구 복용 대신 고농도의 비타민 C를 혈관으로 투여하여 항암 효과를 볼 수 있다고 주장하는 사람들도 있다. 고용량의 비타민 C를 경구 복용할 시 하루에 0.5~2g 정도를 복용하는데, 혈관으로 투여할 때는 대략 50~100g의 비타민 C를 주 2~3회 투여하게 된다. 고용량의 비타민 C를 주사하면 혈중 비타민 C 농도가 높아지는 것은 여러 연구에서 확인되었지만, 암의 치료 효과를 보인다는 결론을 낼 만큼의 결과는 여전히 보고된 바 없다.

이후 여러 연구에서는 케이스 나열에 그치거나 생존율에 영향을 주는 다른 요인들이 제대로 통제되지 않은 편향된 연구가 대부분이다. 과용량의 비타민 C 섭취는 몇몇 약물들과의 상호작용으로 약물의 효과를 떨어트릴 수 있고, 비타민 C가 대사되면서 생기는 옥살산염(oxalate)의 소변 내 농도가 올라가면서 신장 결석이 생길 수 있다. 이외에도 과용량의 비타민 C는 소화불량, 복부 경련 등의 부작용을 일으킬 수 있어 권하지 않는다. 평소 균형 잡힌 식사를 한다면 특별히 보충해 주지 않아도 충분한 양의 비타민을 섭취할 수 있다. 췌장암 환자들은 입증되지 않은 고용량의 비타민 치료를 하는 것보다 담당 의사와 상의하여 필요시 적정 용량의 비타민을 식사와 함께 보충하는 것이 좋겠다.

미슬토 주사

미슬토(Mistletoe)란 우리말로 겨우살이라고 하며, 다른 식물에 기생하는 기생식물의 일종이다. 미슬토 추출물을 주사제 형태로 가공하여 악성가슴막삼출의 치료를 위해 가슴막 내에 투여하기도 한다. 췌장암에서는 현재 피하주사 형태로 주로 이용되며 간혹 복막강 내 또는 종양에 직접 주사하기도 한다. 미슬토 주사의 효능에 관한 여러 임상시험이 있는데, 이 중 몇몇 실험 결과에서는 암 환자들에 있어 미슬토 주사가 삶의 질 향상이나 암 치료 효과가 있다고 주장하고 있다. 그러나 이러한 임상시험은 실험 설계상 결함이 있거나, 너무 적은 수의 환자를 대상으로 분석한 결과라 이 결과를 그대로 받아들이기는 힘들다. 미슬토 주사의 부작용으로는 주사 부위 통증이나 발열 등이 있을 수 있으며, 특히 복막강 내나 종양에 직접 주사하게 되면 심각한 감염의 우려가 있을 수 있다. 따라서, 적극적인 미슬토 주사는 췌장암 환자에게 근거가 부족하고 부작용 우려가 있어 적극적으로 권하지는 않는다.

글루타치온 주사

글루타치온은 세포 내에 존재하는 항산화제로서 독성을 가지는 활성 산소로부터 세포를 보호하는 역할을 한다. 활성산소는 세포 내에서 DNA나 지질과 반응해 세포의 손상을 일으킨다. 글루타치온은 활성산소를 중화하고 세포 외부로 옮김으로써 세포 손상을 예방하는 항산화작용을 한다. 활성산소와 글루타치온 농도는 세포 내에서 적절한 균형을 이루고 있고, 특히 암세포에서는 활성산소의 농도와 글루타치온의 농도가 모두 증가된 형태로 균형을 이루고 있다. 그러나 밝혀진 글루타치온의 항산화 효과는 실험실에서 독립적으로 배양된 세포에서 관찰된 결과이고, 그것을 인위적으로 인체 내에 주사하였을 때 유의미한 항암 효과를 보일 것이라고 단정 지을 수 없다. 글루타치온 주사의 인체 내 효과에 대한 신뢰할 만한 임상 연구는 현재까지 부재하다. 글루타치온은 경구 형태로도 판매되고 있으나 주로 암치료 목적으로 홍보되는 글루타치온은 환원형 글루타치온(GSH)으로 주사제로 투여되는 경우가 많다.

그림 5-17 글루타치온의 항산화 작용

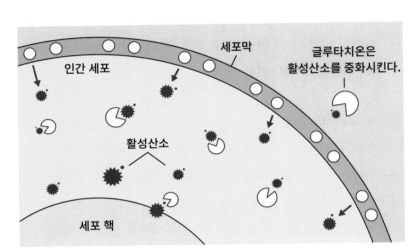

의학의 발전으로 인해 여러 암치료의 치료 성적이 개선되고 있지만, 아쉽게도 췌장암의 예후는 다른 암과 비교할 때 여전히 좋지 않고 치료 성적의 개선도 더딘 편이다. 표준치료를 통해도 원하는 결과를 얻지 못한다고 생각하기 때문에 췌장암 환자들은 대체치료, 통합 암치료의 유혹에 빠지기 쉽다. 광고를 보면 통합 암치료에 대한 설명은 그럴듯하며 과학적으로 입증된 것처럼 보인다. 소문이나 인터넷을 통해 쉽게 접하는 여러 사례들을 접하면 정말 효과가 있는 것처럼 보이고, 어쩌면 나만 모르고 있는 게 아닌가 싶다. 그러나 이러한 통합 암치료를 자세히 살펴보면 여전히 실제 환자에게 적용하기에는 근거가 부족하다.

현대 의학의 가장 중요한 원칙은 '근거 중심 의학'이다. 근거가 있는 모든 치료는 그 이득과 위험성을 고려하여 환자의 치료를 위해 선택된다. 근거가 부족한 치료로 낭비하기에 췌장암 환자의 시간은 너무나 소중하다. 불필요한 시간과 비용을 사용하는 일이 없도록 췌장암 환자는 자신의 담당 의사와 충분히 상의하여 근거가 확립된 치료를 받을 것을 권한다. 아울러 주위에서 '이걸로 효과를 봤다'라고 하며 이른바 '면역력을 향상시키는 약'을 권유받곤 한다. 우리가 의사에게 처방받는 약은 모두 엄격한 기준의 임상시험을 통해서 정확한 약품의 성분, 용량, 효능, 부작용 등이 알려져 있고 확실한 적응증에서 사용하도록 되어 있다. 그러나 이러한 정체불명의 '면역력을 향상시키는 약'은 그렇지 않다. 약품의 정보가 알려지지 않기 때문에 약품에 의한 부작용을 예측할 수도 없고, 문제가 생겼을 때 대처도 힘들다. 가장 위험한 것은, 이러한 약물의 복용으로 간이나 신장에 무리가 가면 표준치료의 진행이 어렵거나 연기된다. 주위의 권유를 받아 섣불리 복용한 약이 자신에게 해가 될 수 있다는 사실을 명심해야 한다.

췌장암의 다양한 치료 이야기

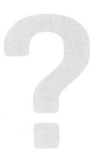

한약이나 한방으로도
췌장암 치료가 가능한가요?

 현대 의학은 지속해 발전하고 있지만, 아쉽게도 인간의 모든 질병을 만족할 만한 수준으로 치료하거나 개선시키지 못하고 있다. 그 이유로 질병으로 고통받는 환자로서는 자연스럽게 대체의학에 관심을 가지게 된다. 우리나라 의료체계에는 전통 의학이 한의학이라는 이름으로 편입되어 있다. 현대 의학의 체계에서 만족할 만한 결과를 얻지 못한 환자 중 높은 비율이 한약이나 한방 치료를 선택하고 있다. 2019년 한의원과 한방병원의 외래환자 수는 약 12만 명으로 병원과 의원의 외래환자 수(74만 7천 명)의 16%에 달했다. 췌장암은 예후가 좋지 않고 환자들은 치료 성적에 있어 아쉬움이 많아 종종 한약이나 한방 치료에 의지하게 된다. 과연 한약이나 한방으로 췌장암 치료가 가능할까?

5장

항암제는 어떤 과정을 통해 우리에게 처방될까

질병의 이해도에 따라 어떤 화합물들이 특정 질병에 효과가 있을 것으로 생각되면, 먼저 세포나 동물 실험을 통해 전임상 연구를 진행한다. 전임상 연구에서 약물의 효과와 독성을 평가한 이후 인간에게도 사용이 가능한 약물로 생각되면, 그때부터 임상시험을 진행하게 된다(p.323 참고). 임상시험은 약물의 안정성을 시험하기 위해 사람을 대상으로 행하는 시험을 의미한다. 새로운 약품이 1, 2, 3상을 모두 통과하면 미국 식품의약국(U.S. Food and Drug Administration)나 우리나라의 식품의약안전처와 같은 기관에서 엄격한 심사를 통해 약품을 허가하여 처방을 할 수 있게 된다. 약품 허가 이후에도 시중에 유통되는 약품에 대해 안전성과 효능을 지속적으로 확인하는데, 이를 임상시험 4상이라고 한다. 이 과정을 통해 이미 허가된 약품의 허가가 취소되거나 회수되는 일도 있다.

표 5-1 신약 프로세스

임상시험	인원	기간	목적
1상	20~80명	수 개월	안전성과 용량 결정
2상	100~300명	수 개월~2년	효능과 부작용
3상	1,000~3,000명	1~4년	효능과 약물 이상반응
4상			장기적인 안전성과 효능

한약이나 한방으로 췌장암 치료가 가능할까

항암제를 비롯한 약품이 우리에게 직접 처방되기 위해서는 많은 기간과 비용이 들어가는 과정을 거친다. 이 과정에서 약품의 안전성, 용량, 효능, 부작용 등이 수차례에 걸쳐 엄격하게 평가된다. 한약의 가장 큰 문제점은 이러한 엄격한 검증 과정 없이 환자에게 사용될 수 있다는 점이다. 한약은 그 성분이 정확하게 밝혀져 있지 않고, 적정 용량이나 효능, 부작용 등이 체계적으로 조사되어 있지 않다. 그렇기에 부작용을 예측하기 힘들고 또 발생하였을 때 대처도 힘들다. 처방되는 항암제에도 부작용이 있을 수 있다. 그러나 한약과는 달리 항암제는 임상시험과 이후의 체계적인 조사를 통해 부작용들의 예측이 가능하고 또 발생하였을 때 적절한 대처를 할 수 있다.

한방에서 큰 근거로 삼는 황제내경이나 동의보감과 같은 책들은 모두 수백 년, 수천 년 전에 쓰여진 책이다. 당대의 의학 상황에서는 그것이 최선의 치료였을지 모르겠으나 현재 시대에 적절한 근거라고 할 수 없다. 암에 대한 이해는 근대 이후 세포학, 유전학, 분자생물학 등과 함께 비약적으로 발달해 왔고 현대의학의 암 치료는 이러한 과학적 이해를 바탕으로 세워진 것이다. 한약이나 한방에서는 우리 몸에 대한 이해에 있어 현대의학과 궤를 달리하고 있으며 그 이론적 체계가 과학적 방법론에 바탕 되었다고 할 수 없다. 결론적으로 한약은 그 성분, 안정성, 효능, 부작용 등이 체계적으로 연구되거나 검증되지 않아 환자에게 사용되었을

때 문제를 일으킬 수 있고 검증된 다른 치료의 진행에 걸림돌이
될 수 있다.

호스피스 완화의료란
무엇인가요?

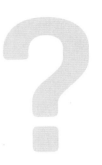

    과거 호스피스 치료의 개념이 널리 알려지지 않았을 때는, 호스피스 치료가 앞으로의 치료를 포기하는 것이라고 환자와 보호자가 오해하는 경우가 많았다. 그러나 호스피스 완화의료는 기존의 치료와 그 목표와 방향이 다를 뿐 대상자를 다른 치료와 마찬가지로 위한 중요한 치료이며 그 범위도 굉장히 넓다. 호스피스 완화의료란 생명을 위협하는 질환을 가진 환자의 신체적 증상을 적극적으로 조절하고 환자와 가족의 심리 사회적, 영적 어려움을 돕기 위해 의사, 간호사, 사회복지사 등으로 이루어진 호스피스 완화의료 전문가가 팀을 이루어 환자와 가족의 고통을 경감시켜 삶의 질을 향상시키는 것을 목표로 하는 의료 서비스이다.

건강하던 사람이 어떤 질병을 진단받게 되면 처음에는 그 질병에 대한 완치 또는 환자의 삶을 최대한 연장하는 것을 목표로 하는 치료를 진행한다. 그러나 이러한 치료에도 불구하고 질병이 점차 진행되면서 어떤 시점 이후에는 기존의 치료가 환자의 삶을 연장시키기 어려울 뿐만 아니라 삶의 질을 저하시키게 될 수 있다. 충분한 통증 조절, 불편한 증상(소화불량, 식이 제한, 호흡곤란 등)에 대해 도움을 주는 치료와 함께 환자 가족과의 상담, 음악·미술 요법 등 심리적인 부분에 대한 치료를 병행한다. 이런 과정을 통해 호스피스 완화의료는 대상자에게 죽음을 삶의 일부로 자연스럽게 받아들이면서 여생을 가능한 한 편안하게 지낼 수 있도록 도와준다.

2023년 현재 우리나라에서는 '호스피스 완화의료 및 임종 과정에 있는 환자의 연명의료결정에 관한 법률'을 통해 제도적으로 호스피스 완화의료를 보장하고 있다. 이 법률에 따르면 암, 후천성 면역결핍증, 만성 폐쇄성 호흡기질환, 만성간질환, 기타 보건복지부령으로 정하는 질환을 진단받은 환자 중 말기환자로 진단받은 대상자 또는 임종 과정에 있는 자는 호스피스 완화의료를 받을 수 있다. 말기환자란 암에 대한 적극적인 치료에도 불구하고 근원적인 회복의 가능성이 없고 점차 증상이 악화되어 수개월 이내 사망이 예상되는 환자이다. 임종 과정이란 회생의 가능성이 없고, 치료에도 불구하고 회복되지 아니하며, 급속도로 증상이 악화되어 사망이 임박한 상태이다. 말기환자와 임종 과정에 있는 환자는 모두 담당 의사와 해당 분야 전문의 1명으로부터 진단받아야 한다.

호스피스 치료의 대상이 된다고 해서 반드시 호스피스 치료를 받아야 하는 것은 아니다. 이럴 때는 환자와 담당 의사가 충분한 소통을 통해 삶의 질의 향상을 최우선 목표로 하는 호스피스 치료로 방향을 변경하는 방법을 고려할 수 있다. 우리나라의 호스피스 치료에는 입원형, 가정형, 자문형, 그리고 소아 청소년 완화의료가 있다. 입원형 호스피스란 호스피스 병동을 의미하며 입원하여 전반적인 호스피스 치료를 제공한다. 가정형 호스피스와 자문형 호스피스에서는 전문 기관의 호스피스 팀이 각각 가정을 방문하거나, 일반병동 또는 외래에서 호스피스 완화의료를 제공한다. 소아청소년 완화의료는 소아 청소년을 대상으로 하는 완화의료이다. 진료받는 병원에 호스피스 완화의료 진료과가 있는 경우 담당 의료진과 상의하여 호스피스 진료과에서 상담받으면 된다.

진료받는 병원과 이용하고자 하는 호스피스 병원이 다를 경우, 그간의 진료 기록을 지참하고 호스피스 병원 외래를 방문하여 상담받으면 된다. 현재 우리나라에서는 입원형 호스피스는 암 환자를 대상으로 하고 있으며, 가정형 호스피스 및 자문형 호스피스는 모든 호스피스 치료 대상자가 받을 수 있다. 유형별 호스피스 치료를 제공하는 의료기관은 중앙호스피스센터(hospice.go.kr)에서 확인할 수 있다.

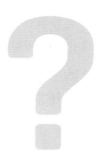

어떤 마음가짐과 태도가
치료에 도움이 되나요?

　　예상치 못한 췌장암을 진단받은 사람이 마음의 동요도 없이 그 사실을 차분히 받아들인다면 오히려 이상하다고 할 것이다. 암 환자가 마음의 병을 얻는 것은 어찌 보면 당연한 일이다. 수용적이고 긍정적인 마음가짐을 갖는 것이 치료받는 동안 건강한 마음과 정신을 유지하는 데 도움이 된다.

　　암 환자들이 정신적 문제를 겪는 일은 흔하지만, 그것을 적절히 치료받는 사람의 비율은 높지 않다. 환자들은 암 진단을 받은 후 본인이 암 환자라는 사실에 '적응'하는 데에 어려움을 겪게 되며 이 과정에서 불안과 스트레스를 느끼게 된다. 자신의 삶에 찾아온 변화가 본인의 의지에 의한 것이 아니며 스스로 해결할 수 없는 문제이기 때문이다. 가벼운 불안감이라 하더라도 삶의 질에 직접적인 영향을 줄 수 있으며 정신적인 고통뿐만 아니라 구역감, 불면, 피로감 등 신체적인 증상으로 나타날 수 있다. 암 환자가 된다는 환경 변화에 잘 적응하기 위해서는 자신에게 삶의 의미란 무엇인지, 자신의 삶에서 중요한 것은 무엇인지를 이해하고 계속해서 찾아 나가는 것이 중요하다.

또한 주변 사람들과 거리를 두려 하지 말고, 계속 관계를 유지하도록 노력하는 것이 도움이 된다. 무리가 되지 않는 선에서 치료 일정을 고려하여 일을 계속하는 것도 좋다. 암이나 항암치료에 의해 발생한 부작용이나 통증을 충분하게 조절하여 신체적 증상 또한 최소화하도록 한다.

암 치료를 받는 전 과정에서 정신적인 건강 상태에 대해 의료진과 지속적으로 상담하도록 하자. 우울한 기분이 잘 조절되지 않는다면 정신건강의학과 전문의의 진료를 받고 필요한 경우 처방약을 복용할 수 있다. 정신건강의학과 치료를 받더라도 항암치료의 결과에 악영향을 주지 않는다는 것을 명심해야 한다. 우울감과 같은 정신적 증상은 신체적 증상만큼이나 스스로 조절하기가 어려우며, 전문가의 도움을 받아 충분히 호전될 수 있다는 사실을 잊지 말자. 이에 관해 상담하는 것을 꺼릴 이유가 없으며 이를 이해해 주지 못할 의료진은 없으므로 열린 마음으로 상담을 신청해야 한다.

가족들은 어떻게
도와야 할까요?

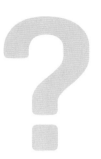

　　처음 암을 진단받은 환자의 가족은 대부분 보호자로서 무엇을 해야 하는지 모르기 마련이며, 심한 스트레스를 경험하게 된다. 전문가들은 암이 진단된 이후 환자는 물론 가족이 스트레스를 관리하는 것이 매우 중요하다고 말하고 있으며, 적절한 관리를 위해 도움을 받는 것이 필요하다고 권고하고 있다. 이와 같은 스트레스에 잘 대처하기 위해 필요한 몇 가지 측면에 대해 이야기하고자 한다.

　　먼저, 췌장암에 대한 정확한 이해를 높이기 위해 노력해야한다. 인터넷이나 유튜브와 같은 정보의 정확성이 검증되지 않은 곳에서 얻은 근거들을 기반으로 의사결정을 하려 하면, 수많은 불확실한 정보들로 인해 오히려 더욱 스트레스를 받게 된다. 특히 우리나라의 경우 가족들이 환자를 대신하여 의료진으로부터 설명을 듣거나, 의사결정을 내려야 하는 경우도 많이 있으니, 절망스러운 마음을 가다듬고 정확한 지식을 갖추려 노력하는 것이 좋겠다. 진단된 췌장암의 종류, 췌장암의 병기, 현재 환자의 정확한 상태 및 그에 따라 가능한 효과적인 치료를 알아보는 노력이 필요하다. 더불어 환자가 췌장암으로 인한 증상을 치료함에 따라 발생하는 추가적인 증상이나 합병증, 부작용에 대해 알아보고, 치료의 실패 이후 대안에 대해 미리 알아보는 것이 중요하다. 담당 의사로부터 설명을 충분히 듣지 못하였거나, 궁금한 점에 대해 충분히 질의응답을 하는 것이 필요하다. 의학 서적을 참고할 경우 전체 골격에 대한 설명을 들은 이후에 살을 붙여 나가는 과정으로 쓰인 서적을 찾아보길 바란다.

그 다음에는 보호자의 역할에 대해 파악하고 그 한계를 알아 두는 것이다. 대부분 보호자라는 새로운 역할을 하는 데에는 경험이 없는 상태이다. 일상적으로 혹은 생계를 위해 하던 일들을 유지하면서 환자를 보살펴야 하고 의료진과 소통해야 하며 응급 상황 등에 대응해야 하는 상황들이 생길 수 있는데, 이러한 상황은 큰 스트레스로 다가올 수 있다. 상황이 변한 것을 인식하고, 중요한 일들의 우선순위를 생각하며 역할 분담이 가능한 일들에 대해 먼저 생각해 보는 것이 중요하다. 그리고 환자 상태가 의사결정이 불가능하고 거동할 수 없는 상태가 아니라면 환자와 반드시 동행하지는 않아도 된다. 동행해야 하는 경우는 위험부담이 크거나, 신속한 의사결정이 필요한 치료를 받을 시에만 적절한 도움을 주는 것으로 보호자의 역할을 정해두는 것이 좋겠다.

심리적으로 힘들어하고 겁에 질린 환자를 위로하고 공감해 주는 역할도 필요하지만, 환자 스스로도 본인의 질병 상태를 받아들이고 용기를 내어 객관적인 입장에서 판단할 수 있도록 격려하고 응원해 주는 것도 중요하다. 오히려 보호자가 지나친 걱정을 하거나 모든 예측 불가능한 상황까지 통제하려는 것은 환자에게 부담을 줄 수도 있으며, 보호자도 신체적, 감정적 에너지 소비가 심해 정작 필요한 상황에서 제 역할을 하지 못하게 될 수 있다. 더불어 의료기관에서 연계해 주는 가정간호나 정부지원의 전문 자원 제도가 있는지 문의하여 활용하는 것이 중요하다. 마지막으로, 가족 본인의 건강을 챙기며, 신체적 및 감정적 소모가 견뎌낼 수 있는 수준에서 조절하는 것이 좋겠다.

췌장암의 치료 후 관리 이야기

췌장암의 생존율은
과거에 비해
얼마나 길어졌나요?

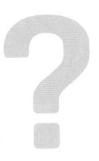

보건복지부와 중앙암등록본부 및 국립암센터의 국가암등록 사업 연례보고서에 따르면 췌장암의 5년 상대생존율이 8.4%에서 13.9%로 상승하였다. 모든 암이 42.9%에서 70.7%까지 상승한 5년 상대생존율에 비하면 미미한 수준이다.

표 6-1 주요 암종 5년 상대생존율 추이, 남녀 전체

단위: %

발생 순위	암종	발생기간					
		'93~'95	'96~'00	'01~'05	'06~'10	'11~'15	'15~'19
	모든 암	**42.9**	**45.2**	**54.1**	**65.5**	**70.7**	**70.7**
1	갑상선	94.5	95.0	98.4	100.0	100.2	100.0
2	폐	12.5	13.6	16.6	20.3	27.6	34.7
3	위	43.9	47.3	58.0	68.4	75.9	77.5
4	대장	56.2	58.9	66.9	73.9	76.1	74.3
5	유방	79.2	83.6	88.7	91.2	92.8	93.6
6	전립선	59.1	69.4	81.0	92.0	94.2	94.4
7	간	11.8	14.1	20.5	28.3	34.4	37.7
8	췌장	10.6	8.7	8.4	8.6	10.8	13.9
9	담낭 및 기타 담도	18.7	20.7	23.1	26.9	28.7	28.5
10	신장	64.2	67.0	73.7	78.6	82.5	84.7

췌장암의 치료 후 관리 이야기

표 6-2 주요 암종 요약병기별 5년 상대생존율, 남녀 전체

단위: %

발생 순위	암종	SEER summary stage (발생기간 2015~2019)			
		국한	국소	원격	모름
	모든 암	**91.0**	**73.4**	**24.4**	**55.5**
1	갑상선	100.6	100.3	61.0	99.2
2	폐	75.0	44.1	10.0	23.7
3	위	97.0	62.1	6.4	42.7
4	대장	93.9	82.1	19.8	53.7
5	유방	98.9	92.7	42.6	84.1
6	전립선	102.1	99.2	45.7	92.7
7	간	60.7	22.4	2.8	27.6
8	췌장	46.9	18.5	2.2	15.9
9	담낭 및 기타 담도	52.9	33.1	2.7	13.0
10	신장	97.2	77.8	16.9	65.9

6장

표 6-3 암종, 성별 상대생존율

단위: 명, %

국제질병 분류	암종	성	환자수	상대생존율					
				1년	2년	3년	4년	5년	10년
C00-C14	입술 구강 및 인두	계	56,889	81.5	69.9	64.8	61.7	59.5	52.1
		남	41,552	79.5	66.6	60.9	57.6	55.1	47.1
		여	15,337	87.0	78.9	75.1	72.9	71.2	65.3
C15	식도	계	47,671	55.2	39.6	33.5	30.2	28.1	22.2
		남	43,528	55.0	39.2	33.0	29.6	27.4	21.4
		여	4,143	57.1	44.4	39.2	36.6	35.4	30.1
C16	위	계	625,798	79.5	72.0	68.4	66.4	65.1	62.0
		남	418,675	80.2	72.7	69.2	67.2	65.9	62.6
		여	207,123	78.2	70.5	66.9	64.9	63.6	60.9
C18-C20	대장	계	456,643	87.7	80.8	76.3	73.5	71.6	68.7
		남	267,864	89.0	82.5	78.1	75.3	73.4	70.6
		여	188,779	86.0	78.5	73.8	70.9	69.0	65.9
C22	간	계	335,691	51.4	40.0	33.5	29.2	26.2	18.5
		남	253,850	51.5	40.1	33.6	29.3	26.1	18.3
		여	81,841	51.3	39.4	33.1	29.1	26.3	19.1
C23-C24	담낭 및 기타 담도	계	102,062	51.8	37.5	31.3	27.9	26.1	22.3
		남	51,402	54.1	39.2	32.5	28.7	26.7	22.2
		여	50,660	49.4	35.7	30.0	27.0	25.4	22.3
C25	췌장	계	97,491	32.7	18.3	13.8	11.9	10.9	8.9
		남	53,053	32.7	17.8	13.3	11.4	10.3	8.1
		여	44,438	32.8	18.8	14.4	12.4	11.6	9.8

췌장암의 치료 후 관리 이야기

병기에 따른 5년 생존율은, 췌장 내 국한된 경우 46.9%, 국소적으로만 존재하는 경우 18.5%, 전이가 있는 경우 2.2%로 진단 당시의 병기에 따라 예후가 크게 다른 것을 알 수 있다. 5년간의 상대생존율을 살펴보면, 진단 후 1년은 32.7%, 2년은 18.3%, 3년은 13.8%, 4년은 11.9%, 5년은 10.9%, 10년은 8.9%로 나타난다. 주목할 점은 전이가 있는 진행된 췌장암이라도 완치가 되는 환자가 있고, 그 비율이 점차 늘고 있다는 점이다. 치료법의 발전이 이루어지고 있으니 예후가 좋지 않은 췌장암 환자라고 하더라도 치료를 미리 포기하지 말고 가능한 적극적으로 치료를 받는 것이 필요하며, 일부 환자에게서는 매우 고무적인 결과를 기대할 수 있다는 점을 기억해야 한다.

췌장암 치료에 있어서 대부분의 환자는 항암치료를 치료받게 되고, 진행된 병기에서 진단되는 경우가 80% 가까이 되므로 항암치료의 발전은 췌장암 예후에 가장 큰 영향을 준다고 생각된다. 폴피리녹스 항암치료와 젬시타빈-알부민결합 파클리탁셀 병합요법이라는 가장 큰 축이 되는 두 가지 병합 항암치료가 보고된 것이 각각 2011년, 2013년이므로 지금까지의 5년 생존율 상승에 가장 크게 기여했다고 본다. 향후에도 새로운 항암치료의 발견과 발전이 췌장암 환자의 예후 개선에 주로 영향을 줄 것으로 생각된다. 나아가, 췌장암의 조기진단이 가능하여 완치절제가 가능한 환자의 비율이 늘어난다면 더 좋은 예후를 기대할 수 있게 될 것이다.

췌장암 완치 판정은
어떻게 받나요?

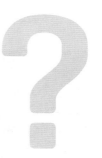

    일부 환자와 보호자는 췌장암이 완치가 불가능하다고 알고 있는 경우도 있다. 하지만 췌장암도 완치가 가능하다. 일반적으로 원격 전이가 없는 상태에서 수술로 췌장 원발 부위의 종양을 완전히 절제해야만 완치 판정을 받을 수 있다. 또한 수술 시 절제 단면에 잔존 암이 없어야 하며 수술 후 촬영한 CT 또는 MRI 등의 영상 검사에서도 잔존 암이 관찰되지 않아야 한다.

그림 6-1 원위췌장절제로 완전절제된 췌장암(화살표가 종양)

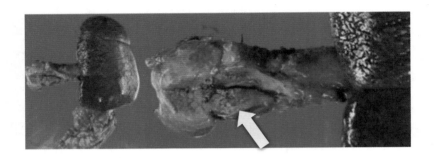

그림 6-2 진단 당시 3기 췌장암으로 6개월 간 항암치료 후 종양 크기가 감소하여 수술 시행하였고, 수술 후 1년 뒤 영상에서 잔존암 관찰되지 않음

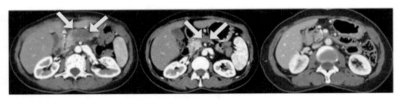

| 진단 당시 | 수술 전 항암 치료 후 | 수술 후 |

하지만 췌장암은 이렇게 완전절제가 이루어진 후에도 혈액 또는 간 등의 장기에 미세하게 남아 있는 암 세포가 간, 폐, 복막, 림프절 등에 정착하거나 다시 증식하여 암이 재발하는 경우도 흔하다.

그림 6-3 췌장암 수술 후 6개월 뒤 간 및 림프절에 재발(화살표)

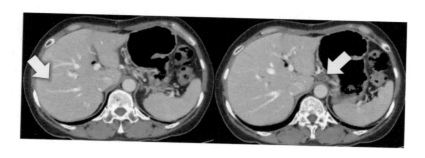

    따라서 수술 후 재발을 막기 위하여 항암치료, 방사선치료 등의 보조 치료가 필요하며, 수술 후에도 정기적으로 외래를 방문하여 영상검사 및 혈액검사를 통하여 암이 재발하는지를 주의 깊게 추적관찰 해야 한다. 외래에서는 기본적인 신체 검진을 통하여 전반적인 컨디션을 확인하고 황달, 복통 등과 같은 증상의 발생 여부도 확인한다. 혈액검사에서는 CA 19-9, CEA 등 종양표지자 검사를 확인하며, 영상검사에서는 흉부 CT 및 복부 CT, MRI, PET 검사를 시행하여 새로운 병변이 발생하는지 확인한다. 이러한 검사의 주기는 첫 2년은 매 3~6개월마다 시행하는 것을 추천하며, 이후에는 6~12개월마다 시행한다. 결국 암의 최종 완치 판정은 수술 후 5년 동안 재발의 증거가 없을 때 이루어진다. 또한 췌장 수술 후에는 당뇨병, 소화장애, 영양실조 등이 발생할 수 있으므로 이에 대한 지속적인 추적관찰도 함께 필요하다.
    췌장암 수술 후 5년이 지나 완치 판정을 받은 후에도 지속적

으로 추적관찰을 하는 것에 대해 정해진 바는 없으나, 5년 후에도 재발할 가능성이 있고 일반적으로 암 생존자의 경우는 향후 다른 암이 발생할 가능성도 있기에 계속 정기검진 등을 받을 것을 추천한다.

최근 췌장암에 대한 항암치료의 발전으로 진단 당시 원격 전이가 동반된 췌장암 Ⅳ기이거나 수술 후 재발한 환자 중에서도 항암치료 또는 항암치료와 함께 방사선치료, 고주파열 치료(RFA: radiofrequency ablation) 등의 국소요법 등의 병합요법으로 완치가 되는 경우도 드물지만 기대해 볼 수 있다. 수술이 어려운 환자에서 완화항암치료 후 종양의 크기가 감소하고 새로운 병변이 관찰되지 않으면 항암치료를 중단하고 경과를 지켜보기도 한다. 이를 항암치료 휴식이라고 한다. 물론 항암치료의 중단으로 다시 암이 진행할 위험성도 있으나 항암치료 휴식기간 동안 환자가 체력을 회복하고 일상적인 삶을 즐길 수 있다는 장점도 있다. 이러한 항암치료 휴식 시점은 환자의 전신상태와 함께 CA 19-9, CEA 등의 혈액 종양표지자 검사, 그리고 CT, MRI, PET 등의 영상검사를 통하여 판단하게 되며 특히 PET 검사로 종양세포의 증식 여부를 예측할 수 있다.

재발을 피하기 위해서는 어떤 생활 습관을 가져야 할까요?

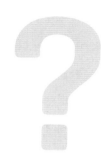

췌장암은 재발률이 높다고 알려져 수술이나 항암치료를 시행한 뒤에도 주기적인 진료와 지속적인 생활 습관 관리가 필요하다. 췌장암을 유발하는 위험 인자(p.57 참고)들은 췌장암 치료 후에도 마찬가지로 췌장암 재발에 영향을 미치기 때문에 금주, 금연을 포함한 췌장암 위험 인자를 피하는 생활 습관을 유지하는 것이 좋다. 비만의 경우 각종 암 생존자들의 생존기간 감소, 2차 암 발생 위험 증가, 재발률의 증가의 위험 인자로 알려져 있다. 췌장절제술을 시행한 췌장암 생존자를 대상으로 한 연구에서 비만인 환자는 그렇지 않은 경우에 비해 2배의 재발률을 보였다. 따라서 췌장암의 재발을 피하기 위해 췌장암 치료 이후에도 비만이 되지 않도록 체중을 조절하는 것이 좋다. 이 경우 단순히 음식의 섭취량을 줄이는 것보다는 적절한 열량 섭취를 유지하면서 신체적 활동량을 늘리는 방향으로 전략을 짜야 한다. 즉, 적절한 운동과 식이요법을 병행하여 체중을 조절하는 생활 습관을 가져야 한다.

췌장암 환자에서 당뇨병은 췌장암 진단 전부터 혹은 진단 후 수술 및 항암치료를 받는 과정에서 흔히 발생한다. 이렇게 발생한 당뇨병은 췌장암 치료 이후에도 만성화되어 지속적으로 관리해야 할 가능성이 크다. 췌장암으로 인해 췌장절제술을 시행한 환자들을 대상으로 시행한 연구에 따르면, 혈당조절이 불량한 경우 그렇지 않은 경우에 비해 재발률이 2.6배가 높았다. 따라서 췌장암 치료 이후에도 당뇨병 및 혈당 조절에 대해 관심을 가지고 철저하게 조절하는 것이 재발 예방에 도움이 될 수 있다.

췌장암 치료 종료 후 식습관 관리도 중요하다. 암 재발 방지를 위한 식습관은 일반적으로 암 예방을 위한 식습관과 동일하며, 암 치료 종료 후 환자들이 암 예방을 위한 식습관을 준수하는 경우 재발률을 낮추고 생존율을 높일 수 있다고 알려져 있다. 특정 식품을 먹어서 재발을 막는 것이 아니라, 전반적인 생활 습관을 건강하게 유지하는 것이 중요하다. 초콜릿, 과자, 햄버거, 치킨 등의 지방이나 당분 함량이 높은 가공식품은 비만의 위험이 증가하므로 섭취를 줄이는 것이 좋다. 소고기, 돼지고기와 같은 붉은 육류의 경우 과다 섭취 시 대장암의 위험을 높일 수 있다고 알려져 있는데, 일반적으로는 좋은 영양 공급원이므로 섭취를 금지할 필요는 없으나, 과도한 섭취를 피하는 것을 권장한다.

화학첨가물이나 소금의 함량이 높은 가공육은 가능한 섭취를 하지 않는 것이 좋다. 커피의 경우 췌장암 발생이나 재발과의 관계는 명확히 밝혀지지 않았다. 다만, 일부 실험연구에서 믹스커피나 시럽이 들어간 커피에 포함된 과당 성분이 암세포의 에너지원으로 쓰여 암의 생존에 도움을 줄 수 있다는 가능성이 제기되었으므로 에너지 드링크, 주스, 커피 믹스 등에 많이 포함된 과당 섭취를 줄이는 것이 도움될 수 있다. 과일이나 채소의 식이섬유, 항산화제, 비타민, 무기질 등은 암 예방에 도움이 되며, 전체적인 식사의 열량이 낮아서 체중 유지에 도움이 된다.

치료 후에도
피해야 하는 약이나
건강 보조 식품이 있나요?

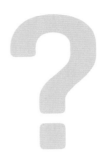

약물 복용 시 주의사항

수술과 항암치료 등 췌장암 치료가 종료된 후 심각한 간 기능 저하나 황달 등의 문제가 없다면 해열진통제, 감기약, 소화제 등의 상비약들은 1주 이내의 단기간으로 복용하는 것은 대부분 큰 문제 없다. 단, 복용 중 부작용 발생 시에는 즉시 중단 후 의사와 상의해야 한다. 마약성 진통제나 수면제 등 의사 처방 하에 주기적으로 효과 및 부작용을 확인해야 하는 약물들은 의사와 상의하여 처방받아 복용하여야 한다.

한편, 췌장암 치료 전부터 고혈압, 고지혈증 등 만성질환으로 약제를 복용하다가 수술이나 항암치료로 인해 약제를 중단해서 재개가 필요하거나, 상태 변화로 인해 복용 중인 약제의 변경이 필요할 때가 있다. 예를 들어 치료 후 체중 감소로 혈압이나 지질 수치가 호전되면서 혈압약이나 고지혈증약의 감량이 필요한데, 기존에 복용하던 약을 계속하여 복용하게 되면 오히려 용량이 과다하여 저혈압 등의 부작용이 발생할 수 있다. 따라서 췌장암 치료 후에는 해당 질환에 대해 진료 및 처방을 담당하였던 의사와 약제 조정이 필요한지 상의하는 것이 좋다.

췌장암 치료 중에 암성 통증으로 인해 마약성 진통제를 복용하였다가 치료가 종료된 이후에도 수술 부위 통증, 신경통, 근육통, 항암제 유발 신경병증 등으로 인해 지속적인 통증 조절이 필요할 때가 있다. 이처럼 약 10%의 암 생존자들은 만성 통증을 호소한다고 한다. 암치료기법과 암 생존자 관리법이 발달함에 따라 암 생존자들은 장기간 생존하고 있지만, 암으로 인한 통증이 아닌 비암성 통증에서의 고용량의 마약성 진통제는 오히려 부작용을 일으키고 일상생활능력을 떨어뜨릴 가능성이 높다. 따라서 암 치료 종료 이후에 통증이 지속된다고하여 기존에 복용하던 마약성 진통제를 유지하기보다는 담당 의사나 통증의학과 전문의와 상담하여 비암성 통증의 원인, 예를 들어 신경병성 통증, 근골격계 통증, 심리적인 원인 등을 파악하여 비마약성 진통제로의 전환이나 물리치료 및 중재술 등 비약물 치료를 시행하는 것이 좋다. 이를 통해 마약성 진통제의 남용, 의존을 줄이고 일상생활로의 회복을 도울 수 있다.

다수의 약물을 복용하고 있는 경우 약물 간에 상호작용을 일으켜 예기치 못한 부작용이 발생하기도 한다. 또한 약물들은 간에서 대사되어 담도를 통해 배설되는 경우가 많은데 췌장암 치료 후에는 간 기능 저하나 담도 변형이 동반되어 약물대사능이 변했을 가능성이 높다. 이와 같은 이유로 가능한 환자의 건강 상태 및 기저질환을 고려하여 의사가 처방한 의약품을 복용하는 것이 안전하다.

건강 보조 식품 섭취 시 주의사항

건강 보조 식품이란 목표가 단순히 식사나 간식이 아니라, 체질을 개선하거나 건강을 위해서 먹는 것으로 과학적으로 효능을 입증받은 의약품과 식품의 중간에 위치한 보조 식품이라고 할 수 있다. 건강보조 식품의 종류는 굉장히 많아서 식품의약품안전처에서 과대광고와 혼란을 피하고 올바른 정보를 주고자 건강 보조 식품 중에서 건강 기능 식품을 따로 분류하고 있다. 건강 기능 식품이란 인체에 유용한 기능성 성분을 원료로 하여 제조하고 가공한 식품으로써 식품의약품안전처에서 동물실험 및 인체실험을 통해 과학적 근거를 평가하여 기능성 원료로 인정한 것을 말한다. 건강 기능 식품으로 인정한 제품에는 식품의약품안전처 마크가 표시되어 있다. 안전성과 효과가 입증되지 않은 건강 보조 식품보다는 식품의약품안전처에서 인정한 건강 기능 식품을 복용하는 것이 안전하겠다.

건강 기능 식품은 주변에서 쉽게 접할 수 있지만 암 환자들은 주의해서 복용해야 한다. 기저 질환이 있거나 기존에 복용 중인 약물이 있다면 예기치 못한 부작용 및 상호작용이 발생할 수 있어 담당 의사와 상의 후에 복용하는 것이 좋다. 특히 췌장암 수술이나 항암치료로 인해 간 기능 저하 혹은 담도의 변형이 있다면 체내 약물대사가 변화할 수 있으므로 건강 기능 식품 복용 시 주의가 필요하다.

그렇다면 췌장암 치료 후에 복용할 수 있는 건강 기능 식품에는 어떤 것이 있을까? 건강 기능 식품 중 흔하고 대표적인 것은 비타민과 미네랄 성분이 포함된 식품이다. 췌장암으로 인해 수술한 경우 육류의 소화가 잘되지 않아 육류 섭취를 줄인 식단을 구성하는 경우가 많은데, 이런 경우 아연, 철분, 지용성 비타민(비타민 A, D, E, K)을 보충하는 것이 도움이 되겠다. 췌장효소제는 지방 흡수를 도와 지용성비타민의 흡수를 원활하게 해주어 도움이 되므로 췌장효소제 복용도 도움이 된다.

하지만 일반적인 식사로 영양상태 및 건강을 유지하고 있는데도 추가로 건강 기능 식품을 과다 섭취해 영양 과잉이 되면 오히려 부작용이 발생할 수 있다. 따라서 췌장암 치료 후 암 예방을 위해 과도한 건강 기능 식품, 영양 보충제의 섭취보다는 비타민, 무기질, 섬유소 등의 성분을 포함한 다양한 식품을 통해 균형 잡힌 식사를 섭취하는 것을 권장한다.

도움이 되는 생활 습관이나
주위 환경이 있을까요?

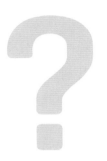

　　금주와 금연은 췌장암의 발생 및 재발 예방뿐 아니라 췌장암 치료 후 다른 장기에서 발생할 수 있는 2차 암의 발생 예방을 위해 중요한 생활 습관이다. 암 생존자들은 일반인보다 원래 진단받았던 암이 아닌 다른 부위의 암, 즉, 2차 암 발생률이 1.1배가량 높은 것으로 알려져 있다. 따라서 암 치료 후에도 암 예방을 위한 건강 행동을 유지하고, 일반인에게 권고되는 암 검진도 정기적으로 받는 것이 좋다. 또한, 수술이나 항암치료를 하면서 고혈압, 당뇨병, 고지혈증, 골다공증 등의 만성질환이 새롭게 발생하거나 악화될 수 있다. 특히 동반질환을 가지고 있는 암 생존자는 동반질환이 없는 암 생존자에 비해 2차 암의 발생률이 높았다. 따라서 췌장암

치료 후에도 주기적인 건강검진과 지속적인 진료를 통해 동반된 만성질환을 잘 관리해야 한다.

췌장암 치료 후 육류를 섭취하지 않고 채식 위주로 식단을 편성하거나, 암 치료 후 피로감으로 인해 신체활동을 회피하기도 한다. 하지만 이러한 생활 습관은 영양결핍, 비만도 증가, 운동량 감소 등 부정적인 결과를 초래한다. 특히 수술이나 항암치료 후에는 근육량이 감소하고 체지방이 증가하는 근감소증이 발생할 가능성이 높은데, 재발한 췌장암 환자가 근감소증이 있으면 그렇지 않을 경우에 비해 6개월가량 짧은 중앙생존기간을 보였다. 따라서 췌장암 치료 후에도 적절한 생활 습관 관리를 통해 근감소증을 예방하는 것이 중요하다. 여기서 말하는 적절한 생활 습관이란 단순히 식이요법뿐만 아니라 운동요법을 병행하는 것을 의미한다. 따라서 육류 섭취를 통한 단백질 공급과 과일 및 채소 섭취를 통한 섬유소 공급 등 균형잡힌 식단을 유지하고, 체력이 허용하는 범위 내에서 근력운동을 포함한 운동을 규칙적으로 시행하여 적정 체중을 유지해야 한다.

대기오염과 관련된 췌장암의 발생 위험과 예후에 대해서는 연구가 부족한 상황이다. 대기오염과 췌장암의 관계를 분석한 여러 연구에 따르면, 미세먼지 노출과 췌장암 발생률은 관련이 없었다는 보고가 있는가 하면, 미세먼지에 노출이 많이 될수록 췌장암 환자의 사망률을 증가시켰다는 보고가 있었다. 이처럼 췌장암 치료 후에 공기가 좋은 곳으로 이사 가는 것이 도움이 되는지에 대해서는 과학적 근거가 명확하지 않은 상황이다. 과학적 근거와 별개로, 공기 좋은 곳으로 이사 가는 것에는 각각 장단점이 있다. 장점으로는 대기오염으로 인한 호흡기 질환 등 각종 질병이 발생할 가능성이 작아질 수 있다는 점, 기존에 생활하던 곳에서 벗어나 불안한 마음이나 스트레스를 받지 않고 자연 속에서 생활할 수 있다는 점이 있다. 단점으로는 기존에 다니던 병원과의 접근성이 떨어져 신속한 응급처치를 받기 어렵거나 지속적인 건강 관리 및 진료가 어려울 수 있다는 점, 그동안 형성해 온 인간관계나 사회활동이 중단되어 오히려 소외될 수 있다는 점이 있다. 장단점을 고려해 환자 본인의 선호에 따라 결정하는 것이 좋겠다.

암 생존자는 면역력이 저하되어 있고 만성질환이 동반되어 있기 때문에 일반인보다 철저한 예방접종이 필요하다. 일반적으로 권고되는 예방접종은 인플루엔자, 폐렴구균 예방접종으로 적절한 예방접종을 통해 감염질환을 예방하는 것이 중요하다. 최근 코로나19 백신 예방접종이 활성화되어 암 환자 등 기저질환자의 경우 예방접종이 권고되고 있다. 대한종양내과학회에서는 암 치료 종료 후 정기적 추적관찰 중에 있거나 완치된 이후의 장기 생존자의 경우에 예방접종을 권고하고 있으므로 담당 의사와 상의 후 백신을 접종하는 것이 좋겠다.

치료 후 스트레스와 우울증, 불면증 관리는 어떻게 해야 할까요?

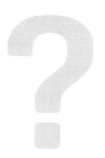

　　수술, 항암치료 및 방사선치료는 중요한 치료 과정이라고 할 수 있으나 그 기간과 부작용을 감안한다면 쉽지 않은 치료인 것은 사실이다. 그리하여 치료를 마치고 추적관찰을 받는 많은 환자가 막연한 불안과 두려움, 우울감과 좌절감으로 일상생활에서 다양한 형태의 스트레스를 겪고 있다. '암이 줄어들지 않으면 어떻게 하지?', '혹시나 재발하지는 않을까?' 등 암환자들은 치료를 마치고 나면 자주 이러한 생각에 빠져 불안해한다. 스트레스와 우울증 극복방안으로는 어떠한 것이 있는지 알아보자.

자신의 불편함을 숨김없이 호소해야 한다

우선 자신의 증상을 솔직하게 이야기하고 의료진이나 가족들의 도움을 충분히 받도록 하는 것이 중요하다. 통증이나 구역감이 있다면 참거나 숨기지 말고 약물이나 주사로 충분히 조절하는 것이 좋다. 통증 조절을 위해 복용하는 진통제는 마약성 진통제조차도 질병의 경과에 영향을 주지 않으므로 진통제 복용을 두려워할 필요가 없다. 통증을 참는 것은 그 자체로 스트레스의 요인이 되며 치료에 악영향을 줄수 있고, 불면증 등을 야기할 수 있다.

가벼운 산책이나 운동을 하자

따뜻한 햇살을 받으며 산책이나 가벼운 운동을 하는 것은 비타민 D를 생성하며 생체리듬을 조절해 준다. 햇빛을 받을 때 나오는 멜라토닌이 우울감을 억제하는데 도움되기 때문이다. 할 수만 있다면 가능한 좋은 경치를 자주 바라보자. 최근에는 도로가 잘되어 있어 힘들게 오르지 않아도 볼 수 있는 절경이 여러 곳이 있다. 가능한 날씨가 좋을 때 이러한 곳에서 좋은 경치를 보는 것은 심신의 안정에 도움이 된다.

선입관이나 죄의식을 버리고 주어진 상황에 최선을 다한다

많은 환자들이 잘못 알고 있는 선입관 중 하나가 본인이 무엇인가를 잘못해서 암에 걸렸다고 생각하는 것이다. 물론 술이나 담배, 좋지 않은 습관이 영향을 주었을 수도 있지만, 대부분의 암을 포함한 질병은 뚜렷한 이유 없이 유전적인 소인이나 원인을 알 수 없는 문제로 발생하는 것이 대부분이다. "저는 술, 담배도 안 하는데 왜 암이 생겼을까요?", "운동도 열심히 하고 스트레스도 없었는데 왜 그랬을까요?" 등 많은 환자가 이와 같은 질문을 하지만 모든 질병의 발생을 환자가 살아왔던 배경, 식습관과 운동만으로 설명할 수 없음을 알아야 한다. 따라서 본인이 잘못해서 암이 걸렸다는 생각이나 그로 인한 패배감이나 죄책감은 올바르지 않은 사고방식이다. 암은 누구에게나 찾아올 수 있고 본인에게는 다소 먼저 찾아왔으니 그에 대한 앞으로의 대처에 집중하는 것이 보다 현명하다. 의료진을 신뢰하면서 긍정적인 사고를 가지고 치료에 보다 적극적으로 임하는 것이 향후의 결과에도 좋은 영향을 줄 수 있다.

환우회를 통해 다른 환자들과 소통하고 즐거운 취미활동을 하자

암 환자가 되고 나서 주변의 많은 위로와 격려가 있겠지만 가장 위로가 되고 마음의 안정이 되는 것은 비슷한 처지의 사람들을 만나 는 것이다. 자식을 잃은 부모의 마음은 같은 부모만이 알 수 있다는 말이 있듯이 처지가 다른 사람들의 백 마디 말보다 똑같은 암의 어려움을 겪는 환우의 한마디 말이 큰 위로가 된다. 요즘은 인터넷과 스마트폰 기기의 발달이 잘 되어 있고 인스타그램, 페이스북, 유튜브를 통한 인터넷 온라인 활동이 활발해져서 비슷한 질환을 겪고 있는 다수의 사람들과 소통하기가 용이해졌다. 온라인이나 오프라인을 통해 가능한 많은 지지를 확보하는 것도 치료 의지나 적극성을 포함한 심신의 안정에 도움이 될 수 있다. 암 치료를 한다고 다른 일을 다 제쳐 두는 것은 바람직하지 않으며 그림이나 음악 등, 현재 할 수 있는 취미활동을 유지해 나가는 것이 스트레스 관리에 좋다.

가족의 지지가 중요하다

대부분의 보호자는 사회생활과 경제활동으로 인해 환자와 함께하는 시간이 부족한 것이 사실이다. 가능하다면 하루에 한 가지씩 환자에게 고마웠던 일이나 즐거웠던 추억을 나누며 지지해 주자. 가족들의 지지는 다른 어느 누구의 지지보다 배의 효과가 있다. 특별히 나눌 것이 생각이 나지 않는다면 내 가족이 되어줘서 감사하다고 한마디만 해도 된다. 환자가 무엇인가를 잘못해서 암에 걸렸다고 자책하면 안 되는 것처럼 가족들 역시 본인들이 무엇인가를 잘못해서 환자가 암에 걸렸다고, 또는 가족의 암이 늦게 발견되었다고 자책하는 것은 환자에게도 안 좋은 영향을 주니 이 점도 유념하는 것이 좋다.

규칙적인 수면 습관을 유지하자

불면증은 항암치료를 받는 암환자들에게서 흔하게 호소하는 증상이다. 약물이나 호르몬의 문제로 생기기도 하지만 암이라는 큰 병 앞에 생기는 여러 심리 변화들로 인해 생기는 경우도 많다.

지속적인 불면증은 다른 질환의 위험을 높이고, 삶의 질을 떨어뜨리며 치료 효과에도 부정적인 영향을 끼칠 수 있다. 우선 일상생활 속 관리법으로 규칙적인 수면습관이 중요하다. 낮에 수면을 취하는 버릇은 야간에 불면증을 악화시킬 수 있으며, 가능한 밤 11시부터 아침 6시까지 취침하는 규칙적인 습관을 가지는 것이 좋다. 낮에는 가벼운 산책 등으로 따뜻한 햇빛을 가까이하고 가벼운 유산소 운동 등을 실시하여 자연스레 수면을 유도하는 것이 좋겠다. 때로는 마음의 안정을 찾을 수 있는 음악이나 명상치료를 통해 수면을 유도할 수도 있다. 커피 등 카페인 함유 식음료를 멀리하고 허기로 인해 잠이 오지 않는다면 따뜻한 우유 등으로 가볍게 시장기를 달래며 과식은 오히려 수면에 방해가 되므로 피한다.

이러한 관리로도 불면증이 해결되지 않는다면 항우울제나 항불안제, 수면 유도제 등을 사용할 수 있다. 막연하게 중독이나 내성을 두려워하기보다는 필요할 때 의사의 처방에 따라 적절히 사용하는 것은 치료에도 도움이 되고 정서적인 안정감도 가져다 준다.

7장

췌장암을 극복한 이야기

수술 후 나를 돌보게 만든 삶

김성자

명예퇴직을 하고 이후 학원을 운영하면서 쉼 없이 일했어요. 열정적으로 살았지만, 몸은 지쳐 있는 상태였습니다. 조금 쉬어도 될 텐데 저는 그러지 못했어요. 바쁜 나머지 밥도 잘 챙겨 먹지 못했습니다. 먹고 싶은 것도 없고, 입맛도 없었고요. 선물로 들어오는 과일조차 먹지 못하고 버리는 일이 허다했습니다. 그런 와중에 허리 통증이 심해졌어요. 고통 때문에 결국 응급실에 실려 갔고, 서울대학교병원에서 허리 치료를 받았습니다.

평소 산을 좋아해서 자주 등산했습니다. 여느 때처럼 산에 다녀왔는데, 그날은 컨디션이 많이 안 좋았습니다. 산행 후 3일이 지났는데도, 컨디션은 돌아오지 않았어요. 점차 배가 아파 왔습니다. 처음에는 살살 아프기 시작했는데 어느 순간 견디기 힘들 정도로 아팠습니다. 느낌이 좋지 않아서 동네 병원에 갔더니 방광염이라고 하더라고요. 약을 먹으면서 쉰다면 괜찮아질 거라는 이야기를 들었으나, 2주가 지났지만 왼쪽 배에서 큰 통증을 느꼈습니다. 다시 병원에 방문해서 독한 약을 처방받았는데도, 그때뿐이었습니다.

저는 더 큰 병원으로 갔습니다. 병원에서는 췌장 쪽에 이상이 있는데 암은 아닐 거라며, 3개월 후에 다시 확인해 보자고 했습니다. 하지만 3개월을 기다리기에 제가 느끼는 고통은 작지 않았어요. 아파서 잠도 못 자고, 앉으면 통증이 심해서 쭈그리고 앉아야 겨우 괜찮았습니다. 그러다 저는 서울대학교병원에 방문했습니다. 암은 아니길 바라면서요. CT와 MRI 등의 검사를 하고, 이상협 교수님을 뵈어 진료받았습니다. 몇 년 전 서울대학교병원에서 허리 치료를 받은 기록을 살펴보시더니 현재의 췌장에 다른 점이 발견되었다고 했습니다. 췌장암이 1기에서 2기 사이로 진행되는 단계인데 위험한 위치도 아니고 초기니까 지금 수술하는 게 좋겠다고 하셨습니다. 저는 곧바로 수술 날짜를 잡고, 개복수술을 받았어요. 수술이 끝난 후 외과 교수님께서 가장 먼저 해 주신 말씀은 "수술은 잘 끝났어요. 걱정하지 마세요"였습니다. 제게는 그 말이 참 위안이 되었어요. 주변에도 췌장암으로 돌아가신 분이 있어 겁이 많이 났거든요. 췌장암은 예후가 좋지 않다는 말이 참 많았으니까요.

항암치료를 받으면서도 조금씩 걱정이 되었지만, 이상협 교수님을 믿고 치료받았습니다. 믿음이 없었다면 치료받기 어려울 만큼 고통스러웠습니다. 혈관에 약물이 들어가는 느낌이 뼛속까지 느껴지는데 정말 많이 아팠습니다. 하지만 다른 암 병동의 환자들을 보면서 함께 이겨내고 싶다는 생각이 들었습니다. 저는 항암치료를 받으면서 손녀의 등하원까지 모두 해냈어요. 주변에서 제가 아프다는 사실을 모를 정도로 티를 내지 않으며 일상생활을 지속했습니다. 그런데도 여전히 몸이 아파서, 손녀를 등원시켜 놓으면 소파 밑에 비스듬히 누워 있었어요. 그리고 하원 시간이 되면 아무 일도 없었다는 듯이 손녀를 데리러 가고, 돌봐 주었죠. 학교에서 돌아오면 숙제도 봐주고 공부도 가르쳐 주면서요.

항암치료에 고통스러워하면서도 의료진들에게 어디가 좋아졌는지, 어디가 나빠졌는지 한 번도 묻지 않았어요. 제가 하나부터 열까지 묻는다고 해서 치료가 되는 것도 아니고 이상협 교수님께서 말씀해 주시는 대로 치료를 받는 게 가장 좋다고 생각했습니다. 그렇게 3년이 흘렀고 몸도 마음도 조금씩 추스를 수 있었어요. 치료받는 내내 이상협 교수님께서는 차분히 저의 상태를 살펴 주셨어요. "이건 하고, 저건 하지 마세요"처럼 강압적으로 말씀하셨으면 겁먹었을 텐데, 그렇지 않았습니다. 따뜻하고, 차분히, 그리고 덤덤하게 말씀해 주셨어요. 덕분에 저도 소란스럽지 않게 지금의 상태를 살펴보았던 것 같습니다. 치료받으러 가기 전에는 걱정이나 부담감이 상당했어요. 화요일이 진료를 보는 날인데, 일요일 저녁부터 밥이 안 들어갈 정도였어요. 진료받으러 가기 전에는 죽을 것처럼 괴로웠는데, 진료받고 나오면 거짓말처럼 기분이 괜찮아졌습니다.

수술하고, 치료받으면서 가족이 저에게 큰 위안이 되었어요. 지금이라도 발견해서 다행이고, 초기니 수술받으면 곧장 좋아질 거라면서 힘이 되어 주었습니다. 수술 후에는 제가 밥은 잘 챙겨 먹었는지 컨디션은 어떤지 자주 물었어요. 아들과 딸이 많은 정보도 알려주면서 큰 힘이 되어 주었습니다.

예전에는 바쁜 탓에 식사도 잘 챙겨 먹지 못했는데, 지금은 제철 채소며 면역력을 기르는 음식을 잘 챙겨 먹습니다. 밥도 현미 찹쌀과 잡곡밥으로 바꾸는 등 식생활에도 변화가 많네요. 이상협 교수님도 골고루 먹어야 좋다고 하셨어요. 다만 TV 프로그램은 안 보고 있어요. 챙겨 먹어야 할 것들이 너무 많고, 오히려 해야 할 것들이 늘어나는 것 같아서 부담감으로 다가오더라고요. 오전에는 뒷산에 매일 오릅니다. 처음에는 가만히 앉아서 햇볕을 쬐다가 '한 바퀴 가볍게 돌아볼까'라는 생각이 들었어요. 한 바퀴를 도는 데 꽤 오랜 시간이 걸렸는데, 한번 해보자는 마음으로 꾸준히 시도하니 지금은 하루에 만 보 이상을 걷게 되었어요. 빠른 걸음으로 몸에 무리가 가지 않을 정도로 운동을 하니, 수술 전보다 훨씬 건강해진 것 같아요.

가끔 젊었을 때 내 몸을 아끼지 않아서 속상했습니다. 몸에 좋은 음식을 먹을 기회도 많았는데 먹지 않았어요. 그때는 병에 걸릴 거라고 생각도 못 했으니까요. 지금은 나를 위해 맛있고 몸에 좋은 음식을 먹고, 건강을 위해서 매일 걷는 이 삶이 감사하고 소중합니다.

겁먹지 않으면 아무것도 아닌 암

김선회

    5년 전쯤, 일정이 있어 어디 가는 길이었습니다. 그런데 길거리며, 지나치는 버스 안, 지하철 안의 사람들이 모두 제 얼굴을 쳐다보았어요. 처음에는 얼굴에 뭐가 묻었나 하고, 화장실에서 거울을 봤습니다. 순간 깜짝 놀랐어요. 얼굴빛이 완전히 노란색을 띠고 있더라고요. 얼굴이며, 팔뚝이며 온몸이 노랗게 변했습니다. 사실 며칠 전부터 음식물을 섭취하면 먹는 족족 설사를 했습니다. 그즈음 다이어트를 하기 시작했는데, 80kg까지는 가뿐히 줄어들어서 기뻐했어요. 단기간에 빠른 속도로 70kg에서 60kg으로 살이 빠졌습니다.

    동네 병원에 갔더니 큰 병원에 가보라면서 소견서를 써 주었습니다. 서울대학교병원에 왔더니 췌장암 4기에 가까운 진단을 받았습니다. 담도 근처에 9cm의 큰 종양이 생겼고, 종양이 점점 커지면서 담도를 눌러, 황달이 왔습니다. 바로 수술할 수는 없어서, 종양의 크기를 줄이는 항암치료를 하기 시작했습니다.

진단받았을 때는 걱정되었습니다. 저는 췌장암을 생존율이 낮은 병이라고 알고 있었거든요. 하지만 치료를 시작하면서 걱정은 없었습니다. 암의 눈치를 보기 시작하면, 종일 암에 끌려다니면서 저의 일상이 무너질 테니까요. 어떻게든 의사 선생님만 믿고 기다렸어요. 의사 선생님이 세워 놓은 계획에 제가 다른 변수를 만들고 싶지 않아서, 선생님께서 하라는 대로만 했습니다. 다른 변수로 인해 저의 치료 방법이 달라지거나, 혹시나 또 다른 위험 요소가 생길지도 모르니까요.

주위에서 저의 소식을 듣고 연락이 왔습니다. 저를 걱정하는 모습에 마음이 무거워지더라고요. 어느 날은 친한 친구가 덤덤하게 장난을 치면서 안부를 묻고 연락을 해왔는데, 그 모습이 참 고마웠습니다. 평소와 똑같이 대해 주니 마음이 한결 편했습니다. 저는 췌장암 진단을 받기 전부터 꾸준히 사회인 야구를 했습니다. 항암치료를 받으며 함께 뛸 순 없어도 내내 야구장에 가서 어울렸습니다. 의자에 앉아서 햇볕도 쬐고, 야구 경기를 볼 수만 있다는 사실만으로도 참 값진 시간이었어요.

정신력이 좀 더 강해졌달까요. 큰 병을 얻으면 심적으로 무너지는 상황이 생기기 마련이에요. 가족이 도움을 주더라도 스스로 마음을 다잡지 않으면 나뿐만 아니라 주변 사람도 힘들어지니, 혼자만의 싸움을 많이 했습니다. 괜찮다가도 어느 순간 '이거 재발하면 어쩌지'라는 생각이 자신을 덮칠 겁니다. 이때 걱정에 사로잡히지 말고, 이것을 잊게 만드는 다른 무언가를 찾는 게 도움이 됩니다.

수술 후에 부모님을 모시고 여행도 다녀왔습니다. 같이 맛있는 것도 먹고, 새로운 것들도 보면서 즐거운 시간을 보냈습니다. 부모님도 저의 진단 소식을 듣고 많이 놀라셨겠지만, 저에게 내색하지 않고 오히려 함께 좋은 시간을 더 많이 보내려고 했습니다. 가족이 무덤덤하게, 마치 감기인 것처럼 대해 주니까 저도 마음이 한결 편해졌어요.

체력적으로 지치고, 고비인 순간도 수차례 있었지만, 하나씩 극복해 나가면서 지내다 보니 완치 판정을 받게 되었습니다. 건방진 말일 수도 있지만, 암을 의식하지 않았으면 좋겠습니다. 암에 의해 일상이 매몰되면 일상도, 건강도, 가족도, 모두 지쳐서 쓰러지게 됩니다. 그러지 않기 위해서 스스로 단단한 마음으로 지켜내길 바랍니다.

좋은 식습관을 길러 암을 극복하자

권수자

　　평소 소화력이 좋았는데, 어느 날부터 소화가 잘 안되기 시작했습니다. 가까운 병원에서 소화제를 먹어도 차도가 없었지만, 별다른 방도를 찾지 못하여 몇 달 동안 소화제만 복용했습니다. 얼마 안 가 국가건강검진을 받았고, 의사 선생님께서는 얼굴이 너무 노랗다고, 황달 증세가 있는 것 같다고 했습니다. 그리고 큰 병원에 가보라고 권유했습니다.

　　곧장 병원에 갔더니 췌장암이라고 그러더군요. 3기 판정을 받았습니다. 종양이 간과 혈관 사이에 위치했는데 너무 가까워서 수술을 당장 할 순 없으므로, 항암치료를 시작했습니다. 나이가 많아서 그런지 항암치료를 받는 과정이 쉽지는 않았습니다. 밥 먹는 것조차 힘들었어요.

　　예전에는 췌장암이라고 하면 포기를 하더라고요. 주변에서 안 좋은 말도 많이 들리고요. 게다가 저는 나이도 많아서 더욱 걱

정이었습니다. 다행히도 저는 당뇨병도 없고, 혈압도 높지 않아서 씩씩하게 치료를 결심했습니다. 평소에 외식보다는 집밥을 좋아하고, 제철 나물과 과일을 즐겨 먹었습니다.

암 환자라고 해서 특별하게 차려 먹지도, 신경을 쓰지도 않았어요. 평소와 같은 식단으로, 평소와 같은 일상을 보냈습니다. 건강식품을 찾아 먹거나 하지도 않고요. 매일 같은 루틴으로 보내다 보니, 우울증이나 답답함 같은 부작용도 찾아오지 않았습니다. 젊었을 때 산에 오르는 것을 좋아하고, 건강한 식습관을 만든 덕분에 큰 아픔도 이겨 낸 것 같아요.

평소 좋은 습관을 만드는 것은 음식이라고 생각해요. 배가 고프지 않다고 굶지 말고, 하루 세 끼 건강하게 차려 먹고, 과식하지 않는 식습관을 기르면 아프지도, 혹은 아프더라도 회복할 때 도움이 많이 된다고 생각합니다. 몸에 좋은 영양소를 공급하면 기운도 더 날 테니까요.

도와주신 분들

이름	소속
강진우	서울행복내과의원
강현철	서울대학교병원 방사선종양학과
권우일	서울대학교병원 외과
김민규	서울아산병원 내과
김연주	원자력병원 내과
김재환	분당서울대학교병원 내과
김주성	동국대학교일산병원 내과
김준열	서울대학교병원 내과
김진	원자력병원 내과
박남영	강동경희대학교병원 소화기내과
박주경	삼성서울병원 내과
박진명	강원대학교병원 내과
박혜윤	서울대학교병원 정신건강의학과
백우현	서울대학교병원 내과
서정균	참서울내과의원
손준혁	인제대학교 일산백병원 내과
송병준	명지병원 내과
신방섭	서울힘내과의원
안동원	서울특별시 보라매병원 내과
안병윤	서울대학교병원 내과
양기영	한림병원 내과
여무한	서울대학교병원 내과

이름	소속
우상명	국립암센터 간담도췌장암센터
유민수	엠디서울내과의원
유지원	경찰병원 내과
윤원재	이대서울병원 내과
이광혁	삼성서울병원 내과
이명환	서울대학교병원 내과
이민우	서울대학교병원 내과
이반석	강일병원 내과
이우진	국립암센터 간담도췌장암센터
이재민	창원경상국립대학교병원 내과
이재우	인천세종병원 내과
이준규	동국대학교일산병원 내과
이태승	서울대학교병원 내과
장동기	서울특별시 보라매병원 내과
전중원	국립암센터 간담도췌장암센터
정광현	순천향대학교 부속 서울병원 내과
정지봉	서울특별시 보라매병원 내과
조인래	서울대학교병원 내과
최영훈	가톨릭대학교 서울성모병원 내과
최진호	삼성서울병원 내과
허건	서울아산병원 내과
황진혁	분당서울대학교병원 내과

참고문헌

1장. 췌장암 진료실 이야기

1. 국가암검진사업 www.ncc.re.kr
2. 국가암정보센터 www.cancer.go.kr
3. 국가지표체계 https://www.index.go.kr/unify/idx-info.do?idxCd=4237
4. 네이버 포스트, 국가암정보센터 암예방캠페인 https://post.naver.com/viewer/postView.naver?volumeNo=32859362&memberNo=375893&vType=VERTICAL
5. 당뇨병 진료지침, 대한당뇨병학회. 2021.
6. 류지곤, 췌장암의 조기 진단: 누구를 대상으로 어떻게 할까? 대한 췌장담도학회지, 2015;20:198-203.
7. 류한승, 최석채. 복통의 진단적 접근, Korean J Med. 2012;83:553-561.
8. 백승호, 이승수, 김지훈 등, 20대 젊은 남자에서 발병한 췌장암, Korean J Med. 2020;95:50-55.
9. 서울대학교병원, N의학정보 www.snuh.org/health/nMedInfo/nList.do
10. 서울대학교암병원 암정보교육센터 환자 교육 자료.
11. 윤용범 외 16인. 무증상 췌장낭성병변의 감별 진단 및 치료 전략. In: Cystic Neoplasm of the Pancreas/췌장낭성종양. 제1판. 서울: 진기획, 2012.
12. Ahn DW, Lee SH. Natural history of pancreatic cysts: Resect or not. International Conference of the Korean Pancreatobiliary Association 2022 2022:Abstract.
13. Al-Hawary MM, Kaza RK, Azar SF, Ruma JA, Francis IR. Mimics of pancreatic ductal adenocarcinoma. Cancer Imaging 2013;13:342-349.
14. André Nkondjock, Parviz Ghadirian, Kenneth C Johnson, et al, Dietary intake of lycopene is associated with reduced pancreatic cancer risk. J Nutr. 2005;135:592-597.
15. Andreas I Koulouris, Paul Banim, Andrew R Hart. Pain in Patients with Pancreatic Cancer: Prevalence, Mechanisms, Management and Future Developments. Dig Dis Sci. 2017;62:861-870.
16. Araghi M, Rosaria Galanti M, Lundberg M, et al. Use of moist oral snuff (snus) and pancreatic cancer: Pooled analysis of nine prospective observational studies. Int J Cancer. 2017;141:687-693.
17. Augusto Caraceni, Morena Shkodra. Cancer Pain Assessment and Classification. 2019;11:510.
18. Ben Q, Sun Y, Liu J, Wang W, Zou D, Yuan Y. Nicotine promotes tumor progression and epithelial-mesenchymal transition by regulating the miR-155-5p/NDFIP1 axis in pancreatic ductal adenocarcinoma. Pancreatology. 2020;20:698-708.
19. Bickley, L.S, et al. Bates' guide to physical examination and history taking, Eleventh ed., Philadelphia: Wolters Kluwer Health/Lippincott Williams & Wilkins, 2013.

20. Bosetti C, Lucenteforte E, Silverman DT, et al. Cigarette smoking and pancreatic cancer: an analysis from the International Pancreatic Cancer Case-Control Consortium (Panc4). Ann Oncol. 2012;23:1880-1888.

21. Brenner DJ, Hall EJ. Computed tomography-An increasing source of radiation exposure. New Engl J Med. 2007;357:2277–2284.

22. Canto MI, Harinck F, Hruban RH, et al. International Cancer of the Pancreas Screening (CAPS) Consortium summit on the management of patients with increased risk for familial pancreatic cancer. Gut 2013;62:339-347.

23. Chari ST, Leibson CL, Rabe KG, et al. Probability of pancreatic cancer following diabetes: a population-based study. Gastroenterology 2005;129:504-511.

24. De Bruijn KM, van Eijck CH. New-onset diabetes after distal pancreatectomy: a systematic review. Ann Surg. 2015;261:854-861.

25. Dumonceau JM, Delhaye M, Tringali A, et al. Endoscopic treatment of chronic pancreatitis: European Society of Gastrointestinal Endoscopy (ESGE) Guideline - Updated August 2018. Endoscopy 2019;51:179-193.

26. E P DiMagno, Pancreatic cancer: clinical presentation, pitfalls and early clues, Ann Oncol. 1999;4:140-142.

27. Eso Y, Seno H. Current status of treatment with immune checkpoint inhibitors for gastrointestinal, hepatobiliary, and pancreatic cancers. Therap Adv Gastroenterol 2020;13: 1756284820948773.

28. European Study Group on Cystic Tumours of the Pancreas. European evidence-based guidelines on pancreatic cystic neoplasms. Gut 2018;67:789-804.

29. Falconi M, Eriksson B, Kaltsas G, et al. ENETS Consensus Guidelines Update for the Management of Patients with Functional Pancreatic Neuroendocrine Tumors and Non-Functional Pancreatic Neuroendocrine Tumors. Neuroendocrinology 2016;103:153-171.

30. Farkona S, Diamandis EP, Blasutig IM. Cancer immunotherapy: the beginning of the end of cancer? BMC Med 2016;14:73.

31. Feldman, et al. Sleisenger and Fordtran's Gastrointestinal and Liver Disease, Eleventh ed., Philadelphia, PA: Elsevier/Saunders, 2021.

32. Furukawa H, Okada S, Saisho H, et al. Clinicopathologic features of small pancreatic adenocarcinoma. A collective study. Cancer 1996;78:986-990.

33. Gapstur SM, Gann PH, Lowe W, et al. Abnormal glucose metabolism and pancreatic cancer mortality. Jama 2000;283:2552-2558.

34. Gapstur SM, Jacobs EJ, Deka A, McCullough ML, Patel AV, Thun MJ. Association of alcohol intake with pancreatic cancer mortality in never smokers. Arch Intern Med. 2011;171:444-451.

35. Gaujoux S, Partelli S, Maire F, et al. Observational study of natural history of small sporadic nonfunctioning pancreatic neuroendocrine tumors. J Clin Endocrinol Metab 2013;98:4784-4789.

36. Griffin O, Conlon KC. Sarcopenia-A New Frontier in the Management Care of Patients With Borderline Resectable Pancreatic Cancer. JAMA Surg. 2018;153:816.

37. Hart PA, Bellin MD, Andersen DK, et al. Type 3c (pancreatogenic) diabetes mellitus secondary to chronic pancreatitis and pancreatic cancer. Lancet Gastroenterol Hepatol. 2016;1:226-237.

38. Hawes, Robert H, et al. Endosonography, Fourth ed., Philadelphia, PA: Elsevier, 2018.

39. Hermann PC, Sancho P, Cañamero M, et al. Nicotine promotes initiation and progression of KRAS-induced pancreatic cancer via Gata6-dependent dedifferentiation of acinar cells in mice. Gastroenterology. 2014;147:1119-33.e4.

40. Hoff DDV. Pancreatic Cancer. In: Loscalzo J, Fauci A, Kasper D, Hauser S, Longo D, Jameson JL, eds. Harrison's Principles of Internal Medicine 21e. New York, NY: McGraw-Hill Education; 2022.

41. Holly EA, Chaliha I, Bracci PM, Gautam M. Signs and symptoms of pancreatic cancer: a population-based case-control study in the San Francisco Bay area. Clin Gastroenterol Hepatol 2004;2:510-517.

42. Howe JR, Merchant NB, Conrad C, et al. The North American Neuroendocrine Tumor Society Consensus Paper on the Surgical Management of Pancreatic Neuroendocrine Tumors. Pancreas 2020;49:1-33.

43. Hui-Jen Tsai, Jeffrey S. Chang, Environmental Risk Factors of Pancreatic Cancer, J Clin Med. 2019;8:1427.

44. Iodice S, Gandini S, Maisonneuve P, et al. Tobacco and the risk of pancreatic cancer: a review and meta-analysis. Langenbecks Arch Surg. 2008;393:535-545.

45. Jang DK, Lee JK. Management Algorithm of Pancreatic Calculi. Korean J Pancreas Biliary Tract 2019;24:89-94.

46. Jang JY, Han Y, Lee H, et al. Oncological Benefits of Neoadjuvant Chemoradiation With Gemcitabine Versus Upfront Surgery in Patients With Borderline Resectable Pancreatic Cancer: A Prospective, Randomized, Open-label, Multicenter Phase 2/3 Trial. Ann Surg. 2018;268:215-222.

47. Jones S, Hruban RH, Kamiyama M, et al. Exomic sequencing identifies PALB2 as a pancreatic cancer susceptibility gene. Science 2009;324:217.

48. Kim IH, Choi MH, Lee IS, Hong TH, Lee MA. Clinical significance of skeletal muscle density and sarcopenia in patients with pancreatic cancer undergoing first-line chemotherapy: a retrospective observational study. BMC Cancer. 2021;21:77.

49. Kim JH, Byun JH, Lee SS, Kim HJ, Lee MG. Atypical manifestations of IgG4-related sclerosing disease in the abdomen: imaging findings and pathologic correlations. AJR Am J Roentgenol 2013;200:102-112.

50. Kirkegard J, Mortensen FV, Cronin-Fenton D. Chronic Pancreatitis and Pancreatic Cancer Risk: A Systematic Review and Meta-analysis. Am J Gastroenterol 2017;112:1366-1372.

51. Ko SW, Hwang JS, Song TJ. The Role of Endoscopic Ultrasound in Early Detection of Pancreatic Cancer. Korean J Pancreas Biliary Tract 2019;24:102-110.

52. Kyte JA. Cancer vaccination with telomerase peptide GV1001. Expert Opin Investig Drugs 2009;18:687-694.

53. Lucas AL, Bravi F, Boffetta P, et al. Adherence to World Cancer Research Fund/American Institute for Cancer Research recommendations and pancreatic cancer risk. Cancer Epidemiol. 2016;40:15-21.

54. Lucenteforte E, La Vecchia C, Silverman D, et al. Alcohol consumption and pancreatic cancer: a pooled analysis in the International Pancreatic Cancer Case-Control Consortium (PanC4). Ann Oncol. 2012;23:374-482.

55. Lynch SM, Vrieling A, Lubin JH, et al. Cigarette smoking and pancreatic cancer: a pooled analysis from the pancreatic cancer cohort consortium. Am J Epidemiol. 2009;170:403-413.

56. Maisonneuve P, Lowenfels AB. Risk factors for pancreatic cancer: a summary review of meta-analytical studies. Int J Epidemiol 2015;44:186-198.

57. Majumder S, Chari ST. Chronic pancreatitis. Lancet. 2016;387:1957-1966.

58. Michaud DS, Giovannucci E, Willett WC, Colditz GA, Stampfer MJ, Fuchs CS. Physical activity, obesity, height, and the risk of pancreatic cancer. Jama 2001;286:921-929.

59. Middleton G, Silcocks P, Cox T, et al. Gemcitabine and capecitabine with or without telomerase peptide vaccine GV1001 in patients with locally advanced or metastatic pancreatic cancer (TeloVac): an open-label, randomised, phase 3 trial. Lancet Oncol 2014;15:829-840.

60. Mizrahi JD, Surana R, Valle JW, Shroff RT. Pancreatic cancer. Lancet. 2020;395:2008-2020.

61. Mu Xu, Xiaoman Jung, O. Joe Hines, et al. Obesity and Pancreatic Cancer: Overview of Epidemiology and Potential Prevention by Weight Loss. Pancreas. 2018;47:158–162.

62. Muzaffer Akkoca, Serhat Tokgöz, Kerim Bora Yılmaz, et al. Diagnosis and Treatment Approaches for Intraabdominal Masses in Adults. Ankara Üniversitesi Tıp Fakültesi Mecmuası 2017;70.

63. National Comprehensive Cancer Network (NCCN). NCCN clinical practice guidelines in oncology. Available at: https://www.nccn.org/professionals/physician_gls(Accessed on May 18, 2022).

64. Nitschke AM, Ray CE Jr. Percutaneous neurolytic celiac plexus block. Semin Intervent Radiol. 2013;30:318-321.

65. Okazaki K, Uchida K. Autoimmune Pancreatitis: The Past, Present, and Future. Pancreas 2015;44:1006-1016.

66. O'Neill RS, Stoita A. Biomarkers in the diagnosis of pancreatic cancer: Are we closer to finding the golden ticket? World J Gastroenterol 2021;27:4045-4087.

67. Oyama H, Tada M, Takagi K, et al. Long-term Risk of Malignancy in Branch-Duct Intraductal Papillary Mucinous Neoplasms. Gastroenterology 2020;158:226-237.

68. Park S, Jee SH, Shin HR, et al. Attributable fraction of tobacco smoking on cancer using population-based nationwide cancer incidence and mortality data in Korea. BMC Cancer. 2014;14:406.

69. Pergolini I, Sahora K, Ferrone CR, et al. Long-term Risk of Pancreatic Malignancy inPatients With Branch Duct Intraductal Papillary Mucinous Neoplasm in a Referral Center. Gastroenterology 2017;153:1284-1294.

70. Porta M, Fabregat X, Malats N, et al. Exocrine pancreatic cancer: symptoms at presentation and their relation to tumour site and stage. Clin Transl Oncol 2005;7:189-197.

71. Rottenberg N. Macroscopic and microscopic vasculature of the duodenal-biliary-pancreatic complex. Morphol Embryol (Bucur) 1989;35:15–9.

72. Ryan DP, Hong TS, Bardeesy N. Pancreatic Adenocarcinoma. New England Journal of Medicine 2014;371:1039-1049.

73. Ryu JK, Lee JK, Kim YT, et al; Korean Multicenter Study Group on Chronic Pancreatitis. Clinical features of chronic pancreatitis in Korea: a multicenter nationwide study. Digestion. 2005;72:207-211.

74. Schmidt-Hansen M, Berendse S, Hamilton W. Symptoms of pancreatic cancer in primary care: a systematic review. Pancreas 2016;45:814–818.

75. Seicean A. Endoscopic ultrasound in chronic pancreatitis: where are we now? World J Gastroenterol 2010;16:4253-4263.

76. Singh VK, Yadav D, Garg PK. Diagnosis and Management of Chronic Pancreatitis: A Review. JAMA 2019;322:2422-2434.

77. Singhi AD, Koay EJ, Chari ST, Maitra A. Early Detection of Pancreatic Cancer: Opportunities and Challenges. Gastroenterology 2019;156:2024-2040.

78. Tanaka M, Fernandez-Del Castillo C, Kamisawa T, et al. Revisions of international consensus Fukuoka guidelines for the management of IPMN of the pancreas. Pancreatology 2017;17:738-753.

79. Trikudanathan G, Mallery SJ, Amateau SK. Successful Endoscopic Ultrasound-Guided Alcohol Ablation of Sporadic Insulinoma Using Three-Dimensional Targeting (with Video). Clin Endosc 2016;49:399-401.

80. Turanli B, Yildirim E, Gulfidan G, Arga KY, Sinha R. Current State of "Omics" Biomarkers in Pancreatic Cancer. J Pers Med 2021;11.

81. Walter FM, Mills K, Mendonça SC, et al. Symptoms and patient factors associated with diagnostic intervals for pancreatic cancer (SYMPTOM pancreatic study): a prospective cohort study. Lancet Gastroenterol Hepatol 2016;1:298-306.

2장. 췌장암의 진단 이야기

1. 국가암검진사업 www.ncc.re.kr
2. 국가암등록사업 연례 보고서(2019년 암등록통계) 보도자료.
3. 국가암정보센터 www.cancer.go.kr
4. 안젬마, 이종균, 췌장암의 조기 징후로서의 새로 발병한 당뇨병, 대한소화기학회지 2013; 62:263-266.
5. 한국 췌장암 진료 가이드라인 2021: 근거기반 다학제적 접근.
6. American Cancer Society. Cancer Statistics Center. http://cancerstatisticscenter. cancer.org. Accessed Month Day, Year.
7. André T, Shiu KK, Kim TW, et al. Pembrolizumab in Microsatellite-Instability-High Advanced Colorectal Cancer. N Engl J Med. 2020;383:2207-2218.
8. Ashida R, Tanaka S, Yamanaka H, et al. The Role of Transabdominal Ultrasound in the Diagnosis of Early Stage Pancreatic Cancer: Review and Single-Center Experience. Diagnostics (Basel). 2018;9:2.
9. Aslanian HR, Lee JH, Canto MI. AGA Clinical Practice Update on Pancreas Cancer Screening in High-Risk Individuals: Expert Review. Gastroenterology. 2020;159:358-362. Jul;159(1):358-362.
10. Ballehaninna UK, Chamberlain RS. Serum CA 19-9 as a Biomarker for Pancreatic Cancer-A Comprehensive Review. Indian J Surg Oncol. 2011;2:88-100.
11. Barreto SG, Loveday B, Windsor JA, et al. Detecting tumour response and predicting resectability after neoadjuvant therapy for borderline resectable and locally advanced pancreatic cancer. ANZ J Surg 2019;89:481-487.
12. Bian J, Almhanna K. Pancreatic cancer and immune checkpoint inhibitors-still a long way to go. Transl Gastroenterol Hepatol. 2021;6:6.
13. Blackford AL, Canto MI, Klein AP, Hruban RH, Goggins M. Recent Trends in the Incidence and Survival of Stage 1A Pancreatic Cancer: A Surveillance, Epidemiology, and End Results Analysis. J Natl Cancer Inst 2020;112:1162-1169.
14. Blomstrand H, Batra A, Cheung WY, Elander NO. Real-world evidence on first- and second-line palliative chemotherapy in advanced pancreatic cancer. World J Clin Oncol. 2021;12:787-799.
15. Chang JH. The Screening and Early Detection of Pancreatic Cancer: Who, When, and How? The Korean Journal of Pancreas and Biliary Tract 2020;25:65-71.
16. Choi S, Kim JH, Eun HW, et al. Factors affecting the ability of abdominal ultrasonography to detect focal pancreatic lesions identified using endoscopic ultrasonography. Ultrasonography. 2020;39:247-256.
17. Choi YH, Lee SH, You MS, et al. Prognostic Factors for Patients with Borderline Resectable or Locally Advanced Pancreatic Cancer Receiving Neoadjuvant FOLFIRINOX. Gut Liver. 2021;15:315-323.
18. Chu LC, Goggins MG, Fishman EK. Diagnosis and Detection of Pancreatic Cancer. Cancer J. 2017;23:333-342.

19. Chung MJ, Park SW, Kim SH, et al. Clinical and Technical Guideline for Endoscopic Ultrasound (EUS)-Guided Tissue Acquisition of Pancreatic Solid Tumor: Korean Society of Gastrointestinal Endoscopy (KSGE). Gut Liver 2021;15:354-374.

20. Conroy T, Hammel P, Hebbar M, et al. FOLFIRINOX or Gemcitabine as Adjuvant Therapy for Pancreatic Cancer. New England Journal of Medicine 2018;379:2395-2406.

21. Daamen LA, Groot VP, Goense L, et al. The diagnostic performance of CT versus FDG PET-CT for the detection of recurrent pancreatic cancer: a systematic review and meta-analysis. Eur J Radiol 2018;106:128-136.

22. Goonetilleke KS, Siriwardena AK. Systematic review of carbohydrate antigen (CA 19-9) as a biochemical marker in the diagnosis of pancreatic cancer. Eur J Surg Oncol 2007;33:266-270.

23. Hewitt MJ, McPhail MJ, Possamai L, et al. EUS-guided FNA for diagnosis of solid pancreatic neoplasms: a meta-analysis. Gastrointest Endosc 2012;75:319-331.

24. Hoff DDV. Pancreatic Cancer. In: Loscalzo J, Fauci A, Kasper D, Hauser S, Longo D, Jameson JL, eds. Harrison's Principles of Internal Medicine 21e. New York, NY: McGraw-Hill Education; 2022.

25. Jang DK., Korean J Gastroenterol 2022; 80:47-49.

26. Kakar S, Pawlik TM, Allen PJ, Vauthey J-N. Exocrine pancreas. In: AJCC Cancer Staging Manual, 8th, Amin MB (Ed), AJCC, Chicago 2017;337.

27. Kim J-H. Assessment of Asymptomatically Increased CA 19-9. The Korean Journal of Pancreas and Biliary Tract 2017;22:114-117.

28. Lee K, Yoo C, Kim KP, et al. Germline BRCA mutations in Asian patients with pancreatic adenocarcinoma: a prospective study evaluating risk category for genetic testing. Invest New Drugs. 2018;36:163-169.

29. Mizrahi JD, Surana R, Valle JW, Shroff RT. Pancreatic cancer. Lancet. 2020;395:2008-2020.

30. Müller PC, Frey MC, Ruzza CM, et al. Neoadjuvant Chemotherapy in Pancreatic Cancer: An Appraisal of the Current High-Level Evidence. Pharmacology. 2021;106:143-153.

31. NCCN Clinical Practice Guidelines in Oncology, Pancreatic Adenocarcinoma, Version 1. 2022.

32. Oettle H, Neuhaus P, Hochhaus A, et al. Adjuvant Chemotherapy With Gemcitabine and Long-term Outcomes Among Patients With Resected Pancreatic Cancer: The CONKO-001 Randomized Trial. JAMA 2013;310:1473-1481.

33. O'Neill RS, Stoita A. Biomarkers in the diagnosis of pancreatic cancer: Are we closer to finding the golden ticket? World J Gastroenterol 2021;27:4045-4087.

34. Overbeek KA, Levink IJM, Koopmann BDM, et al. Long-term yield of pancreatic cancer surveillance in high-risk individuals. Gut. 2022;71:1152-1160.

35. Pancreatic Cancer UK web site, https://www.pancreaticcancer.org.uk/information/treatments-for-pancreatic-cancer/surgery-for-pancreatic-cancer/who-can-have-surgery/

36. Park JH, Jo JH, Jang SI, et al., BRCA 1/2 Germline Mutation Predicts the Treatment Response of FOLFIRINOX with Pancreatic Ductal Adenocarcinoma in Korean Patients. Cancers (Basel). 2022;14:236.

37. Park JK, Lee KH. Present and Future of Endoscopic Ultrasound-Guided Tissue Acquisition in Solid Pancreatic Tumors. Clin Endosc 2019;52:541-548.

38. Qian Y, Gong Y, Fan Z, et al. Molecular alterations and targeted therapy in pancreatic ductal adenocarcinoma. J Hematol Oncol. 2020;13:130.

39. Rumack, et al. Diagnostic Ultrasound, Fifth ed., Philadelphia, PA : Elsevier, 2018.

40. Sharma A, Kandlakunta H, Nagpal SJS, et al. Model to Determine Risk of Pancreatic Cancer in Patients With New-Onset Diabetes. Gastroenterology. 2018;155:730-739. e3.

41. Singhi AD, Koay EJ, Chari ST, Maitra A. Early Detection of Pancreatic Cancer: Opportunities and Challenges. Gastroenterology. 2019;156:2024-2040.

42. Steinberg W. The clinical utility of the CA 19-9 tumor-associated antigen. Am J Gastroenterol 1990;85:350-355.

43. Sung MK, Park Y, Kwak BJ, et al., Comparison of Characteristics and Survival Rates of Resectable Pancreatic Ductal Adenocarcinoma according to Tumor Location. Biomedicines. 2021;9:1706.

44. Surveillance, Epidemiology, and End Results (SEER) 18 registries, National Cancer Institute, 2021.

45. Turanli B, Yildirim E, Gulfidan G, Arga KY, Sinha R. Current State of "Omics" Biomarkers in Pancreatic Cancer. J Pers Med 2021;11.

46. Wood LD, Canto MI, Jaffee EM, Simeone DM. Pancreatic Cancer: Pathogenesis, Screening, Diagnosis, and Treatment. Gastroenterology. 2022;163:386-402.

3장. 췌장암의 수술 이야기

1. 김송철 외. 췌장암 환자, 보호자, 의료인을 위한 췌장암 안내서. 군자출판사. 2020.

2. 김송철. 췌장암의 수술 치료. 대한소화기학회지, 2008;51:89-100.

3. 서울대학교암병원 암정보교육센터 환자 교육 자료.

4. 장진영, 김선회, 최성호, et al. 한국인 췌관선암의 수술적 치료결과 분석. 한국간담췌외과학회지, 2004;2:85-91.

5. Adam MA, Choudhury K, Dinan MA, et al. Minimally invasive versus open pancreaticoduodenectomy for cancer: practice patterns and short-term outcomes among 7061 patients. Ann Surg 2015;262:372-377.

6. Ajay V Make. How can we improve the post-operative experience for our pancreatic cancer patients? A practical technique to optimize pain control after major abdominal surgery. Ann Surg Oncol. 2021;28:2296–2298.

7. Anderson KL, Jr., Adam MA, et al. Impact of minimally invasive vs. open distal pancreatectomy on use of adjuvant chemoradiation for pancreatic adenocarcinoma. Am J Surg 2017;213:601-605.

8. Baumel H, Huguier M, Manderscheid JC, et al. Results of resection for cancer of the exocrine pancreas: a study from the French Association of Surgery. Br J Surg 1994;81:102-107.

9. Berger AC, Garcia M Jr, Hoffman JP, et al. Postresection CA 19-9 predicts overall survival in patients with pancreatic cancer treated with adjuvant chemoradiation: a prospective validation by RTOG 9704. J Clin Oncol 2008;26:5918-5922.

10. Byun Y, Choi YJ, Han Y, et al. Outcomes of 5000 pancreatectomies in Korean single referral center and literature reviews [published online ahead of print, 2021 Feb 26]. J Hepatobiliary Pancreat Sci. 2021;10.1002/jhbp.933. doi:10.1002/jhbp.933.

11. Chen K, Tong Q, Yan J, et al. Laparoscopic versus open distal pancreatectomy for pancreatic ductal adenocarcinoma: a single-center propensity score matching study. Updates Surg 2020;72:387-397.

12. Cho IR, Kang H, Jo JH, et al. FOLFIRINOX vs gemcitabine/nab-paclitaxel for treatment of metastatic pancreatic cancer: Single-center cohort study. World J Gastrointest Oncol 2020;12:182-194.

13. Choi M, Hwang HK, Rho SY, Lee WJ, Kang CM. Comparing laparoscopic and open pancreaticoduodenectomy in patients with pancreatic head cancer: oncologic outcomes and inflammatory scores. J Hepatobiliary Pancreat Sci 2020;27:24-131.

14. Chun JW, Lee SH, Kim JS, et al. Comparison between FOLFIRINOX and gemcitabine plus nab-paclitaxel including sequential treatment for metastatic pancreatic cancer: a propensity score matching approach. BMC Cancer 2021;21:537.

15. Croome KP, Farnell MB, Que FG, et al. Total laparoscopic pancreaticoduodenectomy for pancreatic ductal adenocarcinoma: oncologic advantages over open approaches? Ann Surg 2014;260:633-638.

16. David G A Williams, Tetsu Ohnuma, Vijay Krishnamoorthy, et al. Postoperative Utilization of Oral Nutrition Supplements in Surgical Patients in US Hospitals. JPEN J Parenter Enteral Nutr. 2021;45:596-606.

17. DeVita VT Jr, Rosenberg SA, Lawrence TS. DeVita, Hellman, and Rosenberg's Cancer: Principles & Practice of Oncology (Cancer Principles and Practice of Oncology) 11th ed. Philadelphia, PA: Wolters Kluwer, 2019.

18. Dorine S J Tseng, I Quintus Molenaar, Marc G Besselink, et al. Pancreatic Exocrine Insufficiency in Patients With Pancreatic or Periampullary Cancer: A Systematic Review. Pancreas. 2016;45:325-330.

19. Falconi M, Mantovani W, Crippa S, et al. Pancreatic insufficiency after different resections for benign tumours. Br J Surg 2008;95:85–91.

20. Fleisher LA, Fleischmann KE, Auerbach AD, et al. 2014 ACC/AHA guideline on

perioperative cardiovascular evaluation and management of patients undergoing noncardiac surgery: a report of the American College of Cardiology/ American Heart Association Task Force on Practice Guidelines. Circulation 2014;130:278-333.

21. GBD 2017 Pancreatic Cancer Collaborators. The global, regional, and national burden of pancreatic cancer and its attributable risk factors in 195 countries and territories, 1990–2017: a systematic analysis for the Global Burden of Disease Study 2017. Lancet Gastroenterol Hepatol 2019;4:934–947.

22. Girgis MD, Zenati MS, King JC, et al. Oncologic outcomes after robotic pancreatic resections are not inferior to open surgery. Ann Surg 2019. Online ahead of print.

23. Griffin JF, Poruk KE, Wolfgang CL. Pancreatic cancer surgery: past, present, and future. Chin J Cancer Res. 2015;27:332-348.

24. Hayashi K, Ono Y, Takamatsu M, et al. Prediction of Recurrence Pattern of Pancreatic Cancer Post-Pancreatic Surgery Using Histology-Based Supervised Machine Learning Algorithms: A Single-Center Retrospective Study. Ann Surg Oncol (2022) 29:4624–4634.

25. Hiromichi Maeda, Kazuhiro Hanazaki. Pancreatogenid Diabetes after Pancreatic Resection. Pancreatology 2011;11:268-276.

26. Huang JJ, Yeo CJ, Sohn TA, et al. Quality of life and outcomes after pancreaticoduodenectomy. Ann Surg 2000;231:890-898.

27. Hutchins RR, Hart RS, Pacifico M, Bradley NJ, Williamson RC. Long-term results of distal pancreatectomy for chronic pancreatitis in 90 patients. Ann Surg 2002;236:612-618.

28. Janes RH Jr, Niederhuber JE, Chmiel JS, et al. National patterns of care for pancreatic cancer. Results of a survey by the commission on cancer. Ann Surg 1996;223:261-272.

29. Jang J-Y, Han Y, Lee H, et al. Oncological Benefits of Neoadjuvant Chemoradiation With Gemcitabine Versus Upfront Surgery in Patients With Borderline Resectable Pancreatic Cancer. A Prospective, Randomized, Open-label, Multicenter Phase 2/3 Trial. Ann Surg 2018:268;215-222.

30. Janssen QP, vam Dam JL, Kivits IG, et al. Added Value of Radiotherapy Following Neoadjuvant FOLFIRINOX for Resectable and Borderline Resectable Pancreatic Cancer: A Systematic Review and Meta-Analysis. Annals of Surgical Oncology 2021:28;8297-8308.

31. Jikuan Jin, Guangbing Xiong, Xiaoxiang Wang, et al. The Impact of Preoperative and Postoperative Malnutrition on Outcomes for Ampullary Carcinoma After Pancreaticoduodenectomy. Front Oncol. 2021;11:748341.

32. Kalser MH, Ellenberg SS. Pancreatic cancer. Adjuvant combined radiation and chemotherapy following curative resection. Arch Surg 1985;120:899-903.

33. Kantor O, Bryan DS, Talamonti MS, et al. Laparoscopic distal pancreatectomy for cancer provides oncologic outcomes and overall survival identical to open distal pancreatectomy. J Gastrointest Surg 2017;21:1620-1625.

34. Kawai M. Understanding the Onset and Mechanism of Occurrence of Post-Pancreatectomy Diabetes. J Am Coll Surg 2021;233:762-763.

35. Ke Chen, Qin Tong, Jia-Fei Yan, et al. Laparoscopic versus open distal pancreatectomy for pancreatic ductal adenocarcinoma: a single-center propensity score matching study. Updates Surg. 2020;72:387-397.

36. Kim JE, Lee KT, Lee JK, et al. Clinical usefulness of carbohydrate antigen 19-9 as a screening test for pancreatic cancer in an asymptomatic population. JGastroenterol Hepatol. 2004;19:182-186.

37. Kim JR, Kim H, Kwon W, et al. Pattern of local recurrence after curative resection in pancreatic ductal adenocarcinoma according to the initial location of the tumor. J Hepatobiliary Pancreat Sci 2021;28:105-114.

38. King J, Kazanjian K, Matsumoto J, et al. Distal pancreatectomy: incidence of postoperative diabetes. J Gastrointest Surg 2008;12:1548-1553.

39. Kuesters S, Chikhladze S, Makowiec F, et al. Oncological outcome of laparoscopically assisted pancreatoduodenectomy for ductal adenocarcinoma in a retrospective cohort study. Int J Surg 2018;55:162-166.

40. La Torre M, Nigri G, Lo Conte A, et al. Is a preoperative assessment of the early recurrence of pancreatic cancer possible after complete surgical resection? Gut Liver 2014;8:102-108.

41. Lee SH, Kang CM, Hwang HK, et al. Minimally invasive RAMPS in well-selected left-sided pancreatic cancer within Yonsei criteria: long-term (>median 3 years) oncologic outcomes. Surg Endosc 2014;28:2848-2855.

42. Mitsuka Y, Yamazaki S, Yoshida N, et al. Time interval-based indication for liver resection of metastasis from pancreatic cancer. World Journal of Surgical Oncology 2020;188:294.

43. Moore JV, Tom S, Scoggins CR, Philips P, Egger ME, Martin RCG 2nd. Exocrine Pancreatic Insufficiency After Pancreatectomy for Malignancy: Systematic Review and Optimal Management Recommendations. J Gastrointest Surg 2021;25:2317-2327.

44. National Comprehensive Cancer Network Clinical Practice Guidelines in Oncology. Pancreatic Adenocarcinoma. Version 1. 2022.

45. Navarro S. The art of pancreatic surgery. Past, present and future. The history of pancreatic surgery. El arte de la cirugía pancreática. Pasado, presente y futuro. Gastroenterol Hepatol. 2017;40:648.

46. Neoptolemos JP, Dunn JA, Stocken DD, et al. Adjuvant chemoradiotherapy and chemotherapy in resectable pancreatic cancer: a andomized controlled trial. Lancet 2001;358:1576-85.

47. Neoptolemos JP, Stocken DD, Friess H, et al. A randomized trial of chemoradiotherapy and chemotherapy after resection of pancreatic cancer. N Engl J

Med 2004;350:1200-1210.

48. Nishio K, Kimura K, Amano R, et al. Preoperative predictors for early recurrence of resectable pancreatic cancer. World J Surg Oncol 2017;15:16.

49. O'Connor D, Brown M, Eatock M, Turkington RC, Prue G. Exercise efficacy and prescription during treatment for pancreatic ductal adenocarcinoma: a systematic review. BMC Cancer. 2021;21:43.

50. Petrelli F, Zaniboni A, Ghidini A, et al. Timing of Adjuvant Chemotherapy and Survival in Colorectal, Gastric, and Pancreatic Cancer. A Systematic Review and Meta-Analysis. Cancers (Basel) 2019;11.

51. Pezzilli, R. Applicability of a checklist for the diagnosis and treatment of severe exocrine pancreatic insufficiency: A survey on the management of pancreatic maldigestion in Italy. Panmin. Med. 2016;58:245-252.

52. Pezzilli R, Caccialanza R, Capurso G, Brunetti O, Milella M, Falconi M. Pancreatic Enzyme Replacement Therapy in Pancreatic Cancer. Cancers (Basel). 2020;12:275.

53. Rahul Pannala, Jeffery B Leirness, William R Bamlet, et al. Prevalence and clinical profile of pancreatic cancer-associated diabetes mellitus. Gastroenterology. 2008;134:981-987.

54. Regine WF, Winter KA, Abrams RA, et al. Fluorouracil vs gemcitabine chemotherapy before and after fluorouracil-based chemoradiation following resection of pancreatic adenocarcinoma: a randomized controlled trial. Jama 2008;299:1019-1026.

55. Riediger H, Adam U, Fischer E, et al. Long-term outcome after resection for chronic pancreatitis in 224 patients. J Gastrointest Surg 2007;11:949-959.

56. Rodríguez JR, Germes SS, Pandharipande PV, et al. Implications and cost of pancreatic leak following distal pancreatic resection. Arch Surg 2006;141:361-365.

57. Rutter CE, Park HS, Corso CD, et al. Addition of radiotherapy to adjuvant chemotherapy is associated with improved overall survival in resected pancreatic adenocarcinoma: An analysis of the National Cancer Data Base. Cancer 2015;121:4141-4149.

58. Sakorafas GH, Farnell MB, Nagorney DM, Sarr MG, Rowland CM: Pancreatoduodenectomy for chronic pancreatitis: long-term results in 105 patients. Arch Surg 2000;135:517-523.

59. Schoenberg MH, Schlosser W, Rück W, Beger HG: Distal pancreatectomy in chronic pancreatitis. Dig Surg 1999;16:130-136.

60. Shoup M, Brennan MF, McWhite K, et al. The value of splenic preservation with distal pancreatectomy. Arch Surg 2002;137:164-168.

61. Shyr YM, Wang SE, Chen SC, Shyr BU, Shyr BS. Robotic pancreaticoduodenectomy for pancreatic head cancer and periampullary lesions. Ann Gastroenterol Surg. 2021;5:589-596.

62. Smeenk HG, van Eijck CH, Hop WC, et al. Long-term survival and metastatic

pattern of pancreatic and periampullary cancer after adjuvant chemoradiation or observation: long-term results of EORTC trial 40891. Ann Surg 2007;246:734-740.

63. Song KB, Kim SC, Hwang DW, et al. Matched Case-Control Analysis Comparing Laparoscopic and Open Pylorus-preserving Pancreaticoduodenectomy in Patients With Periampullary Tumors. Ann Surg 2015;262:146-155.

64. Stauffer JA, Coppola A, Villacreses D, et al. Laparoscopic versus open pancreaticoduodenectomy for pancreatic adenocarcinoma: long-term results at a single institution. Surg Endosc 2017;31:2233-2241.

65. Sulpice L, Farges O, Goutte N, et al. Laparoscopic distal pancreatectomy for pancreatic ductal adenocarcinoma: time for a randomized controlled trial? Results of an all-inclusive national observational study. Ann Surg 2015;62:868-873.

66. Sungurtekin H, Sungurtekin U, Balci C, Zencir M, Erdem E. The influence of nutritional status on complications after major intraabdominal surgery. J Am Coll Nutr. 2004;23:227-232.

67. Tempero MA, Arnoletti JP, Behrman S, et al. Pancreatic adenocarcinoma. J Natl Compr Cancer Netw. 2010;8:972-1017.

68. Thomas E. Clancy. Surgery for Pancreatic Cancer. Hematol Oncol Clin North Am. 2015;29:701-716.

69. Tian X, Li J, Gao H, et al. Prognostic factors for disease-free survival in patients with pancreatic ductal adenocarcinoma after surgery: a single center experience. J Pancreatol 2019;2:22-27.

70. Tobias JS, Hochhauser D. Cancer and its Management, 7th ed. Hoboken, New Jersey: Wiley-Blackwell, 2015.

71. Townsend, J. C. M., Beauchamp, R. D., Evers, B. M., & Mattox, K. L. . Sabiston textbook of surgery: the biological basis of modern surgical practice. Elsevier-Health Sciences Division, 2022.

72. Traverso LW, Kozarek RA: Pancreatoduodenectomy for chronic pancreatitis: anatomic selection criteria and subsequent long-term outcome analysis. Ann Surg 1997;226:429-435.

73. van Hilst J, de Rooij T, Klompmaker S, et al. Minimally invasive versus open distal pancreatectomy for ductal adenocarcinoma (DIPLOMA): a pan-European propensity score matched study. Ann Surg 2019;269:10-17.

74. Van Laethem JL, Hammel P, Mornex F, et al. Adjuvant gemcitabine alone versus gemcitabine-based chemoradiotherapy after curative resection for pancreatic cancer: a randomized EORTC-40013-22012/FFCD-9203/GERCOR phase II study. J Clin Oncol 2010;28:4450-4456.

75. Versteijne E, van Dam JL, Suker M, et al. J Clin Oncol. Neoadjuvant Chemoradiotherapy Versus Upfront Surgery for Resectable and Borderline Resectable Pancreatic Cancer: Long-Term Results of the Dutch Randomized

PREOPANC Trial. 2022;40:1220-1230.

76. Vujasinovic M, Valente R, Del Chiaro M, Permert J, Löhr J.M, Pancreatic exocrine insufficiency in pancreatic cancer. Nutrients 2017;9:183.

77. Wade TP, el-Ghazzawy AG, Virgo KS, Johnson FE. The Whipple resection for cancer in U.S. Department of Veterans Affairs Hospitals. Ann Surg 1995;221:241-248.

78. Yeo CJ, Cameron JL, Sohn TA, et al. Six hundred fifty consecutive pancreaticoduodenectomies in the 1990s: pathology, complications, and outcomes. Ann Surg 1997;226:248-257.

79. Yoo C, Hwang I, Song TJ, et al. FOLFIRINOX in borderline resectable and locally advanced unresectable pancreatic adenocarcinoma. Therapeutic Advances in Medical Oncology 2020;12:1758835920953294.

80. Zhang M, Fang R, Mou Y, et al. LDP vs ODP for pancreatic adenocarcinoma: a case matched study from a single-institution. BMC Gastroenterol 2015;15:182.

81. Zhou W, Jin W, Wang D, et al. Laparoscopic versus open pancreaticoduodenectomy for pancreatic ductal adenocarcinoma: a propensity score matching analysis. Cancer Commun (Lond) 2019;39:66.

4장. 췌장암의 항암치료 이야기

1. 대한감염학회. 2019년 대한감염학회 권장 성인예방접종표. 군자출판사. 2019.

2. 대한내과학회 코로나19 백신 접종 권고안.

3. 보건복지부, 국립암센터. 암성 통증관리지침 권고안. 6판. 2018.

4. 서울대학교암병원 암정보교육센터 환자 교육 자료.

5. 의약품안전나라 nedrug.mfds.go.kr

6. 질병관리청 코로나19 예방접종 실시기준(2022.8.10 기준)

7. 질병관리청. 기저질환자 및 면역저하자 코로나19 예방접종 안내문(4차접종)

8. Bang OY, Chung JW, Lee MJ, et al. Cancer-Related Stroke: An Emerging Subtype of Ischemic Stroke with Unique Pathomechanisms. J Stroke 2020;22:1-10.

9. Borg GA. Psychophysical bases of perceived exertion. Med Sci Sports Exerc. 1982;14:377-811.

10. Brown TJ, Gupta A. Management of Cancer Therapy-Associated Oral Mucositis. JCO Oncol Pract. 2020;16:103-109.

11. Burris HA 3rd, Moore MJ, Andersen J, et al. Improvements in survival and clinical benefit with gemcitabine as first-line therapy for patients with advanced pancreas cancer: a randomized trial. J Clin Oncol. 1997;15:2403-2413.

12. Cho IR, Kang H, Jo JH, et al. FOLFIRINOX vs gemcitabine/nab-paclitaxel for treatment of metastatic pancreatic cancer: Single-center cohort study. World J Gastrointest Oncol. 2020;12:182-194.

13. Choi K, Oh J. Peripheral Neuropathy and Pain Caused by Cancer Chemotherapy. J Korean Neurol Assoc 2021;39:1-9.

14. Choi Y, Oh DY, Kim TY, et al. Skeletal Muscle Depletion Predicts the Prognosis of Patients with Advanced Pancreatic Cancer Undergoing Palliative Chemotherapy, Independent of Body Mass Index. PLoS One. 2015;10:e0139749.

15. Conroy T, Desseigne F, Ychou M, et al. FOLFIRINOX versus gemcitabine for metastatic pancreatic cancer. N Engl J Med. 2011;364:1817-1825.

16. Dardiotis E, Aloizou AM, Markoula S, et al. Cancer-associated stroke: Pathophysiology, detection and management (Review). Int J Oncol 2019;54:779-796.

17. Eisenhauer EA, Therasse P, Bogaerts J, et al. New response evaluation criteria in solid tumours: revised RECIST guideline (version 1.1). Eur J Cancer. 2009;45:228-247.

18. Elis A, Blickstein D, Manor Y, Lishner M. Association between alopecia and response to chemotherapy in patients with Hodgkin lymphoma. Ther Drug Monit. 2005;27:287-289.

19. Gervaso L, Dave H, Khorana AA, et al. Venous and Arterial Thromboembolism in Patients With Cancer: JACC: CardioOncology State-of-the-Art Review. JACC CardioOncol. 2021;3:173-190.

20. Golan T, Hammel P, Reni M, et al. Maintenance Olaparib for Germline BRCA-Mutated Metastatic Pancreatic Cancer. N Engl J Med. 2019;25;381:317-327.

21. Gullo L, Pezzilli R, Morselli-Labate AM, Italian Pancreatic Cancer Study Group. Diabetes and the risk of pancreatic cancer. N Engl J Med. 1994;331:81-84.

22. Hackert T., Sachsenmaier M., Hinz U., et al. Locally advanced pancreatic cancer: Neoadjuvant therapy with folfirinox results in resectability in 60% of the patients. Ann. Surg. 2016;264:457-463.

23. Hurria A, Togawa K, Mohile SG, et al. Predicting Chemotherapy Toxicity in Older Adults With Cancer: A Prospective Multicenter Study. J Clin Oncol 2011;25:3457-3465.

24. Journal of Clinical Oncology 2011;29:3457-3465.

25. Kim HJ, What is the FODMAP?. Korean J Med. 2015;89:179-185.

26. Kwakman JJM, Elshot YS, Punt CJA, Koopman M. Management of cytotoxic chemotherapy-induced hand-foot syndrome. Oncol Rev. 2020;14:442.

27. Lee JC, Kim JW, Ahn S, et al. Optimal dose reduction of FOLFIRINOX for preserving tumour response in advanced pancreatic cancer: Using cumulative relative dose intensity. Eur J Cancer. 2017;76:125-133.

28. Loprinzi C. Prevention and treatment of chemotherapy-induced peripheral neuropathy. Uptodate. Oct 04, 2021. Accessed Mar 15, 2022. https://www.uptodate.com/contents/prevention-and-treatment-of-chemotherapy-induced-peripheral-neuropathy

29. Marabelle A, Le DT, Ascierto PA, et al. Efficacy of Pembrolizumab in Patients With Noncolorectal High Microsatellite Instability/Mismatch Repair-Deficient Cancer: Results From the Phase II KEYNOTE-158 Study. J Clin Oncol. 2020;38:1-10.

30. Miller KK, Gorcey L, McLellan BN. Chemotherapy-induced hand-foot syndrome

and nail changes: a review of clinical presentation, etiology, pathogenesis, and management. J Am Acad Dermatol. 2014;71:787-794.

31. Mizrahi JD, Surana R, Valle JW, Shroff RT. Pancreatic cancer. Lancet. 2020;395:2008-2020.

32. Moore MJ, Goldstein D, Hamm J, et al; National Cancer Institute of Canada Clinical Trials Group. Erlotinib plus gemcitabine compared with gemcitabine alone in patients with advanced pancreatic cancer: a phase III trial of the National Cancer Institute of Canada Clinical Trials Group. J Clin Oncol. 2007;25:1960-1966.

33. Mouth sores caused by cancer treatment: How to cope. Mayo Clinic. Aug 19, 2020. Accessed Mar 15, 2022. https://www.mayoclinic.org/diseases-conditions/cancer/in-depth/mouth-sores/art-20045486

34. Nakai Y, Isayama H, Ijichi H, et al. Inhibition of renin-angiotensin system affects prognosis of advanced pancreatic cancer receiving gemcitabine. Br J Cancer. 2010;103:1644-1648.

35. National Comprehensive Cancer Network Clinical Practice Guidelines in Oncology. Pancreatic Adenocarcinoma. Version 1. 2022.

36. NCCN Clinical Practice Guidelines in Oncology "Pancreatic adenocarcinoma", Version 1. 2022.

37. NCCN Guidelines for Patients® Pancreatic Cancer, 2021 Abdel-Rahman. Clin Transl Oncol 2019;21:810-816.

38. Okumura S, Kaido T, Hamaguchi Y, et al. Impact of preoperative quality as well as quantity of skeletal muscle on survival after resection of pancreatic cancer. Surgery. 2015;157:1088-1098.

39. Pachman DR, Qin R, Seisler D, et al. Comparison of oxaliplatin and paclitaxel-induced neuropathy (Alliance A151505). Support Care Cancer. 2016;24:5059-5068.

40. Pannala R, Leirness JB, Bamlet WR, et al. Prevalence and clinical profile of pancreatic cancer-associated diabetes mellitus. Gastroenterology. 2008;134:981-87.

41. Pearce A, Haas M, Viney R, et al. Incidence and severity of self-reported chemotherapy side effects in routine care: A prospective cohort study. PLoS One. 2017;12:e0184360.

42. Phil A Hart, Melena D Bellin, Dana K Andersen, et al. Type 3c (pancreatogenic) diabetes mellitus secondary to chronic pancreatitis and pancreatic cancer. Lancet Gastroenterol Hepatol. 2016;1:226-237.

43. Pierobon ES, Moletta L, Zampieri S, et al. The Prognostic Value of Low Muscle Mass in Pancreatic Cancer Patients: A Systematic Review and Meta-Analysis. J Clin Med. 202;10:3033.

44. Portenoy R, Mehta Z, Ahmed E. Cancer pain management: General principles and risk management for patients receiving opioids. Uptodate. Oct 14, 2021. Accessed Mar 15, 2022. https://www.uptodate.com/contents/cancer-pain-management-general-principles-and-risk-management-for-patients-receiving-opioids

45. Rosen MN, Goodwin RA, Vickers MM. BRCA mutated pancreatic cancer: A change is coming. World J Gastroenterol. 2021;27:1943-1958.

46. Rossi A, Caro G, Fortuna MC, et al. Prevention and Treatment of Chemotherapy-Induced Alopecia. Dermatol Pract Concept. 2020;10:e2020074.

47. Ryan DP. Chemotherapy for advanced exocrine pancreatic cancer. UpToDate website. www.uptodate.com/contents/chemotherapy-for-advanced-exocrine-pancreatic-cancer

48. Sałat K. Chemotherapy-induced peripheral neuropathy-part 2: focus on the prevention of oxaliplatin-induced neurotoxicity. Pharmacol Rep 2020;72:508-527.

49. Saung MT, Zheng L. Current Standards of Chemotherapy for Pancreatic Cancer. Clin Ther. 2017;39:2125-2134.

50. Sehouli J, Fotopoulou C, Erol E, et al. Alopecia as surrogate marker for chemotherapy response in patients with primary epithelial ovarian cancer: a metaanalysis of four prospective randomised phase III trials with 5114 patients. Eur J Cancer. 2015;51:825-832.

51. Sohal DPS, Kennedy EB, Khorana A, et al. Metastatic Pancreatic Cancer: ASCO Clinical Practice Guideline Update. J Clin Oncol. 2018;36:2545-2556.

52. Song KH. Management of chemotherapy induced nausea and vomiting. Korean J Med. 2012;82:532-536.

53. Stefan O, Vera N, Otto B, et al. Stroke in cancer patients: a risk factor analysis. J Neurooncol 2009;94:221-226.

54. Tempero MA. NCCN Guidelines Updates: Pancreatic Cancer. J Natl Compr Canc Netw. 2019;17:603-605.

55. Trüeb RM. Chemotherapy-induced hair loss. Skin Therapy Lett. 2010;15:5-7.

56. Von Hoff DD, Ervin T, Arena FP, et al. Increased survival in pancreatic cancer with nab-paclitaxel plus gemcitabine. N Engl J Med. 2013;369:1691-1703.

57. Yap KP, McCready DR. Deep vein thrombosis and malignancy: a surgical oncologist's perspective. Asian J Surg. 2004;27:249-254.

58. Yeager CE, Olsen EA. Treatment of chemotherapy-induced alopecia. Dermatol Ther. 2011;24:432-442.

59. Żalikowska-Gardocka M, Przybyłkowski A. Review of parenteral nutrition-associated liver disease. Clin Exp Hepatol. 2020 ;6:65-73.

60. Zoller B, Ji J, Sundquist J, et al. Risk of haemorrhagic and ischaemic stroke in patients with cancer: a nationwide follow-up study from Sweden. Eur J Cancer 2012;48:1875-83.

5장. 췌장암의 다양한 치료 이야기

1. 대한췌담도학회. ERCP. 군자출판사. 2010.

2. 복지부, 의료서비스이용현황, 2019.

3. 서울대학교암병원 암정보교육센터 환자 교육 자료

4. 조영덕. 췌장암의 증상 경감을 위한 보존요법. 대한소화기학회지, 2008;51:119-26.

5. 중앙호스피스센터 hospice.go.kr

6. Adjustment to Cancer: Anxiety and Distress. National Cancer Institute. Jul 8, 2021. Accessed Mar 15, 2022. https://www.cancer.gov/about-cancer/coping/feelings/anxiety-distress-pdq

7. Bansal A, Simon MC. Glutathione metabolism in cancer progression and treatment resistance. J Cell Biol. 2018;217:2291-2298.

8. Cha J, Lee J-H. Factors Related to Positive Adaptation of Family Caregivers with Cancer Patients in South Korea, J Health Info Stat 2020;45:247-254.

9. Creagan ET, Moertel CG, O'Fallon JR, et al. Failure of high-dose vitamin C (ascorbic acid) therapy to benefit patients with advanced cancer. A controlled trial. N Engl J Med. 1979;301:687-690.

10. Ghaly M, Gogineni E, Herman J, et al. New Potential Options for SBRT in Pancreatic Cancer. Cancer Med J 2021;4:41-50.

11. Holland JC, Andersen B, Breitbart WS, et al. Distress management. J Natl Compr Canc Netw. 2013;11:190-209. doi:10.6004/jnccn.2013.0027.

12. Jang JY, Han Y, Lee H, et al. Oncological Benefits of Neoadjuvant Chemoradiation With Gemcitabine Versus Upfront Surgery in Patients With Borderline Resectable Pancreatic Cancer: A Prospective, Randomized, Open-label, Multicenter Phase 2/3 Trial. Ann Surg 2018;268:215-222.

13. John S, Pratt DS. Jaundice. In: Loscalzo J, Fauci A, Kasper D, Hauser S, Longo D, Jameson JL, eds. Harrison's Principles of Internal Medicine 21e. New York, NY: McGraw-Hill Education; 2022.

14. Kim MS. Stereotactic Body Radiation Therapy. J Korean Med Assoc 2008;51:45-52.

15. Kobeissi JM, Simone CB, 2nd, Lin H, et al. Proton Therapy in the Management of Pancreatic Cancer. Cancers (Basel) 2022;14.

16. Kwon JH, Chung MJ, Park JY, et al. Initial experience of irreversible electroporation for locally advanced pancreatic cancer in a Korean population. Acta Radiol. 2021;62:164-171.

17. Lee JY, Oh D, Lee K, et al. Combined treatment of chemotherapy (Gem/nPac) and focused ultrasound for unresectable pancreatic cancer: Prospective study for safety and initial efficacy. RSNA 2019 Oral presentation:

18. Martin RC, 2nd, Kwon D, Chalikonda S, et al. Treatment of 200 locally advanced (stage III) pancreatic adenocarcinoma patients with irreversible electroporation: safety and efficacy. Ann Surg 2015;262:486-494.

19. Marx V. Cancer treatment: Sharp shooters. Nature 2014;508:133-138.

20. Middleton G, Silcocks P, Cox T, et al. Gemcitabine and capecitabine with or without telomerase peptide vaccine GV1001 in patients with locally advanced or metastatic

pancreatic cancer (TeloVac): an open-label, randomised, phase 3 trial. Lancet Oncol. 2014;15:829-840.

21. Moertel CG, Fleming TR, Creagan ET, et al. High-dose vitamin C versus placebo in the treatment of patients with advanced cancer who have had no prior chemotherapy. A randomized double-blind comparison. N Engl J Med. 1985;312:137-141.

22. Narayanan G, Hosein PJ, Arora G, et al. Percutaneous irreversible electroporation for downstaging and control of unresectable pancreatic adenocarcinoma. J Vasc Interv Radiol 2012;23:1613-1621.

23. Ostios-Garcia L, Villamayor J, Garcia-Lorenzo E, Vinal D, Feliu J. Understanding the immune response and the current landscape of immunotherapy in pancreatic cancer. World J Gastroenterol. 2021;27:6775-6793.

24. Park EJ, Ahn YD, Lee JY. In vivo study of enhanced chemotherapy combined with ultrasound image-guided focused ultrasound (USgFUS) treatment for pancreatic cancer in a xenograft mouse model. Eur Radiol 2018;28:3710-3718.

25. Porta M, Fabregat X, Malats N, et al. Exocrine pancreatic cancer: symptoms at presentation and their relation to tumour site and stage. Clin Transl Oncol 2005;7:189-197.

26. Rapoport N, Payne A, Dillon C, et al. Focused ultrasound-mediated drug delivery to pancreatic cancer in a mouse model. J Ther Ultrasound 2013;1:11.

27. Reyngold M, O'Reilly EM, Varghese AM, et al. Association of Ablative Radiation Therapy With Survival Among Patients With Inoperable Pancreatic Cancer. JAMA Oncol 2021;7:735-738.

28. U.S. Food and Drug Administration(fda.gov).

29. Van Laethem JL, Hammel P, Mornex F, et al. Adjuvant gemcitabine alone versus gemcitabine-based chemoradiotherapy after curative resection for pancreatic cancer: a randomized EORTC-40013-22012/FFCD-9203/GERCOR phase II study. J Clin Oncol 2010;28:4450-4456.

30. Versteijne E, van Dam JL, Suker M, et al. Neoadjuvant Chemoradiotherapy Versus Upfront Surgery for Resectable and Borderline Resectable Pancreatic Cancer: Long-Term Results of the Dutch Randomized PREOPANC Trial. J Clin Oncol 2022;40:1220-1230.

31. WHO, Global atlas of Palliative Care at the End of Life. 2020.

32. Wild AT, Herman JM, Dholakia AS, et al. Lymphocyte-Sparing Effect of Stereotactic Body Radiation Therapy in Patients With Unresectable Pancreatic Cancer. Int J Radiat Oncol Biol Phys 2016;94:571-579.

33. Wyse JM, Chen YI, Sahai AV. Celiac plexus neurolysis in the management of unresectable pancreatic cancer: when and how? World J Gastroenterol. 2014;20:2186-2192.

6장.   췌장암의 치료 후 관리 이야기

1.   대한감염학회. 성인예방접종 가이드라인. 2019.
2.   대한종양내과학회. 암 환자의 코로나19 백신에 대한 잠정적 권고안. 2021.
3.   보건복지부, 국립암센터. 암성 통증관리지침 권고안. 6판. 2015.
4.   보건복지부와 중앙암등록본부 및 국립암센터의 국가암등록사업 연례보고서(2019년 암등록 통계)
5.   서울대학교암병원 암정보교육센터 환자 교육 자료.
6.   Bogumil D, Wu AH, Stram D, et al. Abstract PO-184: Air pollution in relation to risk of pancreatic cancer in the Multiethnic Cohort Study. Cancer Epidemiol Biomarkers Prev 2020;29-184.
7.   Bogumil D, Wu AH, Stram D, et al. The association between ambient air pollutants and pancreatic cancer in the Multiethnic Cohort Study. Environ Res 2021;202:111608.
8.   Fleming JB, Gonzalez RJ, Petzel MQ, et al. Influence of obesity on cancer-related outcomes after pancreatectomy to treat pancreatic adenocarcinoma. Arch Surg 2009;144:216-221.
9.   Glare PA, Davies PS, Finlay E, et al. Pain in cancer survivors. J Clin Oncol 2014;32:1739-1747.
10.   Guertin KA, Freedman ND, Loftfield E, et al. A prospective study of coffee intake and pancreatic cancer: results from the NIH-AARP Diet and Health Study. Br J Cancer 2015;113:1081-1085.
11.   Liu H, Huang D, McArthur DL, et al. Fructose induces transketolase flux to promote pancreatic cancer growth. Cancer Res 2010;70:6368-6376.
12.   Nakagawa, T., Lanaspa, et al. Fructose contributes to the Warburg effect for cancer growth. Cancer Metab 2020;8:16.
13.   NCCN Guidelines Pancreatic Adenocarcinoma Version 1. 2022.
14.   Sakamoto T, Yagyu T, Uchinaka E, et al. Sarcopenia as a prognostic factor in patients with recurrent pancreatic cancer: a retrospective study. World J Surg Oncol 2020;18:221.
15.   Shi HJ, Jin C, Fu DL. Impact of postoperative glycemic control and nutritional status on clinical outcomes after total pancreatectomy. World J Gastroenterol 2017;23:265-274.

진료실에서 못다 한
췌장암 이야기

췌장암 전문의가 제대로 알려주는

진단 · 치료 · 회복 · 관리 · 예방

초판 1쇄 발행 2023년 7월 27일
초판 2쇄 발행 2023년 8월 21일

지은이 김용태, 류지곤, 이상협
펴낸이 이준경   편집장 이찬희
책임편집 김아영   편집 김경은
책임디자인 이 윤   디자인 정미정
마케팅 손동운   펴낸곳 (주)영진미디어

출판등록 2011년 1월 6일 제406-2011-000003호
주소 경기도 파주시 문발로 242 파주출판도시 (주)영진미디어
전화 031-955-4955
팩스 031-955-4959
홈페이지 www.yjbooks.com
이메일 book@yjmedia.net
ISBN 979-11-91059-43-4 (13510)
값 30,000원